实用偏方：药茶药酒大全

李玉峰　主编

中国纺织出版社有限公司

图书在版编目（CIP）数据

实用偏方：药茶药酒大全 / 李玉峰主编 . -- 北京：中国纺织出版社有限公司，2024.12. -- ISBN 978-7-5180-1148-3

Ⅰ . R289.5

中国国家版本馆 CIP 数据核字第 2024KF8148 号

责任编辑：舒文慧　　责任校对：王花妮　　责任印制：王艳丽

中国纺织出版社有限公司出版发行
地址：北京市朝阳区百子湾东里A407号楼　邮政编码：100124
销售电话：010—67004422　传真：010—87155801
http://www.c-textilep.com
中国纺织出版社天猫旗舰店
官方微博 http://weibo.com/2119887771
天津千鹤文化传播有限公司印刷　各地新华书店经销
2024年12月第1版第1次印刷
开本：710×1000　1/16　印张：14
字数：192千字　定价：68.00元

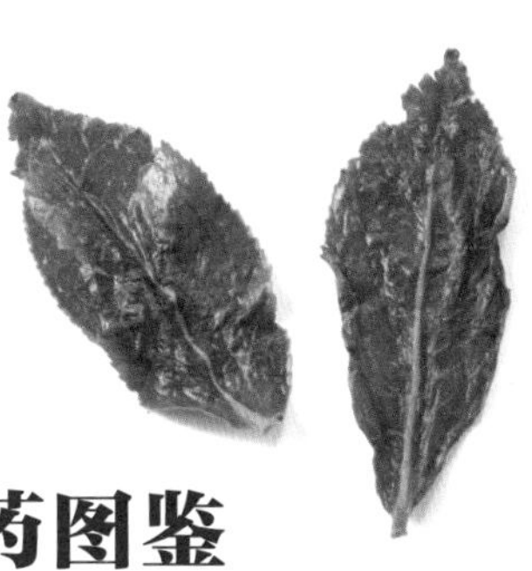

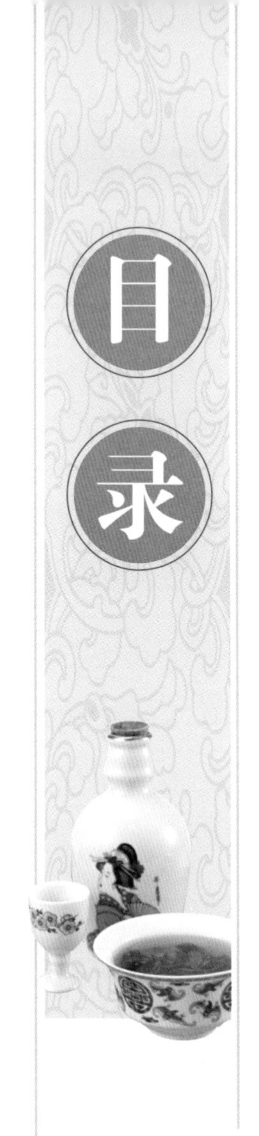

目录

第一章 常见中药图鉴

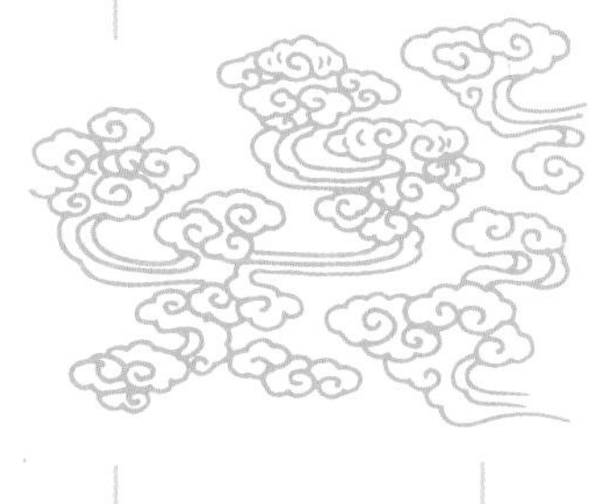

第二章 药茶养生又祛病

第三章 药酒强身健体抗衰老

第四章 不同人群适用的药茶药酒方

第五章 常见病症对症药茶药酒方

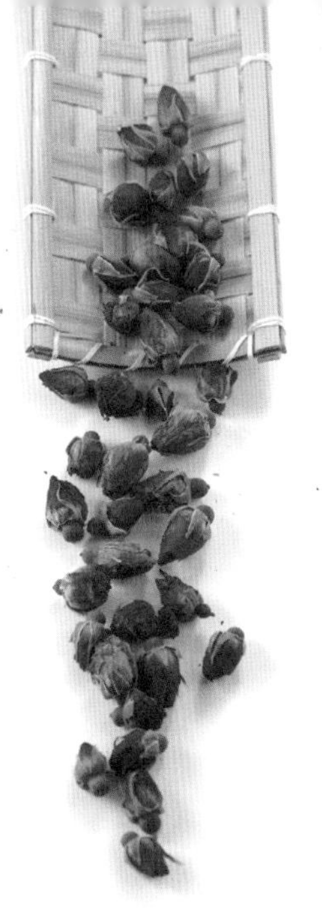

第六章 具有保健功效的药茶药酒方

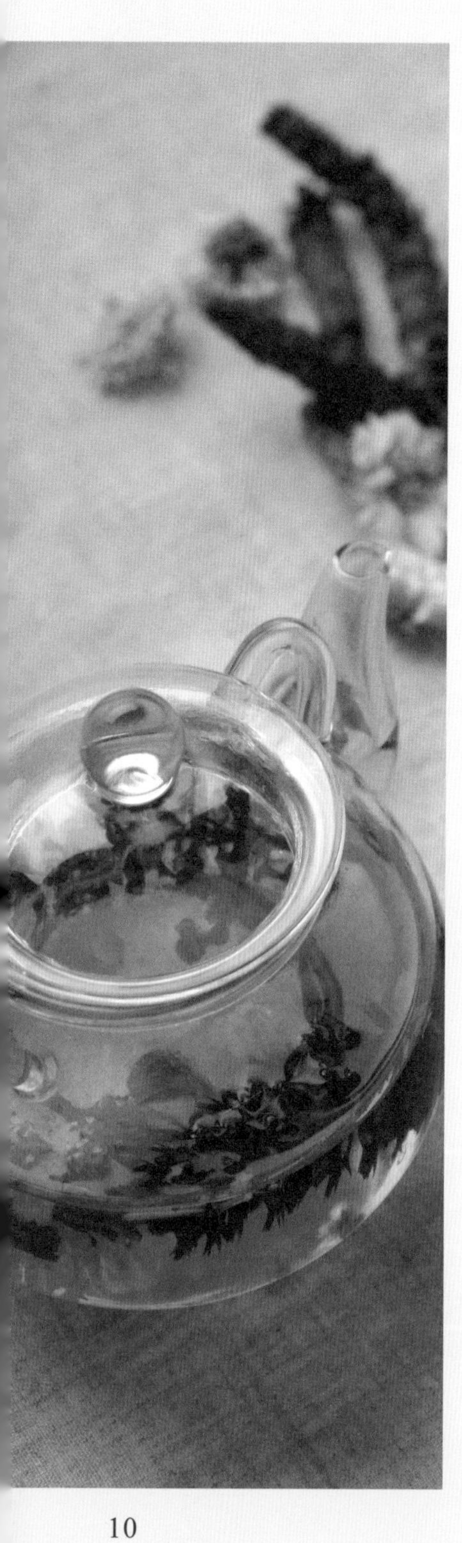

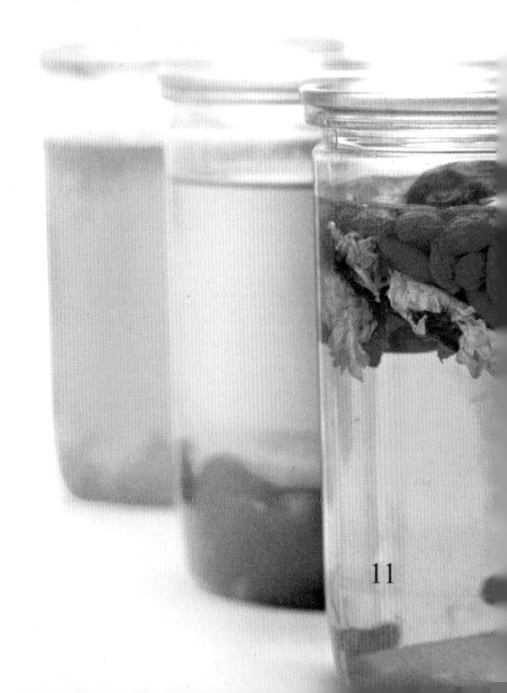

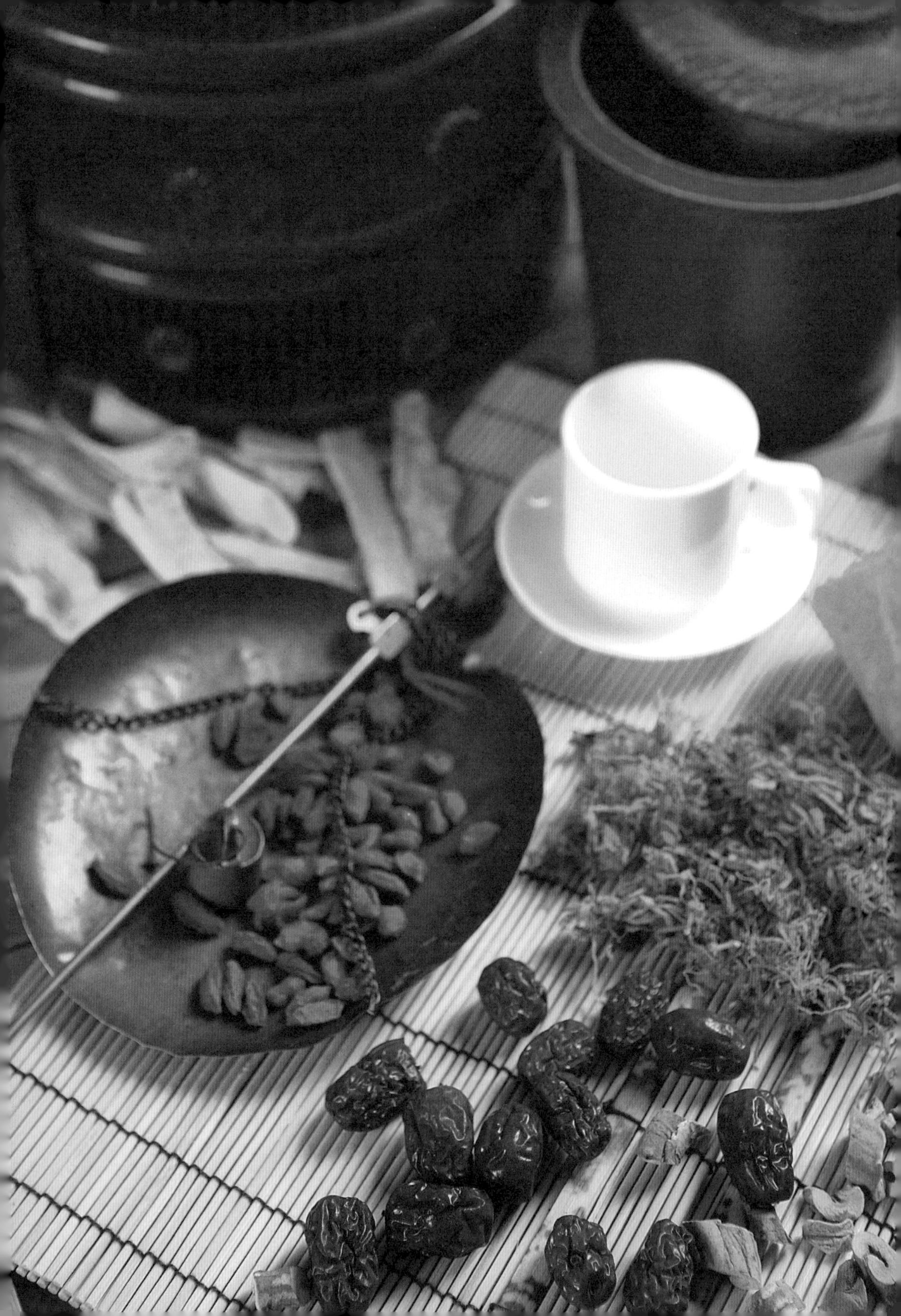

第一章 常见中药图鉴

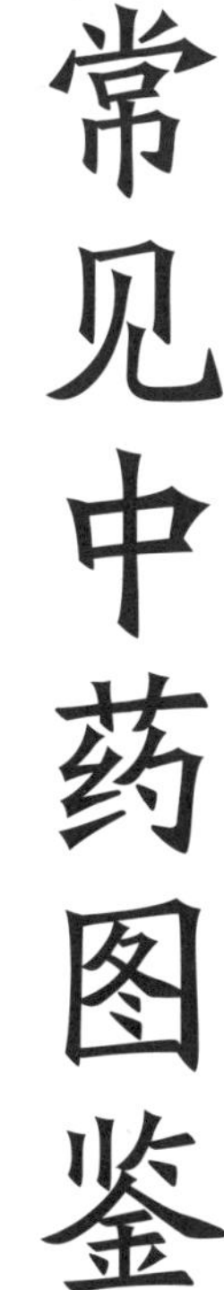

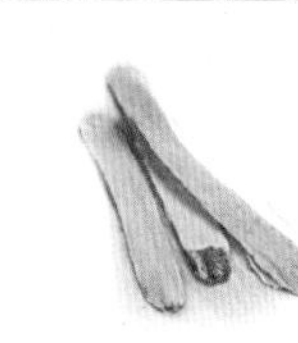

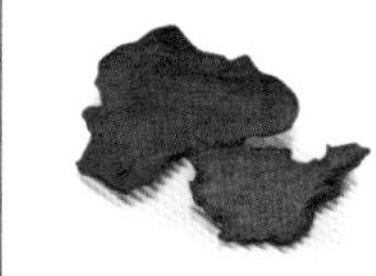

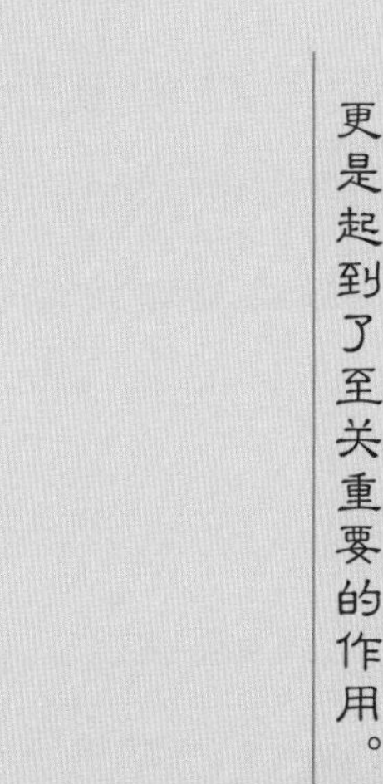

中药，是大自然的馈赠，不仅种类繁多，而且各具特色，它们携带着天地之精华，蕴含着生命的智慧。无论是在繁忙的都市，还是在宁静的乡村，中药的芳香总能带给人们一份健康与安宁，其在药茶和药酒的制作中更是起到了至关重要的作用。

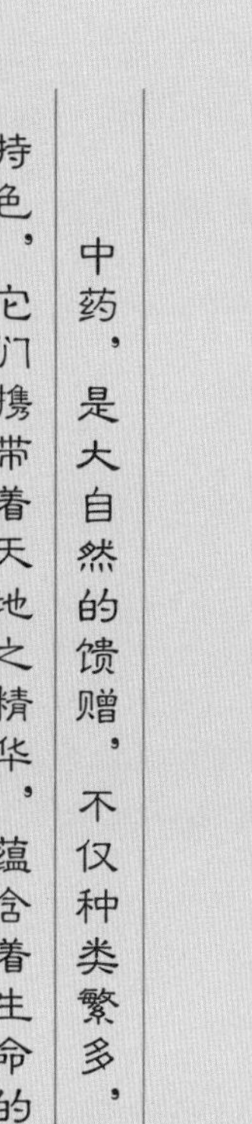

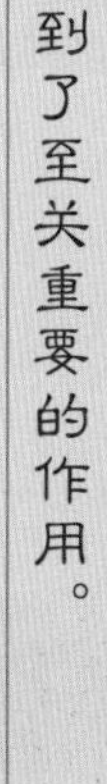

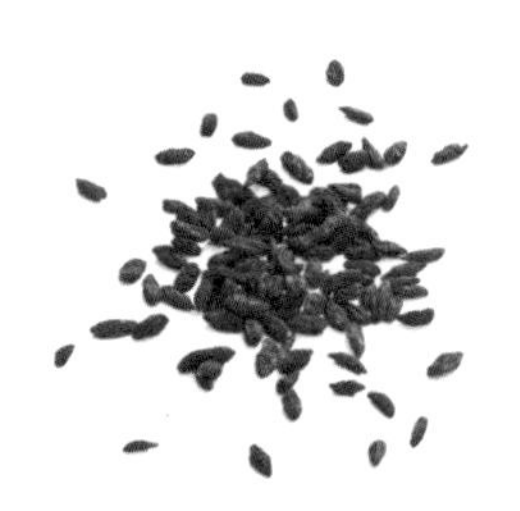

枸杞子

性味归经

性平，味甘，归肝、肾经。

功效与作用

滋肾益精，养肝明目，强壮筋骨，延年益寿。适用于肝肾阴虚所致的头昏目眩、腰膝酸软、遗精、咳嗽、视力减退等症。

注意事项

感冒发热、身体有炎症、腹泻者不宜用。

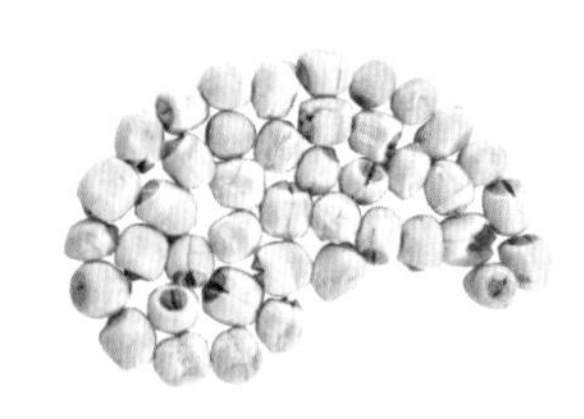

莲子

性味归经

鲜者性平，味甘、涩；干者性温，味甘、涩，归脾、肾、心经。

功效与作用

清心醒脾，养心安神，补中养神，健脾补胃，止泻固精，益肾涩精。适用于心烦失眠，脾虚久泻，大便溏泄，久痢，腰疼，男子遗精，妇人赤白带下。还可用于预防早产、流产、孕妇腰酸。

注意事项

中满痞胀及大便燥结者忌用。

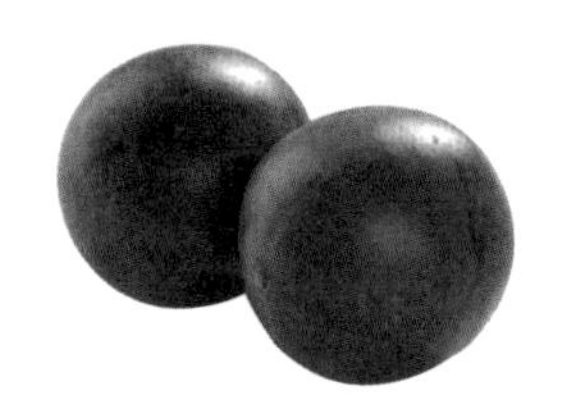

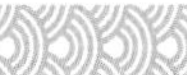

罗汉果

性味归经

性凉，味甘，归肺、大肠经。

功效与作用

清热润肺，生津止咳，滑肠通便，嫩肤益颜。适用于肺火燥咳，咽痛失音，肠燥便秘。

注意事项

外感风寒及肺寒咳嗽者慎用。

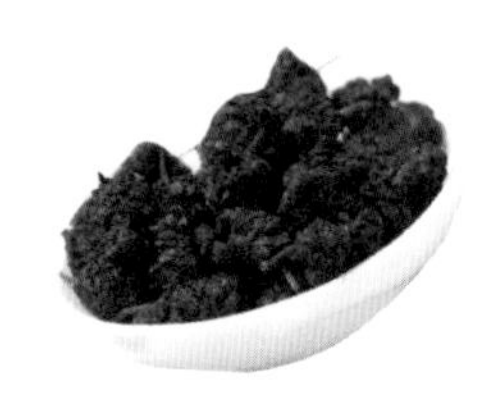

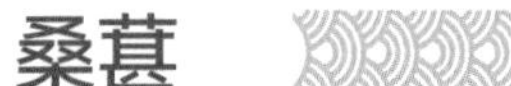

桑葚

性味归经

性寒，味甘、酸，归肝、肾经。

功效与作用

滋补肝肾，养血祛风，润肠通便。适用于肝肾阴虚，头晕目眩，健忘失眠，目昏耳鸣，视力减退，腰膝酸软，关节疼痛，须发早白，血虚便秘，贫血，糖尿病等。

注意事项

脾胃虚弱、大便溏薄者不宜食用。

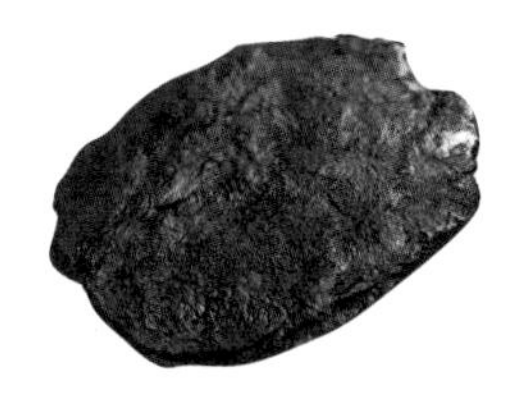

熟地黄

性味归经

性微温，味甘，归心、肝、肾经。

功效与作用

滋阴补血，明目益精。适用于血虚、萎黄及阴虚诸症。

注意事项

凡食少便溏、脘腹痞满及痰湿素盛者不宜选用。

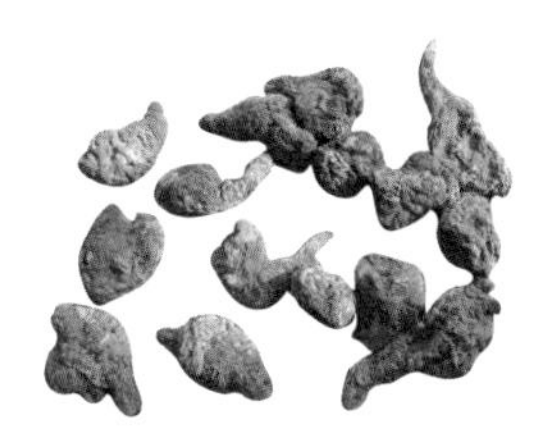

生地黄

性味归经

性寒，味甘、苦，归心、肝、肾经。

功效与作用

清热凉血、养阴生津。养阴、清虚热作用较强，适用于热病后期伤阴引起的舌红口干、烦渴多饮、阴虚内热、骨蒸劳热等。

注意事项

脾虚泄泻、胃寒食少、胸膈有痰者慎服。

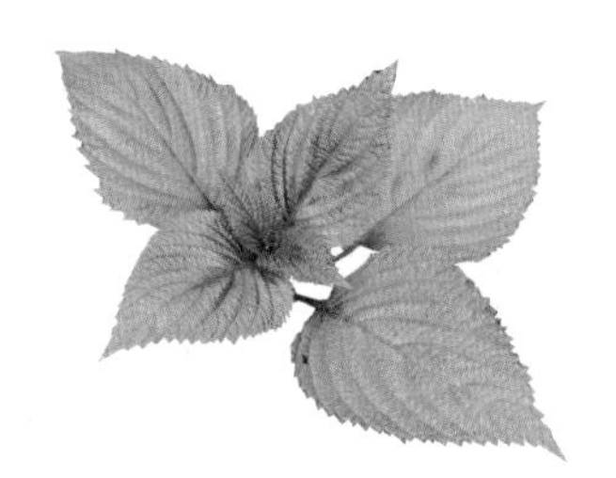

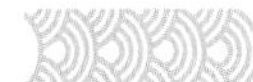

紫苏

性味归经

性温，味辛，归肺、脾经。

功效与作用

发汗解表，理气宽中，解鱼、蟹毒。适用于风寒感冒，头痛，咳嗽，胸腹胀满，鱼、蟹中毒。

注意事项

温病及气弱表虚者忌食。

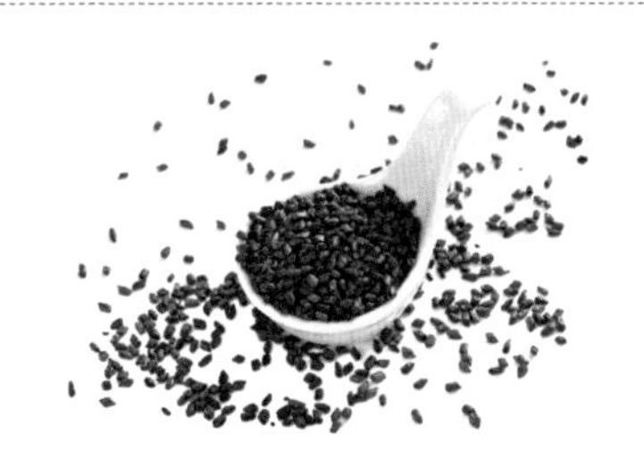

决明子

性味归经

性微寒，味甘、苦、咸，归肝、大肠经。

功效与作用

具有清肝明目，利水通便、分解脂肪等功效。

注意事项

不宜长期服用，尤其不适合脾胃虚寒、脾虚泄泻及低血压等患者服用。

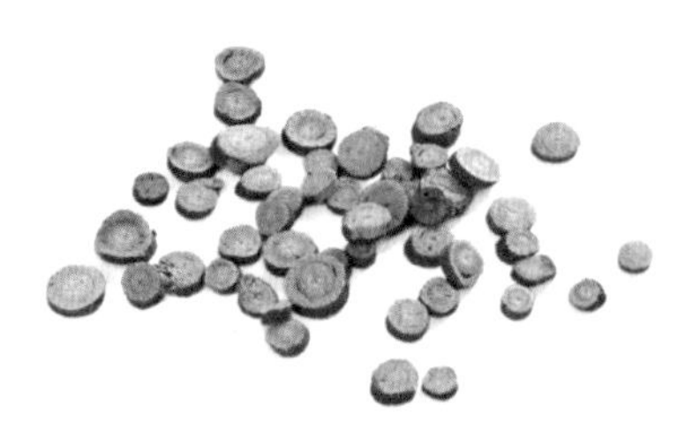

甘草

性味归经

性平，味甘，归心、肺、脾、胃经。

功效与作用

补脾益气、清热解毒、润肺止咳、缓急止痛、调和药性。用于脾胃虚弱引起的倦怠无力、食欲不振、大便稀薄；用于心气不足引起的心慌、脉律不齐；用于咳嗽气喘、痰多或无痰；用于脾虚血虚引起的腹痛；用于解药物、农药、食物中毒及蛇毒，还可用于治疗热毒疮疡的咽喉肿痛。

注意事项

水肿人群慎用，防止水液代谢紊乱。甘草易助湿壅气、湿盛胸腹胀满呕吐者忌用。不宜与甘遂、大戟、芫花、海藻及降血糖药同用。

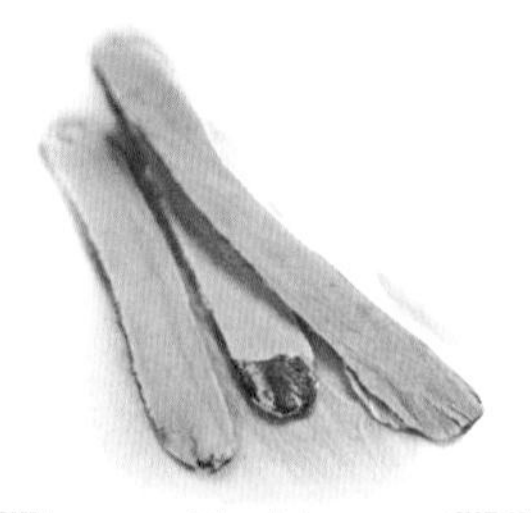

黄芪

性味归经

性微温，味甘，归肺、脾、肝、肾经。

功效与作用

补气固表、止汗脱毒、生肌、利尿、退肿。用于气虚乏力、中气下陷、久泻脱肛、便血崩漏、表虚自汗、痈疽难溃、久溃不敛、血虚萎黄、内热消渴、慢性肾炎、蛋白尿、糖尿病等。

注意事项

功能实表，有表邪者勿用；能助气，气实者勿用；能内塞，补不足，胸膈气闭者，肠胃有积滞者勿用；能补阳，阳盛阴虚者忌用；上焦热盛，下焦虚寒者忌用；多怒，肝气不和者勿用；痘疮血分热甚者禁用。

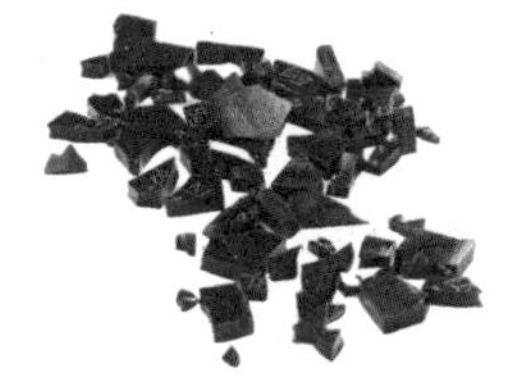

阿胶

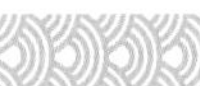

性味归经

性平，味甘，归肺、肝、肾经。

功效与作用

补血止血，滋阴润肺。适用于血虚、萎黄，心悸，虚劳，咯血，心烦不眠，咳嗽痰少，崩中胎漏等症。

注意事项

本品滋腻，凡消化不良及出血证内有瘀滞者不宜用。

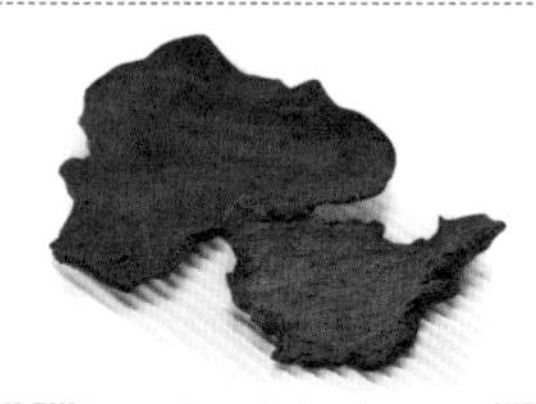

何首乌

性味归经

性微温，味甘、涩，归肝、肾经。

功效与作用

生者润肠通便，解毒散结；制者补肝肾，益精血。生者用于血虚肠燥便秘，痈疽瘰疬；制者用于肝肾亏虚，须发早白，腰膝酸软，心悸怔忡，遗精带下等症。

注意事项

脾虚泻泄及痰湿较重者慎用。另外，不能用铁器煎煮。

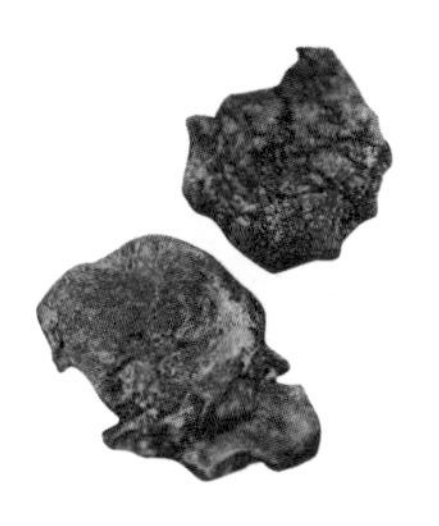

肉苁蓉

性味归经

性温，味甘、咸，归肾、大肠经。

功效与作用

补肾阳、益精血、润肠通便。用于肾阳虚引起的筋骨痿软、耳鸣目昏、健忘失聪、阳痿不育、宫冷不孕，老年人肾阳不足及精血亏虚引起的便秘等。还可以提高免疫功能，调节循环系统，保护缺血心肌，降血脂，抗动脉粥样硬化等。

注意事项

大便稀薄者、阳强易举者忌用。另外注意，服药期间忌饮茶。

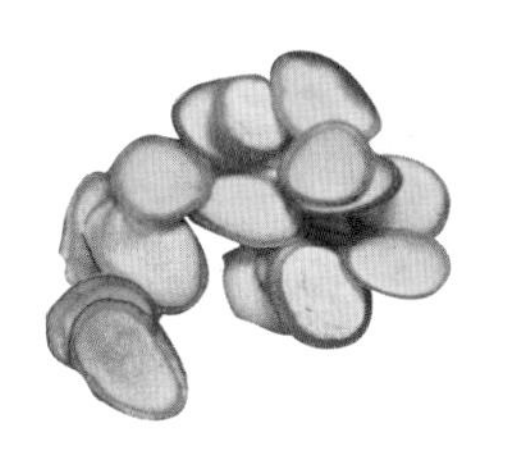

鹿茸

性味归经

性温，味甘、咸，归肝、肾经。

功效与作用

壮肾阳、益精血、强筋骨、调冲任、敛疮毒。用于肾阳不足及精血亏虚引起的阳痿、筋骨乏力、头晕耳鸣等，阳虚充任不固引起的宫冷不孕、崩漏带下等，血虚重症兼阳气衰微引起的消瘦体弱或贫血等。

注意事项

高血压患者，经常上火的人，感冒发热者，过敏体质者，经常流鼻血或女子月经量多、血色鲜红，表现为血热者慎用。

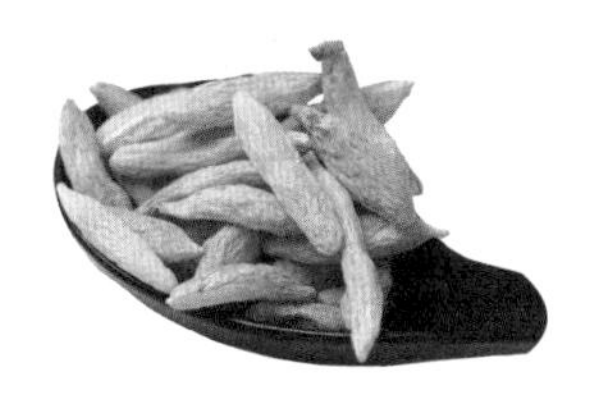

麦门冬

性味归经

性微寒，味甘、微苦，归心、肺、胃经。

功效与作用

养阴润肺，益胃清心。适用于阴虚肺燥，干咳痰稠，劳嗽咯血，津少口渴，心烦失眠，肠燥便秘等症。

注意事项

寒痰咳嗽、脾胃虚寒、食少便溏者忌用。

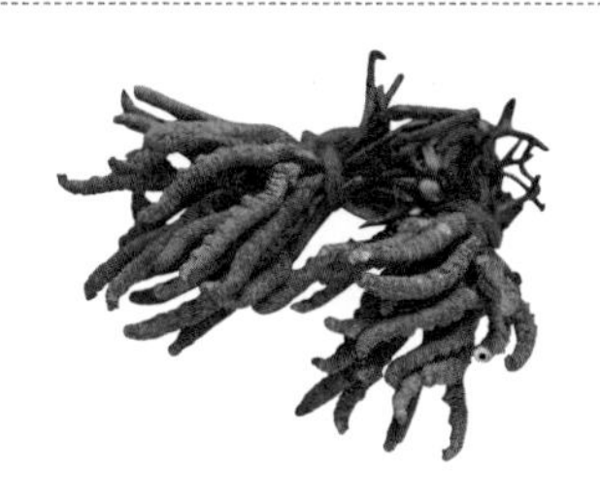

冬虫夏草

性味归经

性平，味甘，归肾、肺经。

功效与作用

补肾壮阳、补肺平喘、止血化痰。用于肾虚阳痿、遗精、头昏耳鸣、肺虚或肺肾两虚、喘咳短气、咯血等。

注意事项

体质偏热者忌用。

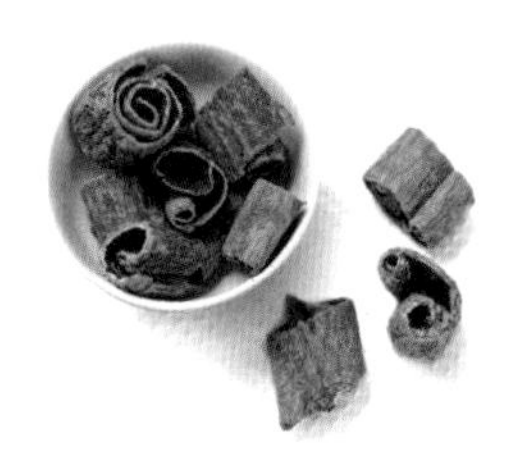

杜仲

性味归经

性温，味甘，归肝、肾经。

功效与作用

补肝肾、强筋骨、安胎。用于肝肾不足引起的腰膝酸软、下肢萎软、阳痿等；用于肝肾亏虚引起的妊娠下血、胎动不安或习惯性流产等。

注意事项

阴虚火旺者慎用。

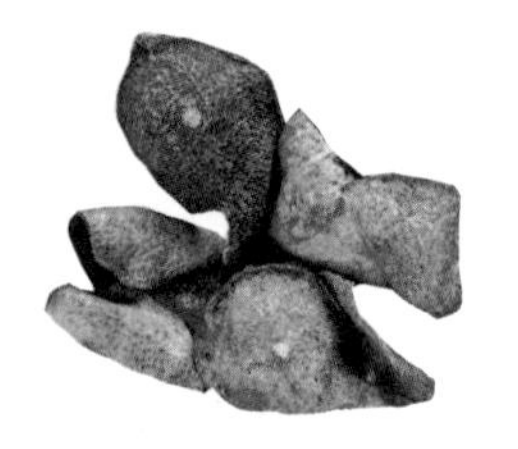

陈皮（橘皮）

性味归经

性温，味辛、苦，归脾、肺经。

功效与作用

理气健脾、燥湿化痰。用于脾胃气滞引起的腹胀腹满、恶心呕吐，脾胃虚弱引起的消化不良，痰湿内停引起的咳嗽痰多等。

注意事项

气虚体燥、阴虚燥咳者忌用；吐血及内有实热者慎用；多服、久服陈皮易损伤元气。

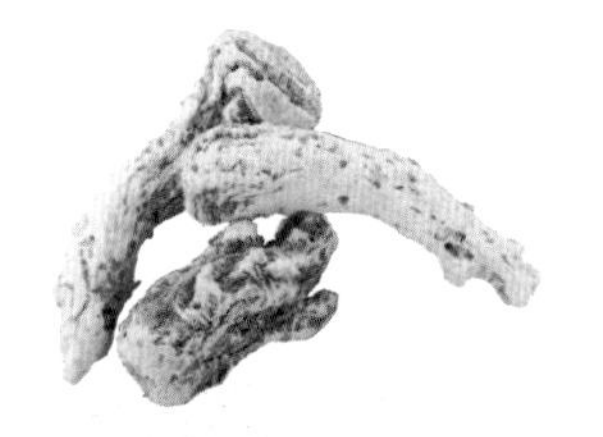

当归

性味归经

性温，味甘、辛，归肝、心、脾经。

功效与作用

补血活血、调经止痛、润肠通便、养肝。用于血虚引起的面色发黄、头晕眼花、心慌失眠等；用于血虚或血虚兼血瘀引起的妇女月经不调、痛经、闭经等；用于血虚便秘等。

注意事项

湿阻中满及大便溏泄者慎服；风寒未清，恶寒发热，表证外见者禁用。

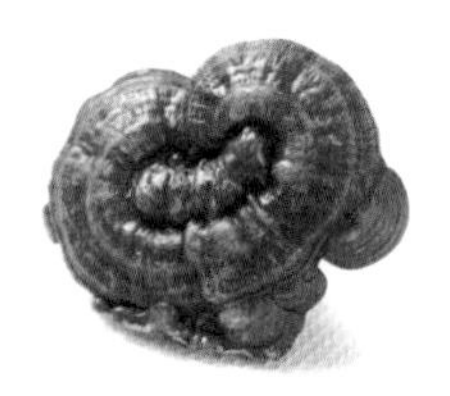

灵芝

性味归经

性微温，味甘，归心、脾、肺经。

功效与作用

补肝气、益心气、养肺气、固肾气、益精气。可治虚劳、咳嗽、气喘、失眠、消化不良。临床用于慢性支气管炎、支气管哮喘、冠心病、白细胞减少症、急性传染性肝炎及心律失常等的治疗。

注意事项

由于灵芝中所含“腺苷”具有防止血液凝固的作用，因此手术前后几天应停用灵芝，以免增加手术后出血的概率，或影响伤口愈合。

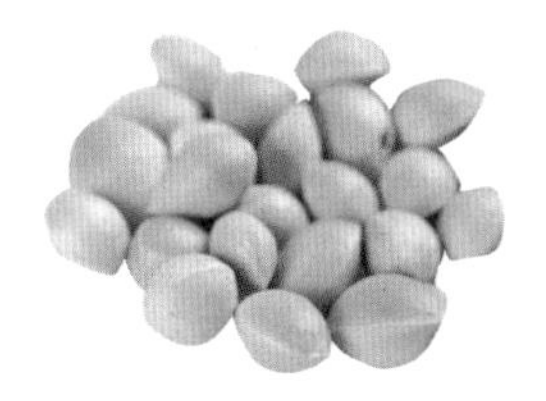

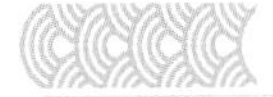

白果

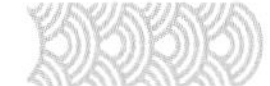

性味归经

性平，味甘、苦、涩，归肺经。

功效与作用

敛肺平喘、止带缩尿。化痰、止咳平喘、止带、缩尿。适用于哮喘、咳痰、脾肾亏虚、带下清稀、白浊、小便频数、遗尿等。

注意事项

儿童需慎用；白果药性收敛，咳嗽痰稠不利者慎用。

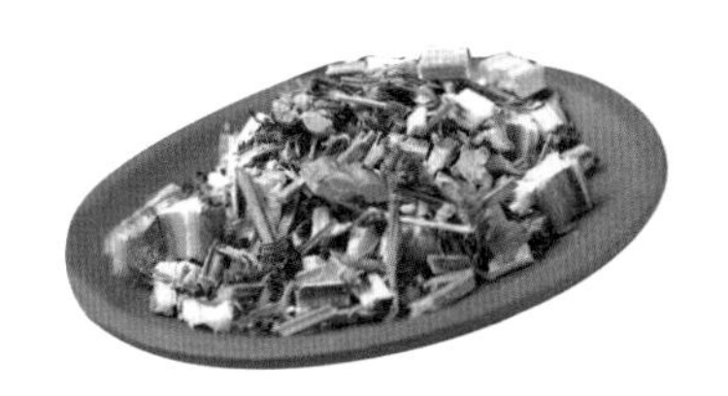

益母草

性味归经

性微寒，味辛、苦，归心、肝、膀胱经。

功效与作用

活血化瘀、调经、利尿、消肿、解毒。适用于女性月经不调，行经不畅，小腹胀痛，产后恶露不尽，闭经，外伤肿痛，疮痈肿毒，皮肤痒疹等症。

注意事项

孕妇、阴虚血少或血虚无瘀者忌用。

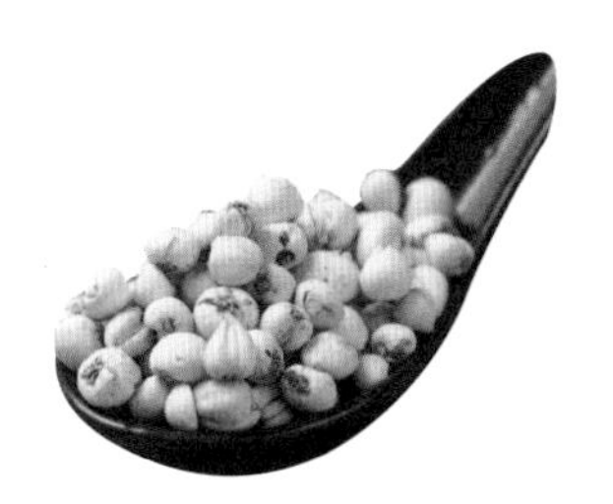

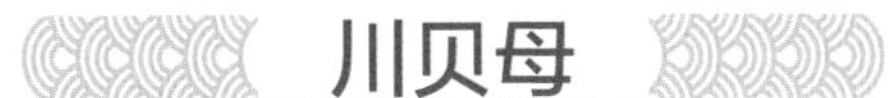

川贝母

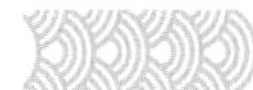

性味归经

性寒，味甘、苦，归心、肺经。

功效与作用

清热化痰、润肺止咳、散结消肿。用于阴虚燥热引起的肺虚久咳、痰少、咽干或痰中带血、乳痈、肺痈等。

注意事项

寒痰、湿痰者不宜服用。

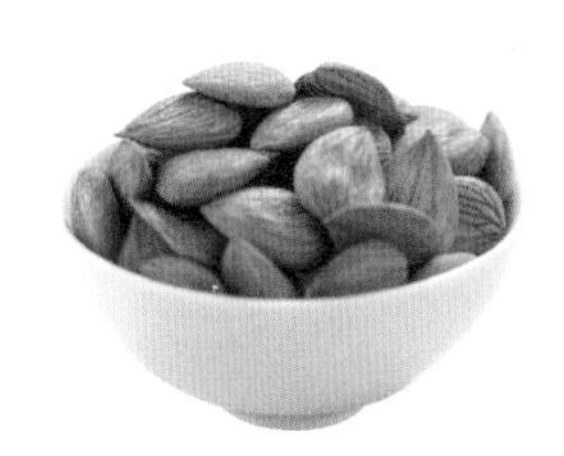

苦杏仁

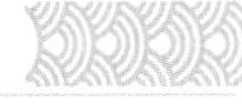

性味归经

性微温，味苦，归肺、大肠经。

功效与作用

止咳平喘、润肠通便。适用于多种类型的咳喘症，及肠胃燥热或肠液亏虚引起的便秘。

注意事项

婴儿、阴虚痨咳、大便稀薄者慎用。

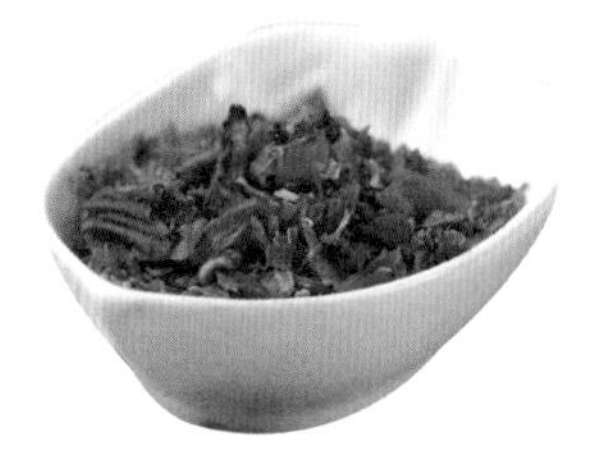

鸡内金

性味归经

性平，味甘，归脾、胃、小肠、膀胱经。

功效与作用

运脾消食、固精止遗、化坚消食。适用于食积不化、消化不良、小儿疳积、遗精、遗尿、尿路结石、胆结石等。

注意事项

五倍子、虎杖、大黄、茶叶、四季青、仙鹤草等含鞣酸的中药不宜与鸡内金配伍使用。

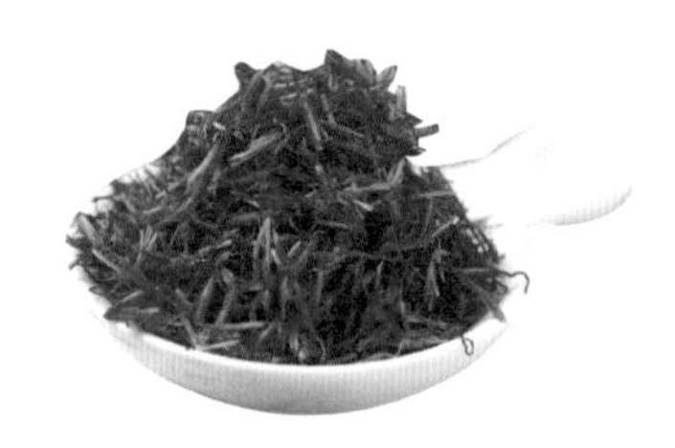

红花

性味归经

性温，味辛，归心、肝经。

功效与作用

活血通经、祛瘀止痛。适用于闭经、痛经，产后胎盘残留子宫腹痛，产后恶露不行、死胎，症瘕、跌打损伤引起的血瘀肿痛，热瘀血滞引起的斑疹色暗等。

注意事项

孕妇慎用，易动胎气。

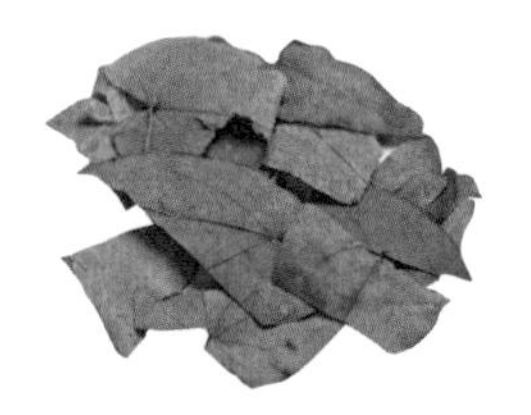

淫羊藿

性味归经

性温，味辛、甘，归肝、肾经。

功效与作用

补肾、祛风除湿、止咳平喘。适用于肾阳虚衰引起的腰膝酸软、夜尿频多、阳痿遗精、滑泄、宫冷不孕，肝肾不足引起的四肢湿冷、挛急抽搐，风寒湿邪侵袭人体引起的肢体麻木、四肢痹痛等。

注意事项

淫羊藿壮阳助火，性欲亢进者、实热证及阴虚火旺者不宜用。

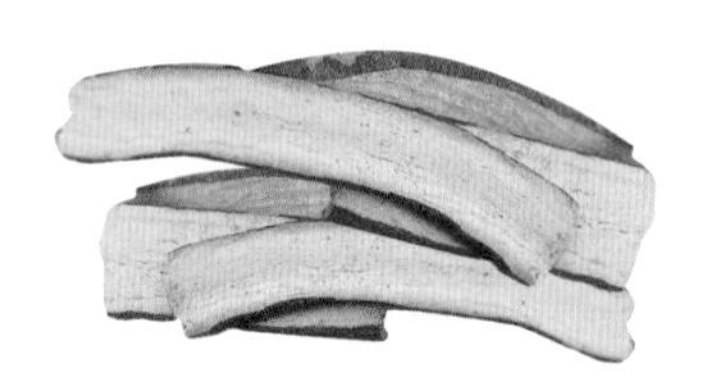

赤芍

性味归经

性微寒，味苦，归肝经。

功效与作用

清热凉血、散瘀止痛。适用于温热病热入血分身热发斑、吐泻、鼻腔出血，肝热引起的目赤肿痛、肋痛，血滞经闭、痛经、腹痛、跌打损伤、痈肿疮疡或内痈初起等。

注意事项

血虚无瘀、血寒经闭、虚寒、阳虚或痈疽已溃破者不宜用；不宜与藜芦同用。

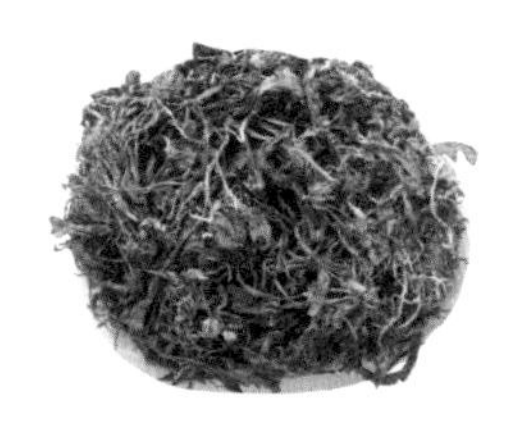

大青叶

性味归经

性寒，味苦，归肝、心、胃经。

功效与作用

清热解毒，凉血止血。适用于流行性感冒、急性传染性肝炎、菌痢、急性胃肠炎、急性肺炎、丹毒、吐血、衄血、黄疸、痢疾、喉痹、口疮、痈疽肿毒。

注意事项

脾胃虚寒者忌服。

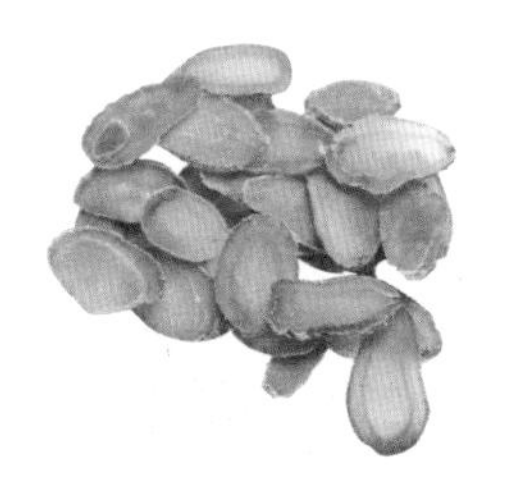

郁金

性味归经

性平，味辛、苦，归肝、胆、心经。

功效与作用

行气化瘀、解郁清心、清热凉血、利胆退黄。用于气滞引起的胸、胁、腹痛，痛经、经闭等症；可用于热病神昏、癫痫发狂，肝胆湿热引起的黄疸、尿赤，气火上逆引起的咯血等症。

注意事项

孕妇慎用；肝功能差者慎用；不可与丁香同用。

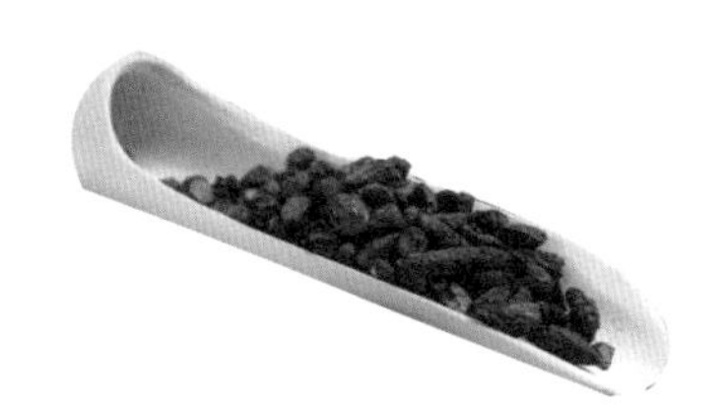

香附

性味归经

性平，味辛、微苦，归肝、脾、三焦经。

功效与作用

疏肝理气、调经止痛。可用于肝郁气滞引起的胸、协、腹胀痛；肝气郁结引起的乳房胀痛、月经不调、闭经；寒滞肝脉引起的疝气疼痛、痛引少腹等。

注意事项

气虚无滞、阴虚或血热者忌用。

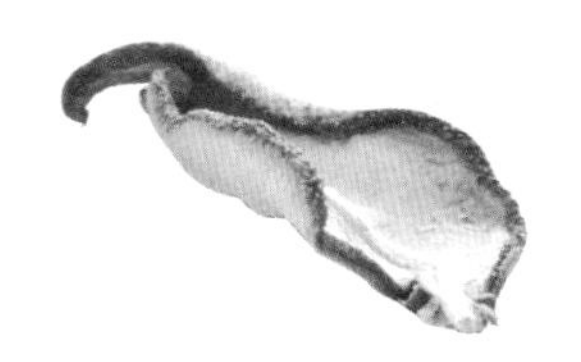

佛手

性味归经

性温，味辛、苦、酸，归肝、脾、肺经。

功效与作用

疏肝理气、和胃止痛、化痰。可用于肝郁气滞引起的胸胁胀痛、胃腹胀满、食少呕吐，咳嗽日久痰多兼胸闷作痛等。

注意事项

果实干片入药，花和叶也可入药。也可深加工为酒、茶、果脯或香精等。

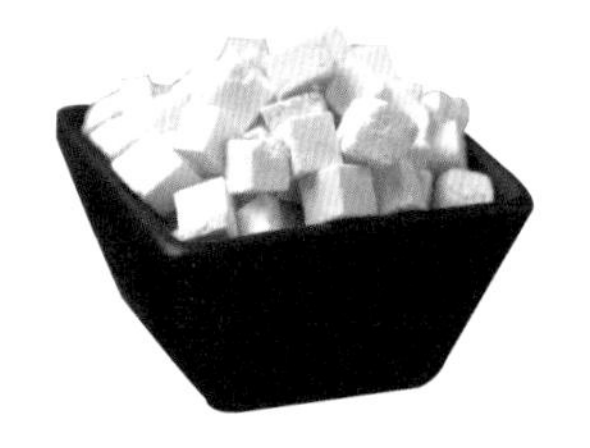

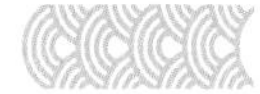

茯苓

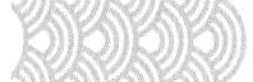

性味归经

性平，味甘、淡，归心、脾、肾经。

功效与作用

利水渗湿、健脾宁心。可用于小便不利、尿少、痰饮眩晕、脾虚引起的倦怠乏力、食欲不振、大便稀薄、腹泻、心神不安、心慌失眠等。

注意事项

气虚下陷、水涸口干者禁用。

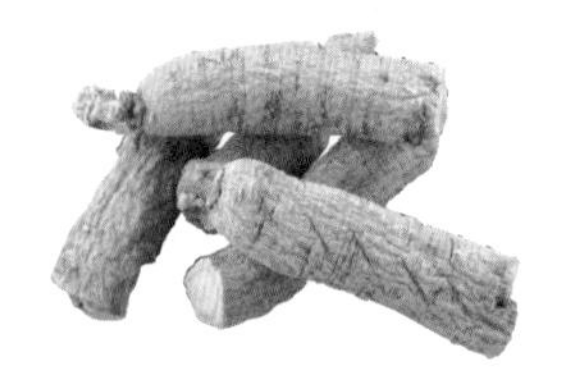

西洋参

性味归经

性寒，味微苦，归心、肺、肾经。

功效与作用

滋补肺阴、清降虚火、养胃生津。适用于阴虚火旺、喘咳痰血、热病气阴两伤、烦倦口渴等症。

注意事项

中阳衰微及胃有寒湿者不宜多服；感冒咳嗽或急性感染有湿热者不宜服用。

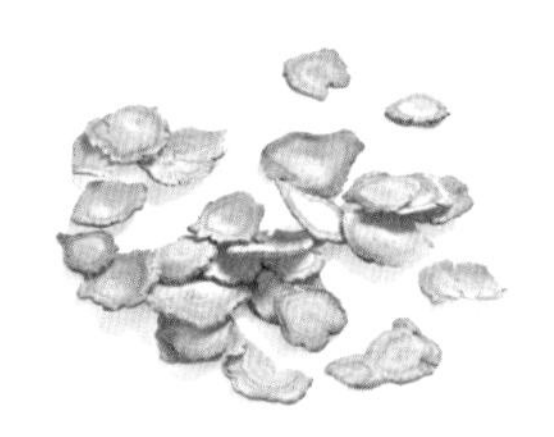

人参

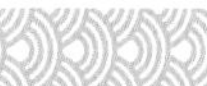

性味归经

性温，味甘、微苦，归脾、肺、心经。

功效与作用

大补元气、补脾益肺、生津止渴、安神益智。适用于元气虚极欲脱、脉微欲绝、脾虚食少、倦怠无力、脘腹虚胀、久泻脱肛、肺虚气喘、津伤口渴、消渴、惊悸健忘、失眠多梦、精神恍惚等劳伤虚损之症。

注意事项

阴虚阳亢及实邪热盛者忌用。

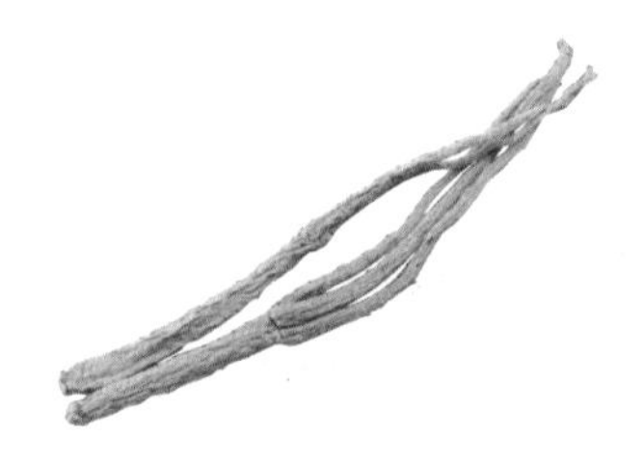

党参

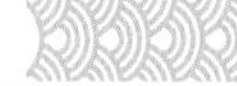

性味归经

性平，味甘，归脾、肺经。

功效与作用

补中益气、健脾益肺。适用于脾胃虚弱、气血两亏、体倦无力、食少便溏、精力受损、久泻脱肛、心悸等症。

注意事项

阴虚阳亢及实邪热盛者忌用。

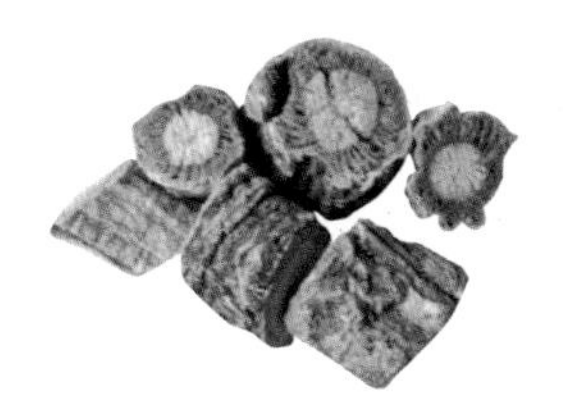

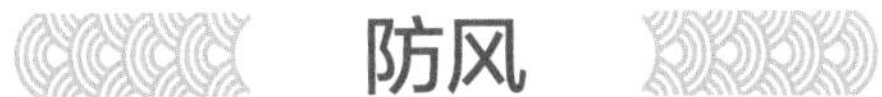
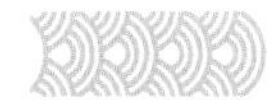

防风

性味归经

性微温，味辛、甘，归膀胱、肝、脾经。

功效与作用

祛风解表、胜湿止痛、止痉定搐。适用于外感表证、风疹瘙痒、风湿痹痛、破伤风等症。

注意事项

凡血虚发痉及阴虚火旺者慎服。

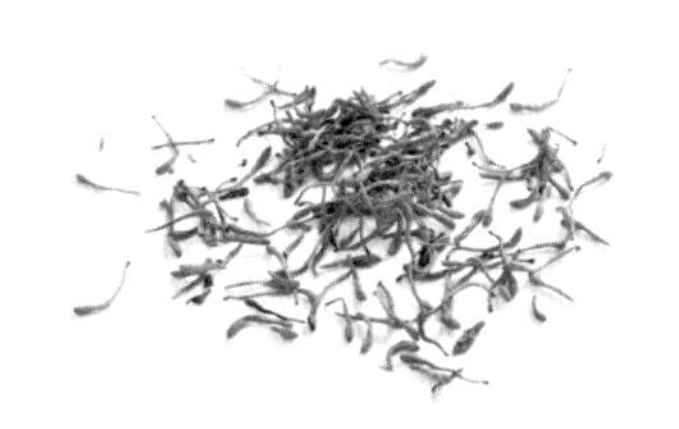

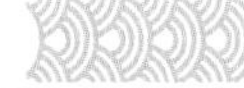

金银花

性味归经

性寒，味甘，归肺、胃、大肠经。

功效与作用

清热解毒、疏散风热、凉血止痢。适用于各种热性病，如身热、发疹、发斑、热毒疮痈、咽喉肿痛等症。

注意事项

脾胃虚寒、气虚疮疡脓清者忌用。

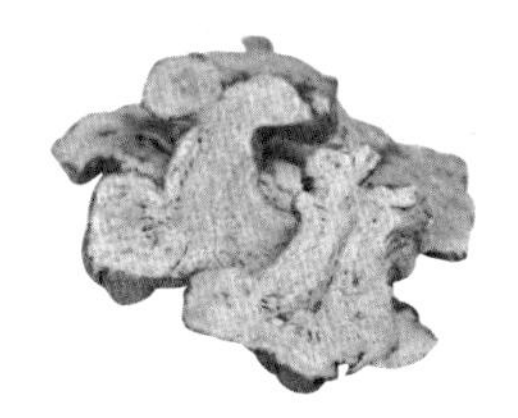

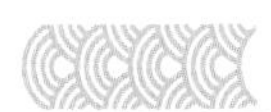
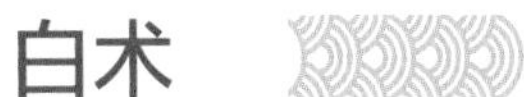

白术

性味归经

性温，味苦、甘，归脾、胃经。

功效与作用

健脾益气、燥湿利水、止汗、安胎。适用于脾虚食少、腹胀泄泻、痰饮眩悸、水肿、自汗、胎动不安等。

注意事项

阴虚燥渴、气滞胀闷者忌服。

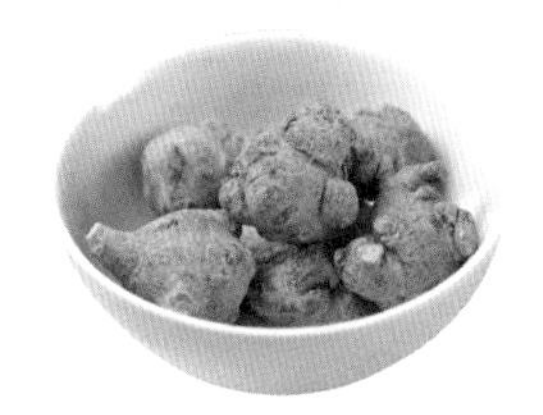

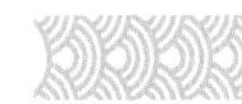

三七

性味归经

性温，味甘、微苦，归肝、胃、大肠经。

功效与作用

止血散瘀、消肿定痛。适用于瘀血疼痛及各种出血性病症，如吐血、咯血、衄血、便血等。

注意事项

凡血虚之吐血、月经过多者不宜用。

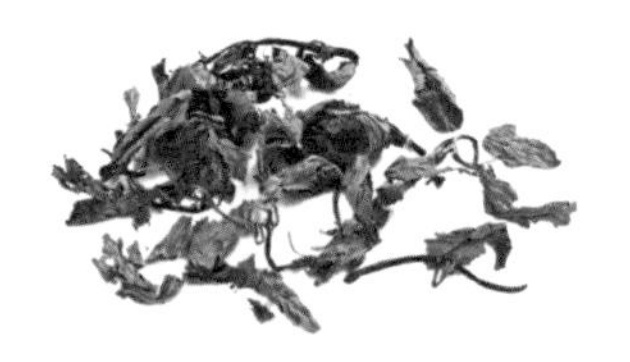

薄荷

性味归经

性凉，味辛，归肺、肝经。

功效与作用

祛风清热、散邪透疹。适用于流行性感冒、头疼、目赤、身热及咽喉、牙床肿痛等症。

注意事项

本品芳香辛散，发汗耗气，因此体虚多汗者不宜使用。

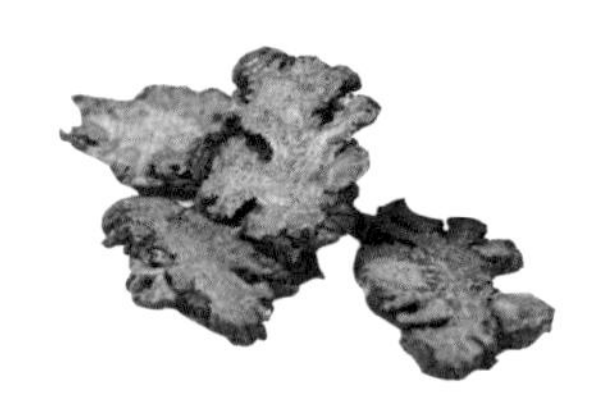

川芎

性味归经

性温，味辛，归肝、胆、心经。

功效与作用

主治月经不调、痛经、经闭、难产、胞衣不下、产后恶露腹痛、肿块、心胸胁疼痛、跌打损伤肿痛、头痛眩晕等症。

注意事项

阴虚火旺，上盛下虚及气弱者忌服。

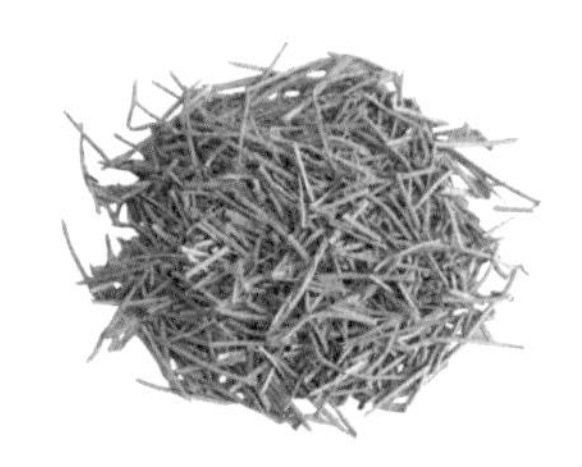

麻黄

性味归经

性温，味辛、微苦，归肺、膀胱经。

功效与作用

发汗解表，宣肺平喘，利水消肿。适用于风寒表实证、恶寒发热、无汗、头痛身疼、邪壅于肺、肺气不宣、咳嗽气喘、小便不利、风湿痹痛、肌肤不仁以及风疹瘙痒等症。

注意事项

体虚自汗、盗汗及虚喘者禁用。

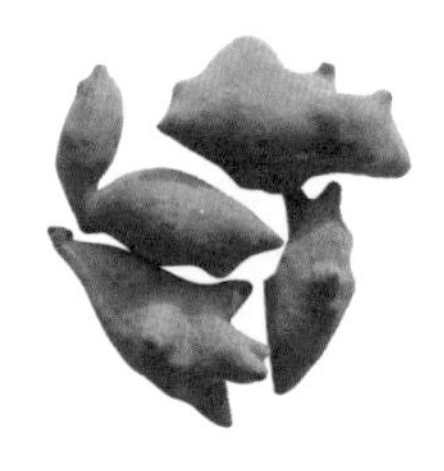

五倍子

性味归经

性寒，味酸、涩，归肺、大肠、肾经。

功效与作用

敛肺降火、涩肠止泻、敛汗止血、收湿敛疮。适用于肺虚久咳、自汗盗汗、久痢久泻、脱肛、遗精、白浊、各种出血、痈肿疮疖等症。

注意事项

外感风寒或肺有实热之咳嗽及积滞未清之泻痢者忌服。

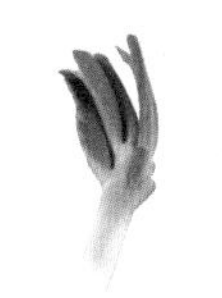

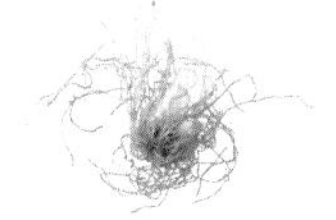

葱白

性味归经

性温，味辛，归肺、胃经。

功效与作用

宣通阳气，发汗解表。适用于风寒感冒、阴寒腹痛、二便不通、痢疾、疮痈肿痛、虫积腹痛。

注意事项

表虚多汗者忌服。

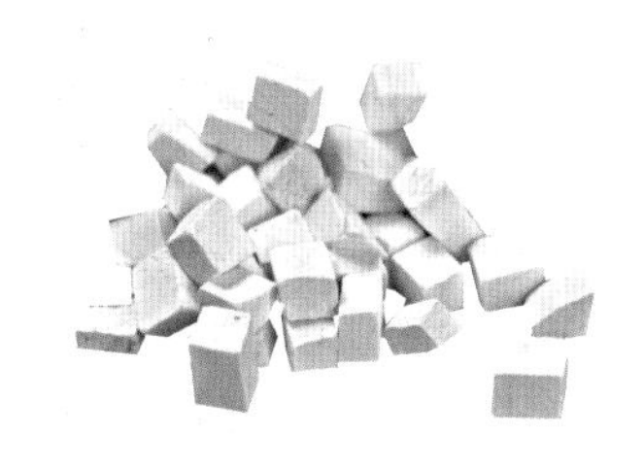

葛根

性味归经

性凉，味甘、辛，归脾、胃经。

功效与作用

解肌透疹，生津止渴。用于外感发热性头痛、口渴、消渴、麻疹不透、热疹、颈项强痛、泄泻等症。

注意事项

脾胃虚寒、食少、消化不良者慎服葛根。

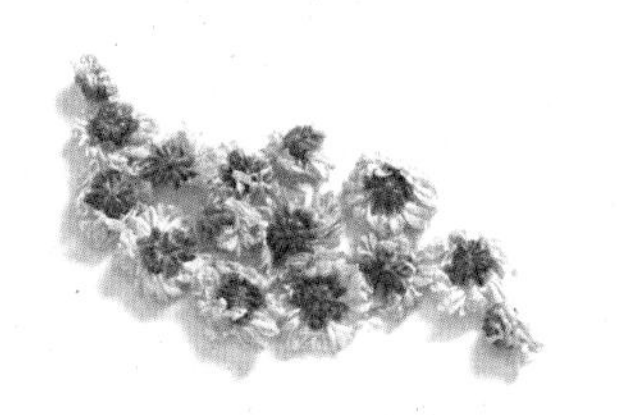

菊花

性味归经

性微寒，味甘、苦，归肺、肝经。

功效与作用

养肝明目，解毒消肿。适用于风热感冒、咽喉肿痛、目赤肿痛、风火头痛、鼻炎、支气管炎、痈疖疔毒、丹毒、湿疹、皮肤瘙痒等症。

注意事项

脾胃虚寒、食少泄泻者慎服；过敏体质者慎服。

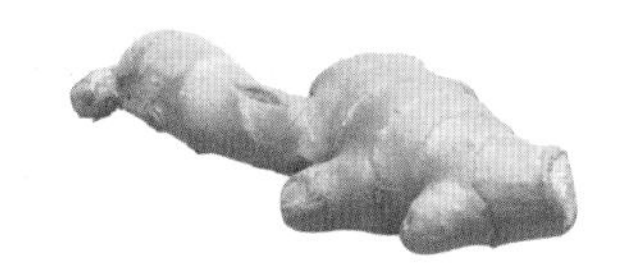

生姜

性味归经

性温，味辛，归肺、胃、脾经。

功效与作用

驱寒祛瘀，温胃止呕。适用于伤风感冒、胃胀、恶心呕吐、荨麻疹等。

注意事项

一次不宜吃过多，以免人体吸收了大量姜辣素在排泄过程中刺激肾脏，产生口干、咽痛、便秘等症状。

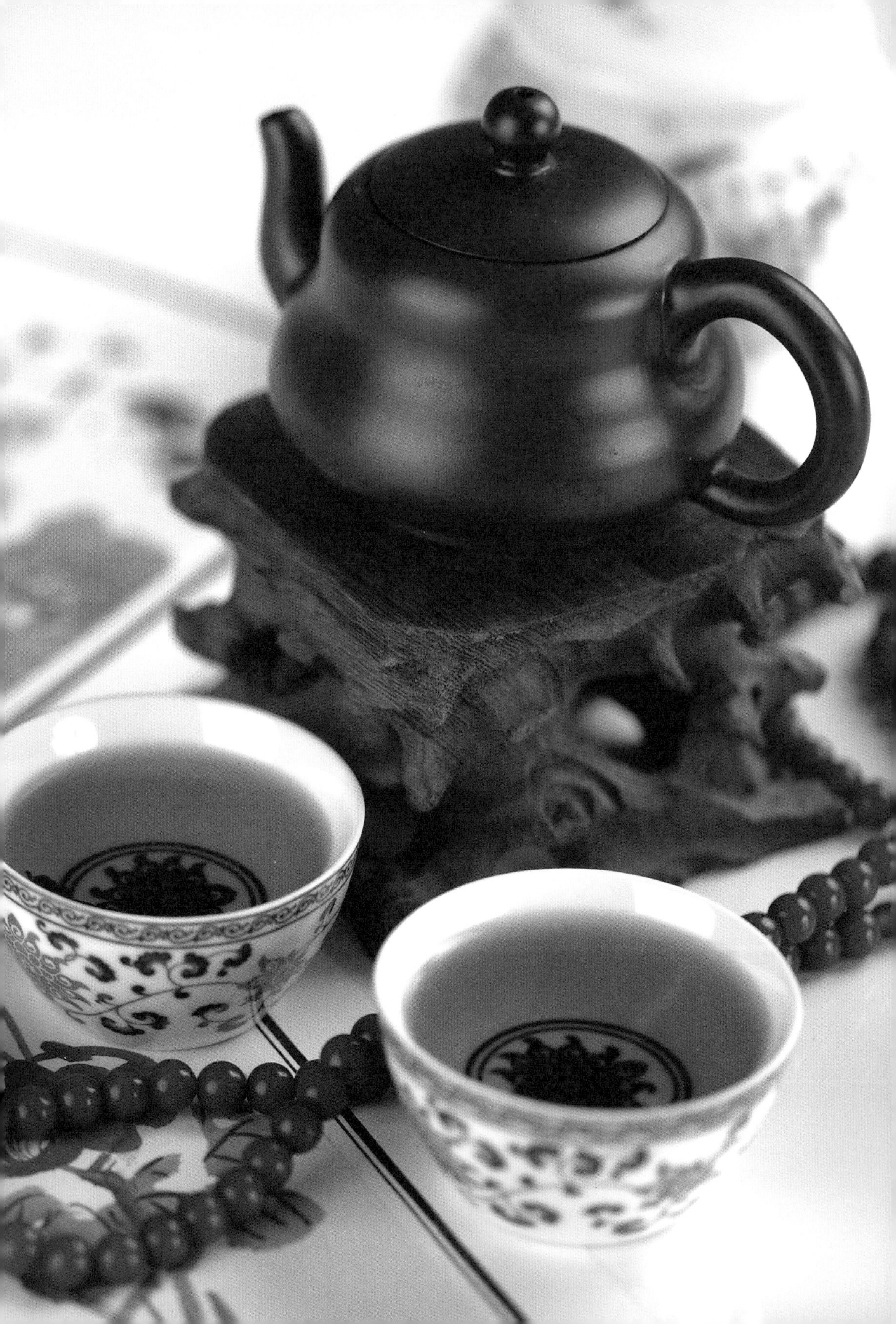

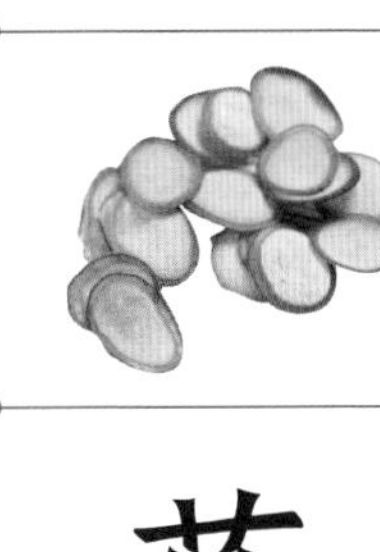

第二章

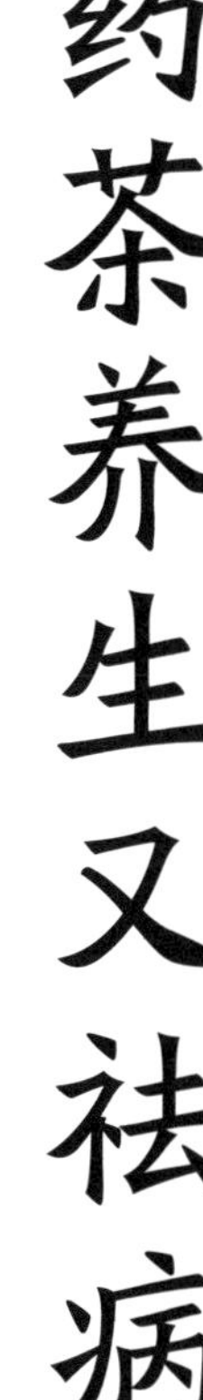

药茶养生又祛病

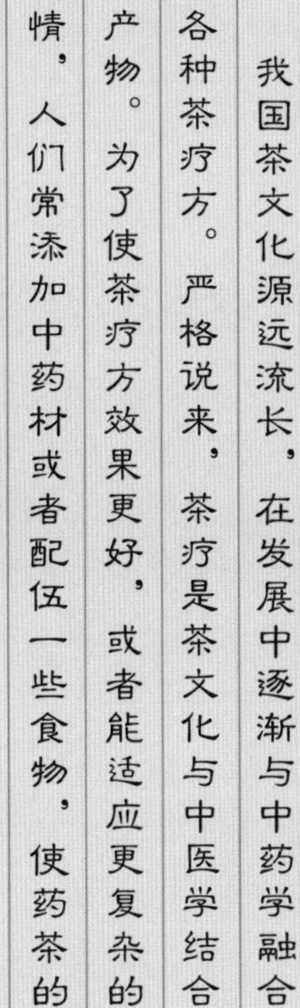

我国茶文化源远流长，在发展中逐渐与中药学融合成各种茶疗方。严格说来，茶疗是茶文化与中医学结合的产物。为了使茶疗方效果更好，或者能适应更复杂的病情，人们常添加中药材或者配伍一些食物，使药茶的养生、祛病效果更为明显。

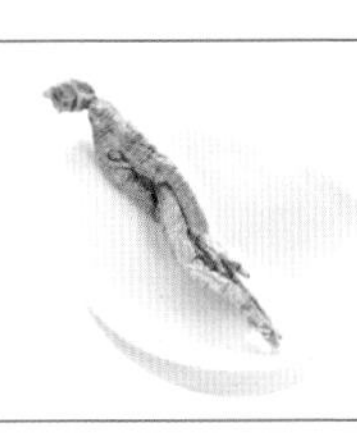

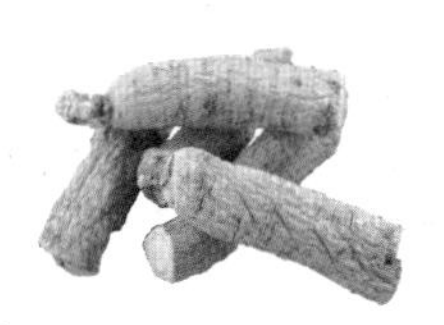

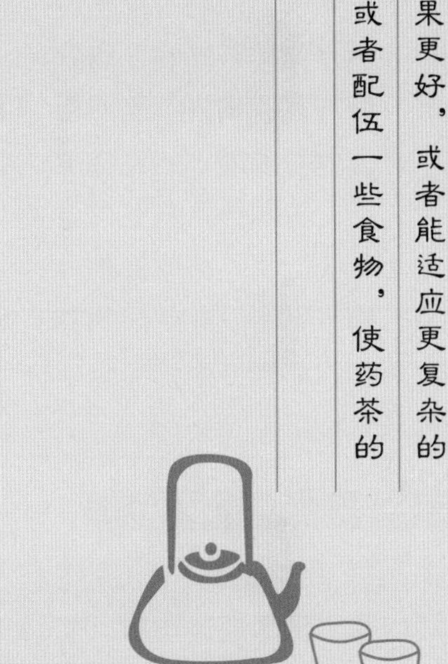

药茶解析

药茶的演变与延伸

药茶是在茶的基础上，再加进一定的药材或食材，使之具有更明显、更有针对性的疗疾和健身作用。更确切地说，药茶是运用中医理论，辨证与辨病相结合，进行选药组方，以茶叶与某些中草药或具有药用性质的食物配伍而成的药剂。

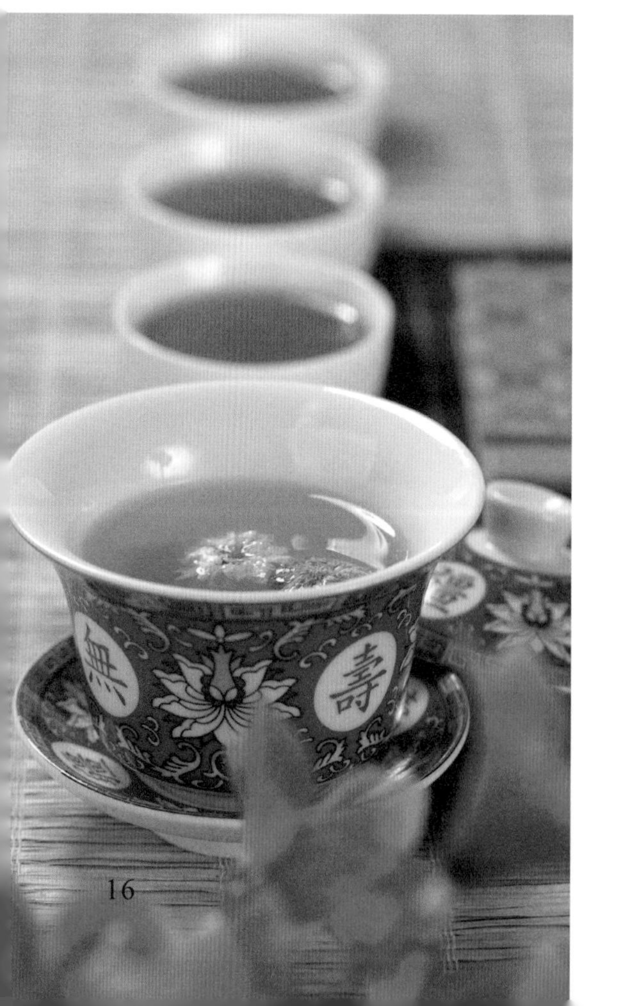

从人们广泛使用的药茶方剂来看，含有茶叶的方剂占很大比重，但也有不少并不含有茶叶。如以水沏荷叶称为荷叶茶，以山楂炮制的汤饮称为山楂茶，以玉米和奶制成的汤饮称为玉米茶等。由此可见，药茶的涵义，是以茶与其他药材、食材配伍以作健身疗疾之物，正如茶的含义在日益延伸一样，药茶也从以茶配伍的方剂，逐渐扩展到不含茶叶的方剂。

药茶与偏方、验方

从本质上说，药茶本身是源自民间的一些简便易行的健身疗病的偏方、验方。因为药茶在制作和饮用方法等方面与某些偏方、验方相类似，于是人们习惯地、约定俗成地称之为药茶，将其纳入药茶的范畴。从这个意义上说，药茶方剂与民间偏方、验方之间没有明显的界线。不含茶叶的药茶方剂，实际上也是民间偏方、验方中的一类。

药茶的普及与盛行

许多药茶方剂，在民间流传十分广泛，几乎家家都会使用。如家中有人患了感冒，切几片生姜，捏一撮茶叶，加一匙红糖，或煎或泡，饮之可加速感冒康复。以茉莉花、玫瑰花、代代花，配以荷叶、川芎，即成“三花茶”，此药茶无偏寒偏热之弊，芬芳可口，能消滞化积、健脾开胃，长期服用无不良反应，具有明显的降脂减肥效果。

近年来，面对自然界越来越严重的污染，在人们追求绿色生活的潮流下，以茶叶和中草药、食材等天然植物相配伍的药茶，正显示了它特有的魅力，一股药茶热正悄然兴起。许多药茶方剂被搜集整理和发掘应用，有的药茶甚至已经进入国际市场。

本书选编了一些日常生活中常用的药茶方剂，这些方剂简便易行，对于一般常见病、多发病、慢性病有很好的调理作用。许多方剂不仅能治病，而且能防病健身。使用者只要根据自身状况，有针对性地选择应用，是会大有裨益的。

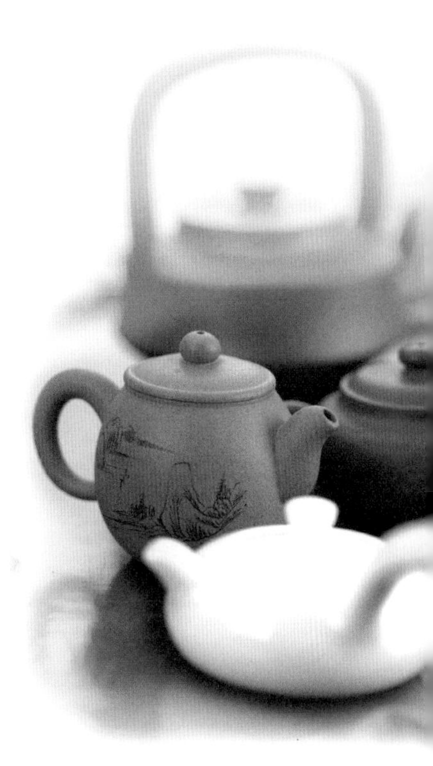

● 人们对茶的要求已不仅限于生津止渴。药茶可以强身健体、延年益寿，越来越受到人们的欢迎。

药茶的分类

◎**单味茶：**即用茶泡水喝，以达到预防和改善疾病的作用。

◎**茶加药：**即茶中加一些中草药或药食同源的食物，以达到预防和改善疾病的效果，如姜糖红茶、龙井白菊茶、黑芝麻红茶等。

◎**代茶：**其中并没有茶叶，只是采用饮茶形式而已，故又被称为“非茶之茶”。代茶虽然没有茶叶，但自古以来与茶密切相关，不可偏废。代茶视所用药物质量与特性而用开水泡饮（质地轻松者）或略煎（质地较坚厚者）。

此外，还有保健茶，它具有养生抗病、益寿延年的功效。所用之物可以是一种，也可以是多种；可以有茶，也可以无茶；可以是药材，也可以是食材。将所用之物加工成具有良好口感，又安全、卫生、快速、方便的剂型，对人体有保健功能的健康饮料，就是保健茶。

药茶材料的选择

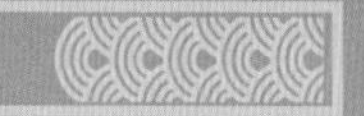

药的选择

按中医“辨证施治”的原则，不同体质或不同的病症，要合理选择不同的药物。一般植物类或动物类药物较为常用，以药食之品为主，而且要求符合中医药理论，根据原料相配及性味功效，以适应人体的各种需要。另外，配制茶剂的中药，一般而言应尽可能是水溶性、具有芳香气味的药物，以使药物充分发挥药效，并使人们乐于接受。

茶的选择

中医治病，最重要的思维方法是“辨证施治”。证有寒、热，药用温、凉，称“逆治”。茶叶，其性应该是微寒，但经过发酵或特殊加工过的茶叶性味会发生变化，所以在药用时要对证选用。

药茶处方的选择

药茶具有防病治病的作用，使用前应辨证选择，合理使用。辨证施治是中医学的基本特点，而药茶在使用时，也应做到辨证选方，正确选用不同的药茶。只有药茶对证，才能更好地提高疗效。

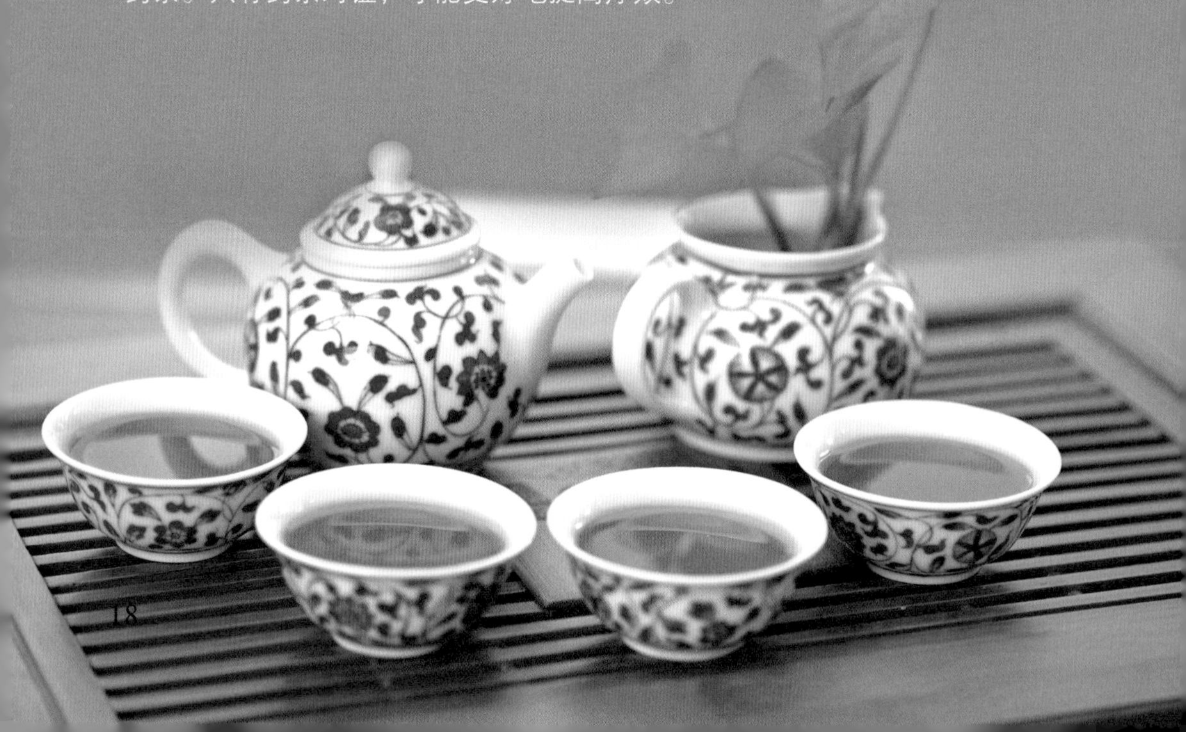

药茶的制法

如何制作药茶

◎**水泡：**将所用茶材直接（或将其研成粗末或用纱布包裹）放入茶杯内，冲入沸水或较高温度的开水，盖紧盖后放置5～10分钟，频频饮用；可在喝去1/3量时即添加开水，按此法添加3～5次，至味淡为止。

◎**煎煮：**将所用各物放锅内，加水煎煮，滤渣取汁，作茶频饮。煎煮时水可多放些，并可连续煎煮两次，然后将两次煎汁合并盛放，分次饮用。

◎**研磨、榨汁：**核桃肉、黑芝麻等可直接食用的食物，宜先磨成粉，再兑入适量牛奶、豆浆等液体饮用。如原料是胡萝卜、苹果等果蔬，可切成小块煮，也可以先榨取汁，然后兑入牛奶或果汁等液体饮用。

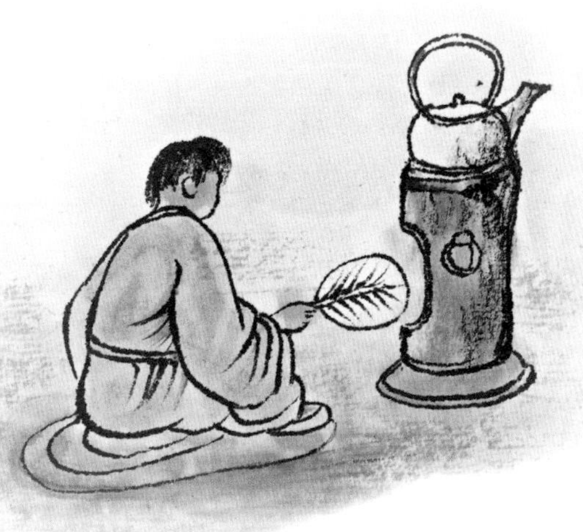

● 药茶的制法并不复杂，只要严格遵守药茶的制作步骤，并谨记制作药茶的注意事项，一般家庭就可以制作。

注意事项

◎茶叶及药茶应将其除去杂质并洗去浮尘。

◎注意掌握好用量，不宜过少，也不宜过多。

◎配制药茶一定要注意茶叶及其配用药材（食材）的质量。发霉或不清洁者严禁使用。所使用的茶叶，一般取生长期较长者效果较好。

◎剂量较大的药茶方剂，所配制的药茶成品，常需要一定的时间才能服完。这些药茶成品，一定要妥善保存。最好贮藏于封口较严实的瓷罐或有色玻璃瓶中，放置于避光、干燥、低温的地方。

药茶的服法

服用剂量、时间

药茶服用一般每日1剂，煎两次分服，两次间隔时间为4～6小时。也可根据病情增减，如急性病、热性病可每日2剂。

至于饭前还是饭后服则主要取决于病变部位和性质。病在胸膈以上者，如眩晕、头痛、目疾、咽痛等宜饭后服；病在胸膈以下，如胃、肝、肾等脏腑疾病，则宜饭前服。

补益药茶宜在饭前服，使之充分吸收；对胃肠道有刺激性的药茶，宜在饭后服，以减轻对胃肠的刺激；安神类药茶宜晚上临睡前服。

服用温度

发汗解表类的药茶，宜温饮顿服，不拘时候，病除即止；寒证用热性药茶，宜热服；热证用寒性药茶，宜冷服。

服用方法

咽喉疾病所用的清咽茶等，宜冲泡后慢慢湿润咽部再缓缓饮用；治疗泌尿系感染的药茶，则要持续多次频服，以保持泌尿道中的药物浓度，同时稀释尿液、清洁尿路，有利于湿浊废物迅速排出；防疫药茶，宜在疾病流行的季节选用；老年保健药茶和慢性病调理的药茶，应做到服用经常化和持久化。

注意事项

◎由于不同体质的人所适合的药茶不同，所以在饮用药茶之前须请医生指导服法。

◎服用药茶时，不宜搭配西药服用。因为药茶的药性会影响西药疗效而产生不良反应，或增强某些药物的毒性，严重者甚至可能危及生命。

◎药茶并不是万能的药，在养生保健、强身健体、预防某些疾病等方面有其独特的优势，但在治疗重病、危急病症时，药茶只可作为辅助手段，否则，将会延误治疗。

◎饮用药茶也要注意忌口。一般来说，饮用解表的药茶忌食生冷酸食；饮用调理脾胃的药茶忌食生冷、油腻、腥臭、不易消化的食物；饮用止咳平喘的药茶忌食鱼、虾等；饮用补益药茶，如人参茶、灵芝茶，忌食萝卜。

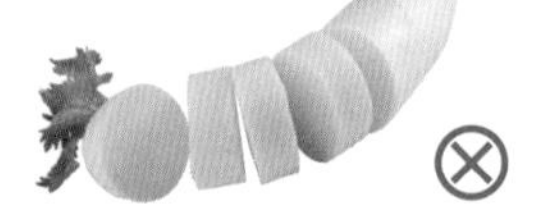

药茶的六大优势

药茶，作为中医药学百花园中的一朵奇葩，数千年来不但没有凋谢，反而越来越光彩照人。究其原因，这与它众多的优点是密不可分的。概括起来，药茶主要有以下六大优势。

吸收快

药茶经冲泡或煎煮后为液体制剂，饮用后进入胃肠道可直接被吸收，具有吸收快、显效迅速的特点。

携带方便、饮用简单

从市场上直接购得的成品药茶，体积很小，重量也很轻，携带十分方便。而且药茶服用时，或只要用沸水冲泡，或只要短时煎煮即可，这对于工作紧张、生活节奏快的现代人来说是非常方便的。

利于提高药效

茶制剂把药材粉碎成细小粉末或切成小段，增加了水与药材的接触面，从而有利于有效成分的溶出，提高了药效。同时，茶制剂中含有挥发性成分——挥发油，又称精油，其药理作用主要表现为止咳、祛痰、平喘、消炎抗菌、镇痛、镇静、催眠、降温、降血压、抗癌等。若用沸水加盖浸泡，可以减少其挥发，这样也能提高药效。

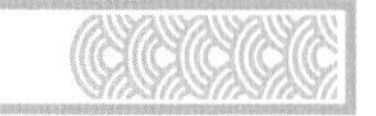

价格低廉

成品药茶制作的时候很少添加糖、蜜、色素、防腐剂、黏合剂等辅料，一些日常生活中常见的食材也可入茶。与颗粒剂、口服液、汤剂等剂型相比，药茶更安全，费用更低，加之用药量远比汤剂少，因此相对来说有价格低廉的优点。

应用面广

药茶功效较多，药理作用广泛，临床应用比较广，若配伍药物，则应用面更广，可以应用于很多病种，具有预防及辅助治疗的作用。

良药“可”口

中医药茶精选药食两用的纯天然植物，还有鲜果蔬菜等，配伍的中药也大多味甘、淡，改变了“良药苦口”的一贯印象，容易被人们接受。

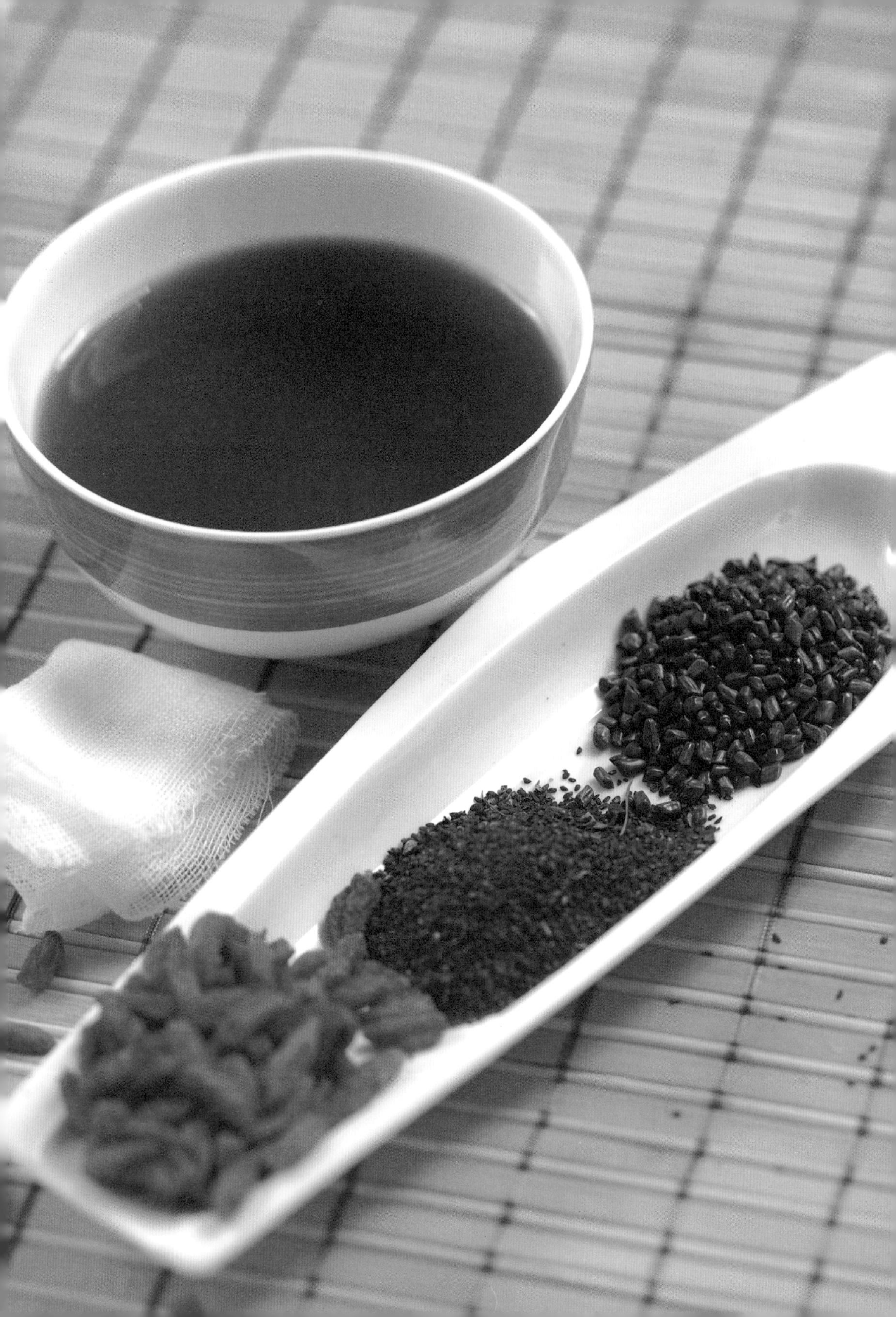

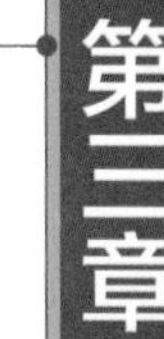

第三章

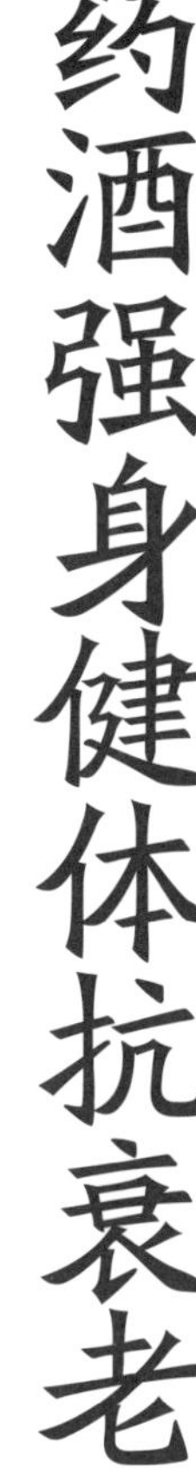

药酒强身健体抗衰老

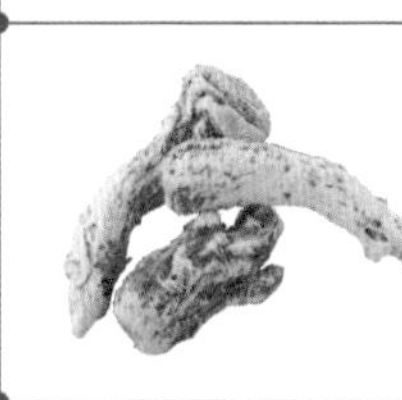

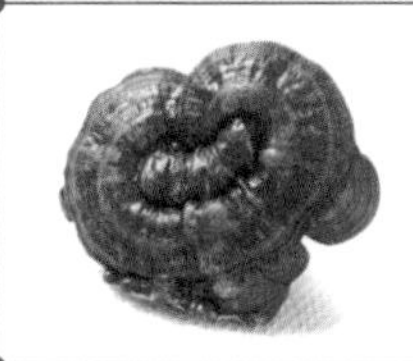

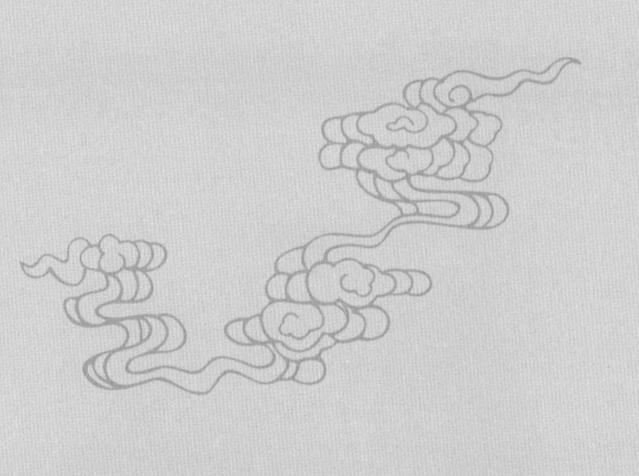

从古至今，用酒治病，特别是制成药酒来防治疾病的做法十分普遍。一般的药酒有通血脉、行药势、温肠胃、御风寒等作用，这是因为酒和药配伍可以增强药力，既能防治疾病，又可用于病后的辅助治疗。

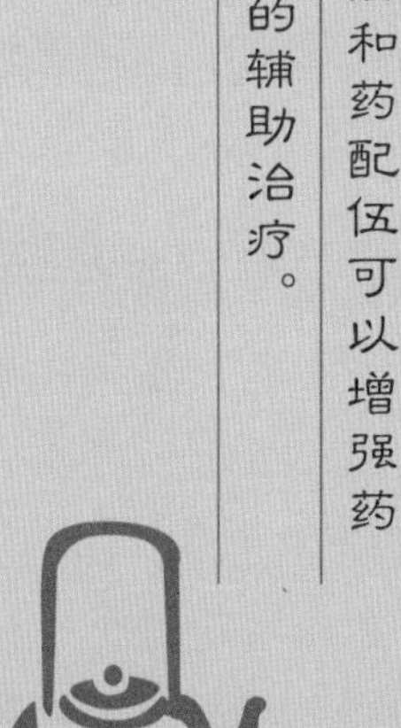

了解药酒

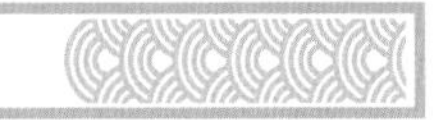

所谓药酒，一般是把植物的根、茎、叶、花、果和动物的全体或内脏以及某些矿物质成分按一定比例浸泡在低浓度食用酒精、白酒、黄酒或葡萄酒中，使药物的有效成分溶解于酒中，经过一定时间后去除渣滓而制成的，也有一些药酒是通过发酵等方法制得的。因为酒有通血脉、行药势、温肠胃、御风寒等作用，所以酒和药配伍可以增强药力，既能防治疾病，又可用于病后的辅助治疗。

但由于个人体质不同，在选用药酒时必须经过医生诊治。

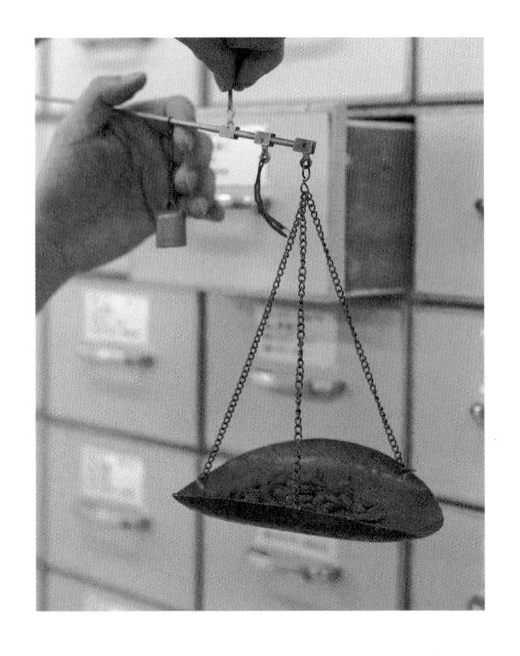

药酒的用法

从使用方法来看，多数药酒是内服的，但是也有外用的，还有一些药酒既可以内服，又可以外用。从药酒的作用来看，可以分为治疗类药酒和滋补养生类药酒，前者有特定的医疗作用；后者具有养生保健的作用，其中的一部分还可以作为日常饮料使用。

在古代，用酒治病，特别是制成药酒来防治疾病的现象十分普遍，因而古人视“酒为百药之长”。例如，端午节饮艾叶酒、雄黄酒，重阳节饮菊花酒以避瘟疫。《千金方》就记载：“一人饮，一家无疫，一家饮，一里无疫。”另外，用酒泡大黄、白术、桂枝、桔梗、防风等制成的屠苏酒，是古代除夕男女老幼必用之品。

药酒的独特优势

具体来说，服用药酒有以下独特的优点。

◎**药酒较其他剂型的药物容易保存。**因为酒本身就具有一定的杀菌防腐作用，药酒只要配制适当，遮光密封保存，即可经久存放，不至于发生腐败变质的现象。

◎**饮用药酒可以缩小剂量，便于服用。**有些药酒方虽然药味庞杂众多，但制成药酒后其有效成分溶于酒中，剂量较汤剂明显缩小了，服用起来也很方便。

◎**服用药酒吸收迅速。**人体对酒的吸收较快，药物通过酒进入血液循环，周流全身，较快地发挥治疗作用。

◎**药酒的剂量容易掌握。**因为药酒是均匀的溶液，单位体积中的有效成分固定不变。

◎**服用药酒较为适口。**因为大多数药酒中掺有糖和蜜，作为方剂的一个组成部分，糖和蜜具有一定的矫味和矫臭作用，因而服用起来甘甜悦口。

自制药酒最常用的材料

材料	特点及功效
甘草	含在口中会散发淡淡的甜味，有补气的功效
甜菊叶	有着砂糖般的甜味，对于喜欢口感较甜的人，可以搭配花草酒一起泡制，入口香甜宜人
黄芪	与甘草一样有着甘甜的气味，可补中益气、增强抵抗力
枸杞子	红艳艳的色泽能增加养生酒的视觉效果，并有清肝明目的功效
红枣	有着果香的甘甜气味，但属性较为燥热，不适合搭配同属温热的药材
柠檬	外皮有着自然的芳香气味，能增添酒饮的香气，但浸泡时间不得超过30天，以免口感变苦
冰糖	体积较大，不易溶化，非常适合浸泡时间较长的养生酒。可随着时间推移慢慢释放甜味，提高酒的甘醇口感
果糖	有淡淡的果香，容易与酒品结合，适合泡制时间较短的水果酒或花草酒
蜂蜜	清新爽口，适合各式养生酒的泡制

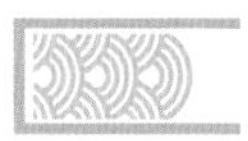

家庭自制药酒的准备条件

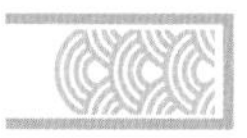

药酒除了可以购买成品酒，在家里也可以自配药酒，但要掌握正确的泡制方法。

泡酒必需的工具

◎**密封罐**。瓶口与瓶盖能否严格密合是关键。

◎**酒塞**。可依个人喜好随意选择瓶塞，但是一定要与瓶口完全密合。

◎**酒标**。一个好的酒标，不仅要能够清晰地传达该瓶酒的信息，还要有别样的风情。当一枚有质感的酒标在风中轻轻摇曳时，岁月的沧桑感也随之而来。

◎**制冰盒**。制冰盒制作出的各种造型的冰块与酒搭配食用，别有风味。

药材的处理

制备药酒的中药材一般都要切成薄片，或者捣碎成粗颗粒状。凡坚硬的皮、根、茎等植物药材可切成3毫米厚的药片，草质茎根可切成3厘米长的碎段，种子类可以用棒击碎。按照处方购于中药店的中药材多已加工炮制，使用时只需洗净晾干即可。而自行采集的鲜药、生药往往还需要先行加工炮制。来源于民间验方中的中药首先要弄清其品名、规格，要防止同名异物造成用药错误。

配方的选择

自制药酒首先需要选择适合家庭制作的药酒配方，并不是所有的药酒方都适宜家庭制作。例如，有些有毒性的中药需经炮制后才能使用，如果对药性、剂量不甚清楚，又不懂得药酒配制常识，则需要请教中医师，切忌盲目配制饮用药酒。

酒的选择

现代药酒的制作多选用50°～60°的白酒，因为酒精浓度太低不利于中药材中有效成分的溶出，而酒精浓度过高有时反而使药材中的少量水分被吸收，使药材变得坚硬，有效成分难以溶出。对于不善饮酒的人来说，也可以采用低度白酒、黄酒、米酒或果酒等为基质酒，但浸出时间要适当延长或浸出次数适当增加。

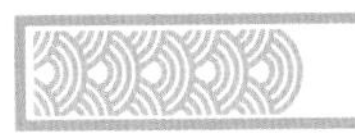

自制药酒的方法

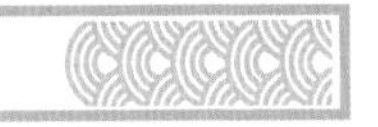

制作药酒时通常是将中药材浸泡在酒中，经过一段时间后，中药材中的有效成分溶解在酒中，此时即可过滤滤渣，取汁液饮用。一般泡制药酒的方法有以下几种。

冷浸法

冷浸法最为简单，尤其适合家庭配制药酒。采用此法时可先将炮制后的药物碎片或粗粉置于密闭的容器中，加入适量的白酒，浸泡14天左右，并经常摇动，待有效成分溶解到酒中以后，即可滤出药液，药渣可压榨，榨出液与浸出液合并，静置数日后过滤即可。若所制的药酒需要加糖或蜜矫味，可将白糖用等量白酒温热溶解、过滤，再将药液和糖液混匀，过滤后即可。

热浸法

热浸法是一种古老的制作药酒的方法。这种方法的优点是既能加速浸取速度，又能使药的成分容易并且更多地浸出。通常是将中药材与酒同煮一定时间，然后放冷贮存。也可采用隔水煮炖的间接加热方法。家庭制作时可将中药材与酒先放在小铝锅或搪瓷罐等容器中，然后放在另一更大的盛水锅中炖煮，时间不宜过长，以免药酒挥发，一般可于药面出现泡沫时离火，趁热密封，静置半个月后滤渣即得。

煎煮法

先将中药材碾成粗末，全部放入砂锅中，加水高出药面约10厘米，浸泡约6小时，加热煮沸1～2小时，过滤后复煎1次，合并两次滤液，静置8小时，取上清液加热浓缩成稠膏，待冷后加入等量的酒，混匀，置容器中，密封约7天，取出清液，即可。

煎煮法用酒量较少，服用时酒味不重，但含挥发油的芳香性中药材不宜采用此法。

酿造法

先将中药材加水煎熬，过滤滤渣后浓缩成药汁，有些药物也可直接压榨取汁，再将糯米煮成饭，然后将药汁、糯米饭和酒曲拌匀，置于干净的容器中，加盖密封，置保温处10天左右，尽量减少与空气的接触，并保持一定的温度，发酵后滤渣即可。

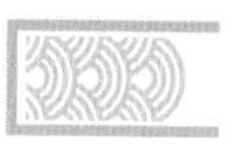

冷浸法的制作步骤及注意事项

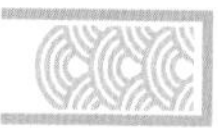

在药酒常用的4种制作方法中，冷浸法是步骤最简单、用具最少也最不耗费精力的制作方法，非常适合现代都市人使用。为了让每个人都能在自己家里使用这种泡酒方法，本节将冷浸法的泡制方法和注意事项作一些详细说明，以供参考。

选择合适的酒

冷浸法对酒的酒精浓度要求很高，最好选择酒精浓度超过35%的酒。因为这类酒能防止材料腐坏，提高泡酒的成功率。如果喜欢使用红酒、米酒等酒精浓度较低的酒通过冷浸泡制来做药酒，就要非常注意保存的环境，最好放置在冰箱内，但泡制的时间也要相对延长。如果初次尝试以冷浸法泡酒，最好选择味道清淡的白酒、米酒、高粱酒等本身没有太复杂香味的酒。用这类酒泡制的药酒比较能够品尝出药材或水果的真实味道。等熟悉泡酒的诀窍后，不妨使用风味不同的酒来做口味的调剂。

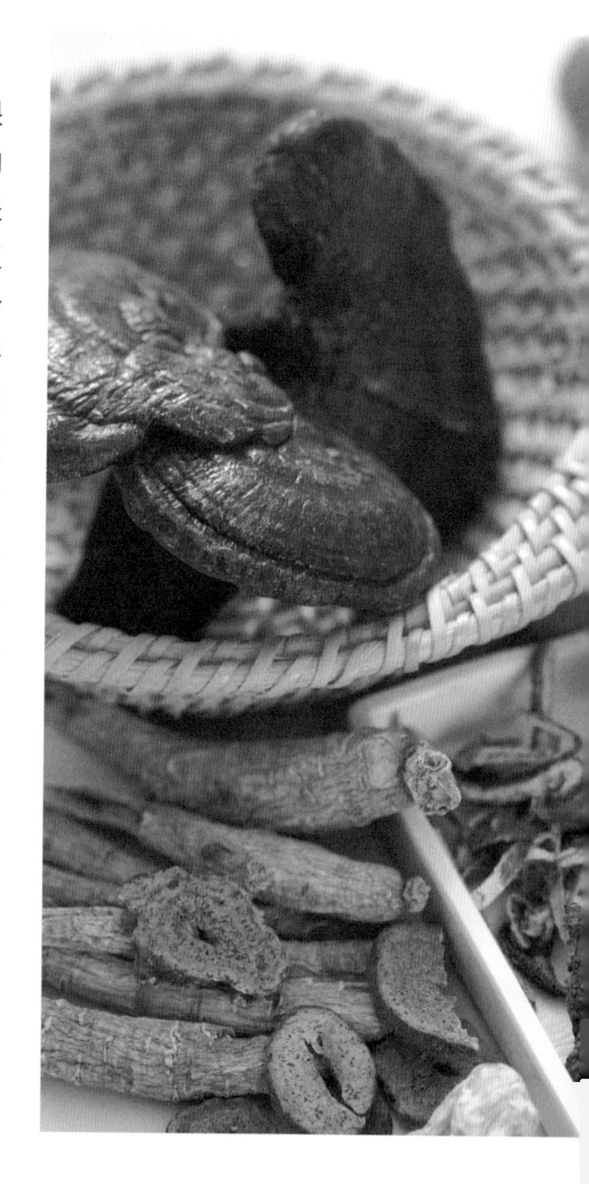

冷浸法泡酒的步骤

清洗材料

每一种材料都要经过精心挑选，挑出来后，一定要用水细心洗去表面可能残留的灰尘、虫卵等有害物质。但有部分材料，特别是经过炮制的药材，用水很容易把表面的有效成分清洗殆尽，所以冲洗即可。

风干或烘干

做好清洗工作后，放在通风处自然阴干。干品类的材料，洗净后也可以用烤箱来烘干，但切忌不可以将材料烤焦，以免药物有效成分挥发掉。

材料装瓶，注入酒液

将材料以均匀且层层交替的方式，平铺于容器内，对于不同性质的药材，最好可以有顺序地装瓶，第一层可放置味道较好的甘甜材料，如黄芪或冰糖，能让酒的对流状况良好，增加酒的甘甜滋味，再一层一层铺上不同材料，最后将酒注入容器内，直至酒液完全盖过材料即可。

保存

将材料装瓶后，就要加盖密封。除了密封罐外，其他的容器都不容易达到隔绝空气的密封效果，因此最好在瓶口盖上干净的塑胶袋或保鲜膜，再加盖密封，这样才能让酒完全发酵，避免发霉变质。放置地点一定要选在阳光照射不到的阴凉处，而夏天泡的水果酒，较容易腐败，最好存放在冰箱中冷藏。每隔3～7天，摇晃瓶身1次，让药材能充分与酒混合，这样酿出来的酒，气味才会均匀而质醇。

其他需注意的问题

◎凡是用来配制药酒的容器均应清洗干净，再用开水煮烫消毒。

◎配制好的药酒应及时装进细口长颈的玻璃瓶中，或者其他有盖的容器中，并将口部密封。家庭自制的药酒要贴上标签，并写明药酒的名称、作用和配制时间、用量等内容，以免时间久了发生混乱，造成不必要的麻烦。

◎密封罐要选择宽口瓶，不但清洗容易，更有利于酿制程序的进行，在选购时还要特别注意瓶口能否与瓶盖完全密合。

◎药酒贮存宜选择在温度变化不大的阴凉处，室温以10～25℃为好，不能与汽油、煤油以及有刺激性气味的物品混放。

◎将酿制好的酒装入小酒瓶中储存，更容易随时饮用，但一定要用瓶塞拴紧瓶口。

◎酿酒日与酒的开封日，一定要选择干燥的晴天，才不会因为空气湿度过高而降低酿酒的成功率。

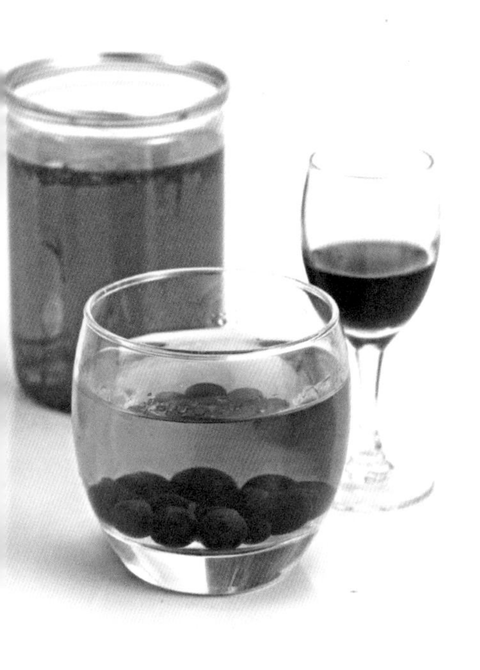

◎夏季贮存药酒时要避免阳光直接照射，以免药酒中的有效成分被破坏，使药酒的功效降低。

◎无论是药草还是水果，切块与研末都能帮助药效与养分快速释放，缩短泡酒的时间，但最好不要将材料切太小或研成细末，否则会使酒质过于混浊，难以入口。

● 酿造好的酒最好放在小酒瓶中保存，便于随时饮用。但要注意，储存药酒一定要避免阳光直射，以免药酒中的有效成分遭到破坏。

中药常以黄酒为药引

黄酒又称元酒、老酒、绍兴酒，因酒色黄而得名。黄酒是以粮食谷物为原料，经特定的加工酿造过程，受到曲（麦曲、红曲）、浆水中多种真菌、酵母菌、细菌等共同作用而酿制成的一类低度原汁酒。酒中的成分相当丰富，主要为糖分、糊精、醇类、有机酸、氨基酸、酯类、甘油、微量的高级醇及较多的维生素类。所以说黄酒是一种富有营养价值的饮料。除了作为饮料外，黄酒还是中药的重要辅助原料，中药常以此作为药引或炮制药材用的辅料以增强药效。此外，黄酒还是烹调的上等佐料，它不仅可解腥，还可增加汤菜风味。

黄酒具有补养气血、助运化、活血化瘀、祛风等效用，与寒性药配伍，可缓其寒；与活血化瘀药配伍，可助其走窜，有通调气血、舒筋活络的作用。

黄酒中的酒精能够溶解药中的有效成分，更好地提高药效。而且酒精具有舒筋活血、促进血液循环的功能。特别是黄酒中酒精的含量比较适中，并含有多种维生素等营养物质，因而对人体十分有益。而白酒中酒精含量过高，往往会产生一些不良反应，啤酒中含酒精又太少，达不到提高药效的作用。所以传统习惯都以黄酒作为药引。

常见问题答疑

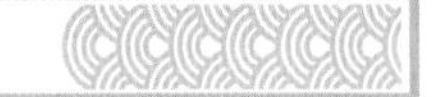

问 药酒何时服用为宜

药酒通常应在饭前服用，一般不宜佐膳饮用。另外，药酒以温饮为佳，以便更好地发挥药酒的温通补益作用。

问 药酒每次用量多少为宜

服用药酒要根据自身对酒的耐受力而定，一般每次可饮10～30毫升，每日早晚饮用，或根据病情及所用药物的性质及浓度而调整。药酒不可多饮滥服，否则会引起不良反应。多服了含人参的补酒可造成胸腹胀闷、不思饮食；多服了含鹿茸的补酒可造成发热、烦躁，甚至鼻出血等。

此外，饮用药酒时，应避免不同治疗作用的药酒交叉饮用。用于治疗的药酒在饮用过程中应病愈即止，不宜长久服用。

问 哪些人不宜饮用药酒

凡遇有感冒、发热、呕吐、腹泻等病症时不宜饮用滋补类药酒。对于肝炎、肝硬化、消化系统溃疡、浸润性肺结核、癫痫、心脏功能不全、慢性肾功能不全、高血压等患者来说，饮用药酒也是不适宜的，否则会加重病情。

此外，对酒精过敏的人和皮肤病患者也要禁用和慎用药酒。

问 服用药酒有年龄限制吗

服用药酒要注意年龄和生理特点。对于女性来说，在妊娠期和哺乳期一般不宜饮用药酒；在行经期，如果月经正常也不宜服用补血功能较强的药酒。

就年龄而言，年老体弱者因新陈代谢较为缓慢，服用药酒的量应适当减少。而青壮年的新陈代谢相对旺盛，服用药酒的量可相对多一些。对于儿童来说，其大脑皮层生理功能尚不完善，身体各器官均处于生长发育过程中，容易受到酒精的伤害。此外，年龄越小，酒精中毒的概率也越大。酒精不但能对儿童组织器官产生损害，导致急性胃炎或溃疡病，还能引起肝损伤，甚至是肝硬化。另外，酒精对脑组织的损害更为明显，可使儿童记忆力减退，智力发育迟缓。因此，儿童一般不宜服用药酒，如病情需要，也应注意适量，或尽量采用外用法。

问 药酒外用应注意哪些事项

外用药酒一般由活血化瘀、舒筋通络及有消炎止痛作用的中草药，再加具有芳香走窜渗透作用的药物如冰片、樟脑、麝香等配制而成。主要用于运动系统损伤的治疗，如关节肌肉扭伤、劳损以及风湿、神经炎等患者。

外用药酒时应注意以下事项：用药酒按摩时注意不要直接按擦骨骼突出部位，以免损伤皮肤和骨膜组织而加重病情。药酒按摩疗法不适用于急性骨折、关节脱位、骨裂及表皮破损。心、肝、肺、肾有严重疾病者也应禁用该法治疗。外用药酒严禁内服，以免引起中毒反应。骨肿瘤、骨结核、软组织化脓性感染等也应慎用，以免使病变扩散。软组织损伤在2天内，因局部出血、肿胀严重，如果在患处用力揉按，会使红肿灼痛症状加重，故一般不宜使用。

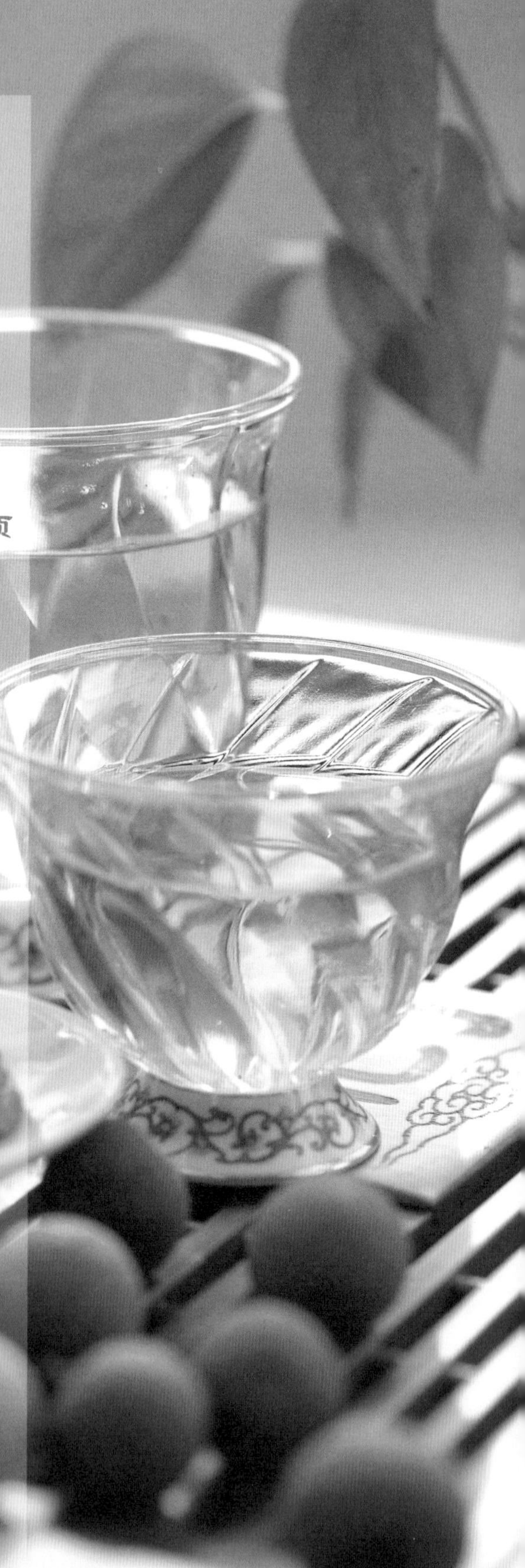

问 服用药酒应遵循的原则

◎药酒不同于一般酒，除具有药物的治疗作用外，还具有药物的不良反应，所以必须按规定的剂量与疗程服用，在病愈后应立即停服（补益酒除外）。

◎注意服用药酒后的反应，如在服用药酒后出现易醉、易呕吐、眩晕、心跳加快、血压升高等，则应停服，或在医师指导下服用。

◎药酒里所含的酒精，一部分是经过肝脏解毒后被排出体外的，这无疑对肝脏是一种不良的刺激。所以在饮用药酒时，可适当地加入糖料或蜂蜜，以保护肝脏免受伤害。

◎若饮用药酒时间较长，可能对体内的新陈代谢有些影响，如造成蛋白质的损失较多，因此必须注意补充蛋白质，可多食一些蛋类、瘦肉、鸡血等食物。

◎饮用药酒后，不宜进行房事，不可顶风受寒，不宜食醋，不宜立即进行针灸。

◎服用药酒以秋冬寒冷季节为宜，夏天一般应停饮。如为治慢性病、强身壮体之用，可以不受此限。

◎不同治疗作用的药酒不可交叉服用，以免影响药酒的疗效。

◎有些药酒有少量沉积于瓶底的沉淀物，为无效成分，不宜饮用。

◎饮用补益类药酒时，忌与萝卜、葱、蒜等同服。

◎有感冒发热、呕吐腹泻等病症时，应暂时停止服用药酒。

家庭自制药酒禁忌

在自己家里泡酒非常实用，但有一些问题一定要注意。家中自制药酒的方法都很简单，可以根据需要量配制，但并不是所有的中药都能泡酒，例如，含有水溶性有效成分的中药就不宜用酒来浸取。还有就是作用剧烈或有毒性的中药，如川乌、草乌、附子、毒虫等，不能随便配制药酒。这些药物都有严格、规范的泡制要求，必须由专业中药师操作。家庭浸泡药酒，不能用乙醇（酒精）浸泡，更不能用非药用乙醇，因为它含有对健康有害的物质，这样泡酒质量就得不到保障。家中自行浸泡的药酒品种很多，常见的如人参酒、参茸酒、参芪酒、鹿茸酒、洋参酒、红花酒、杜仲酒、枸杞子酒、山楂酒、桑葚酒、橘皮酒、木瓜酒、乌梢蛇酒等，都可以按一定的比例称量泡制，服用剂量可以请教专业医生。

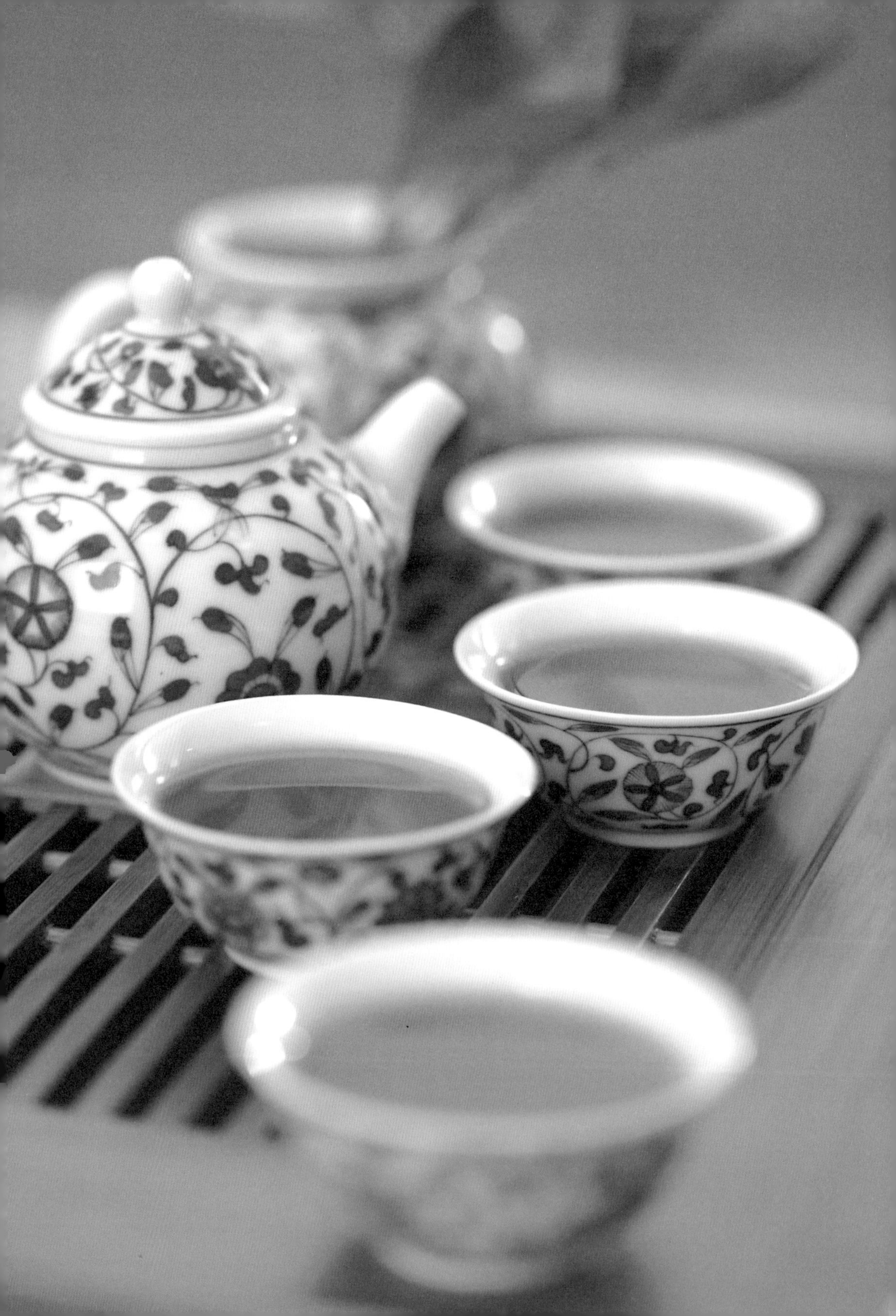

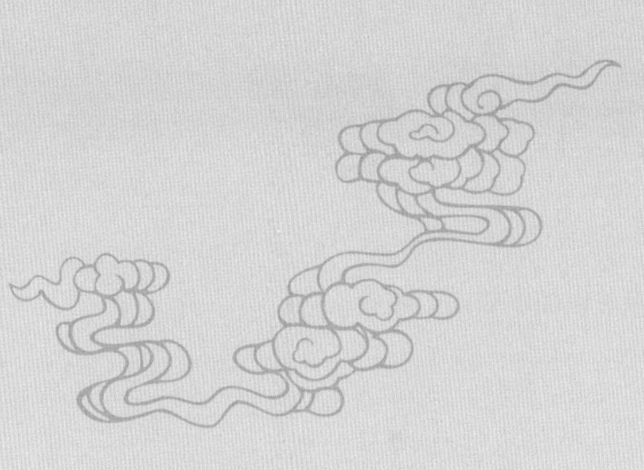

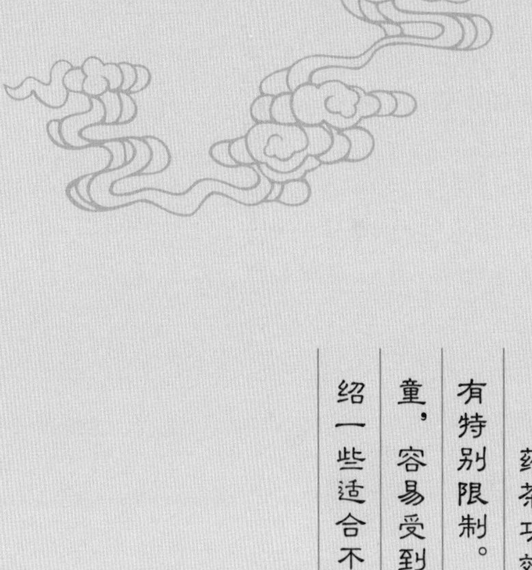

第四章 不同人群适用的药茶药酒方

药茶功效较多，药理作用广泛，一般对服用年龄没有特别限制。而服用药酒就要注意年龄特点了，特别是儿童，容易受到酒精的伤害，一般不宜服用药酒。本章就介绍一些适合不同人群的药茶药酒方。

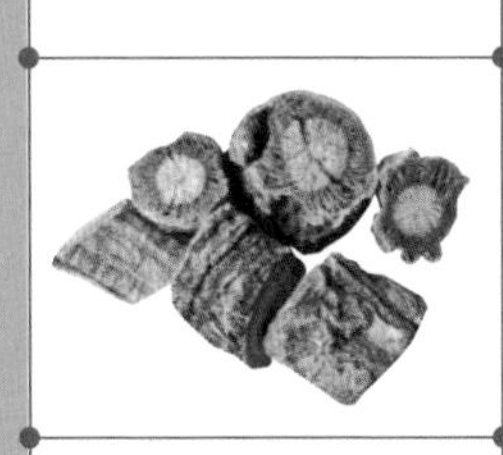

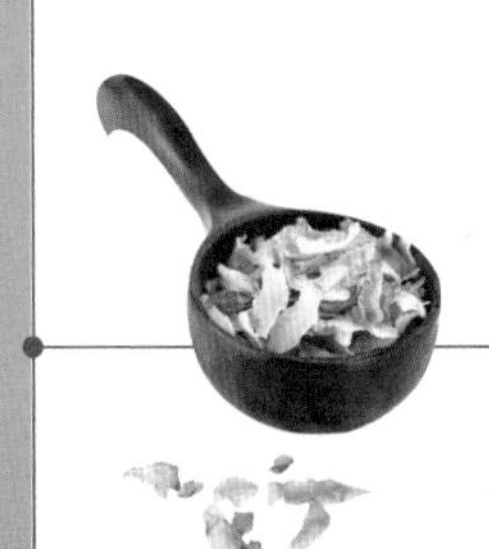

儿童强身

孩子在成长的过程中，难免会生一些小病，利用一些茶方为其调理身体，是方便又简单的方式，而且茶的口味也易于被孩子接受。这样，一些小病轻轻松松就被『赶跑』了。此外，饮用一些健身补脑的茶品，还会让孩子更聪明，充满活力。

鱼腥草杏桔茶

材料 鱼腥草30克，杏仁9克，桔梗10克。

制法 将以上三味茶材加水煎汤，滤渣取汁。

功效 具有疏风清热、宣肺止咳的功效，适用于小儿风热咳嗽，症见咳嗽不爽、痰黄黏稠、不易咳出。

黄芪红枣茶

材料 黄芪15克，红枣5颗。

制法 将黄芪、红枣一同放入砂锅中，加适量水煎沸20分钟，滤渣取汁。

功效 具有补中益气、养血安神的功效，适用于小儿营养不良，症见气短懒言、神疲乏力、失眠心悸。

葱白饮

材料 连须葱白3～5根。

制法 将洗净的连须葱白切段，入砂锅中煎煮10分钟左右，趁热服用。

功效 葱白性味辛温，能发汗解表、散寒解毒，可用于抑制病毒，预防呼吸道感染。

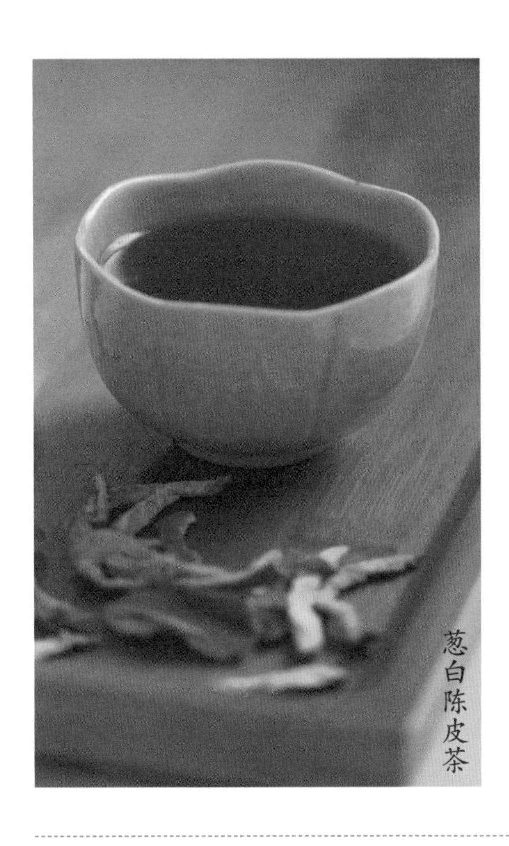

葱白陈皮茶

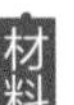
材料 葱白25克，陈皮30克，红糖或蜂蜜适量。

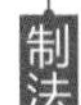
制法 ❶葱白洗净，切段；陈皮洗净备用。❷将以上茶材一起放入砂锅内以小火煎煮10分钟左右，滤渣取汁。❸最后用红糖或蜂蜜调味即可。

功效 葱白特有的刺激性气味为挥发油和辣素，能去除腥膻等油腻厚味菜肴中的异味，并有杀菌作用，可刺激消化液的分泌，增进食欲，所以可用于小儿消化不良。孩子饮用此茶品可抗病毒、预防流感、增强抵抗力。

麦芽红茶

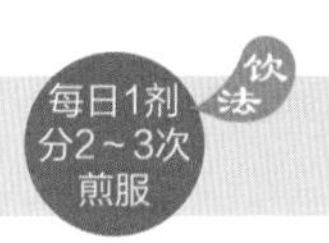

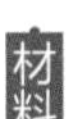
材料 麦芽25克，红茶1克。

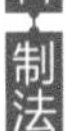
制法 麦芽用水煎沸5分钟后，趁热加入红茶即可。

功效 麦芽是消食类中药，能健胃消食，尤其利于淀粉性食物的消化，可用于小儿积食，食后腹胀；红茶具有养胃暖胃的功效，但是，孩子饮用不宜太浓，淡茶即可。此茶适于症见消化不良的儿童饮用。

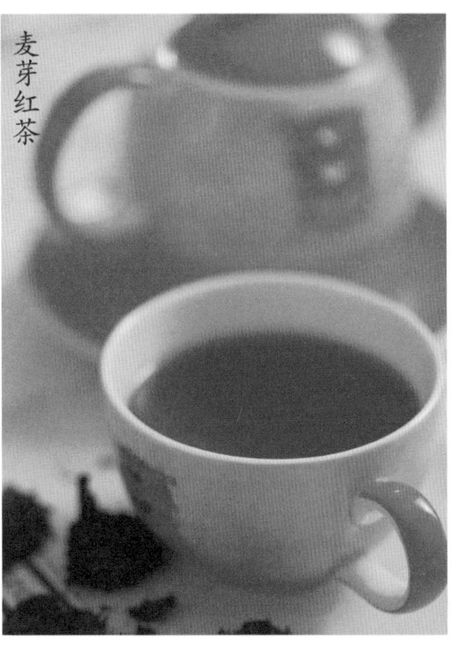

中老年延年益寿

随着年龄的增长，人体气血逐渐呈衰退的趋势，而且体内代谢也逐渐减缓，抵抗力下降。此时需要滋补身体，调养气血，以达到抵抗疾病、延年益寿的目的。药茶、药酒方正是由于效果好而受到众人的青睐，成为中老年人调养身体、延年益寿的极佳选择。

菖蒲茉莉茶

饮法
不拘时
代茶饮

材料 石菖蒲、茉莉各6克，乌龙茶10克。

制法 将以上茶材一同放入茶壶，用沸水冲泡，加盖静置10分钟后饮用。

功效 石菖蒲属开窍药，性温，味辛、苦，能“开心孔，补五脏，通九窍，明耳目，出音声”，适用于失眠、健忘、头晕、风湿痹痛、跌打损伤等，久服可延年益寿；茉莉花能调节内分泌，舒缓紧张情绪，提神益脑，抵抗衰老。经常饮用此茶，可补脑益智，延年益寿。

罗布麻茶

饮法
每日1次
代茶温饮

材料 罗布麻叶3～6克。

制法 将罗布麻叶用沸水冲泡5分钟左右。

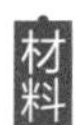

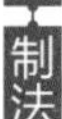

功效 此茶能轻身健体、软化血管，对血压有双向调节作用，适合老年人饮用。

枸杞叶茶

饮法
每次6克
用开水冲

材料 枸杞嫩叶、茎各适量。

制法 春夏季选用枸杞嫩叶、茎，用开水稍烫，捞出后滤干水分切细，晒干。然后入锅炒成黄褐色，装进容器备用。

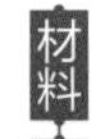

功效 补虚益精、抗衰泽面、祛风明目。适用于体弱虚衰者。

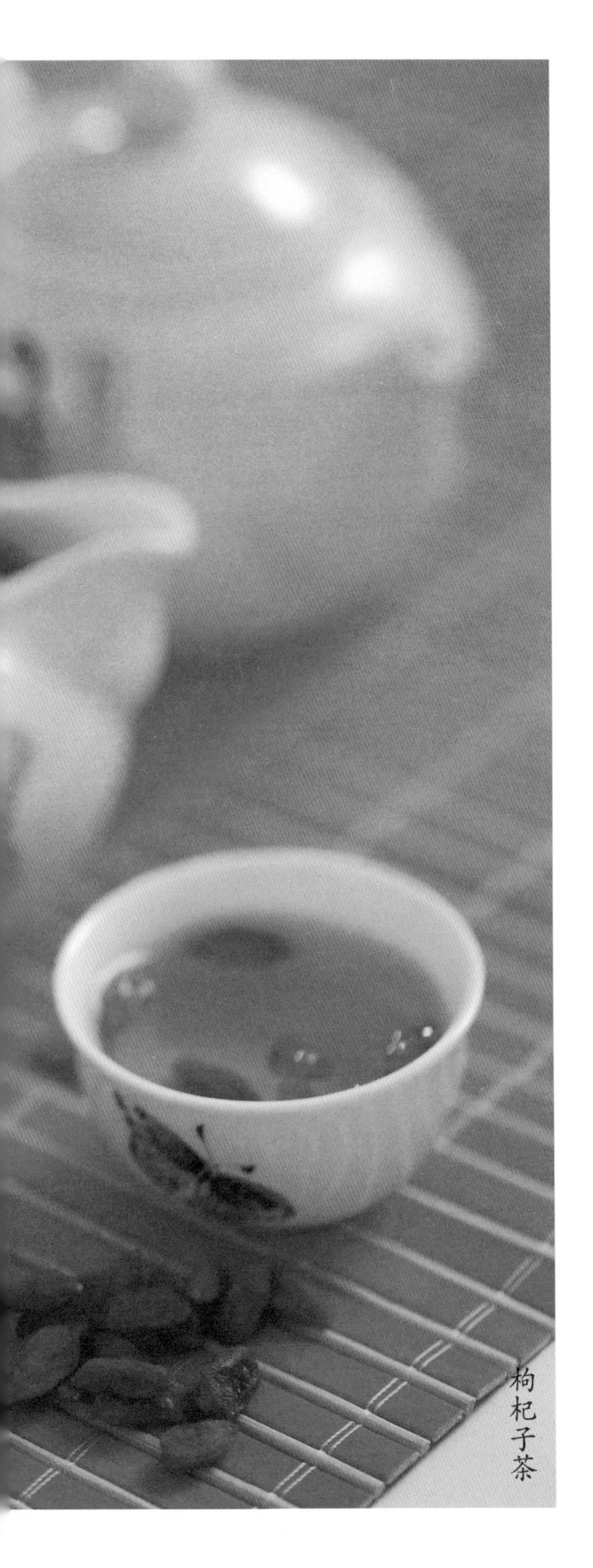

枸杞子茶

参菖茶

材料 参须、石菖蒲、党参各15克。

制法 将所有茶材清洗干净，加适量水煎煮，滤渣取汁。

功效 适用于老年人之体虚、听力减弱、耳鸣等。

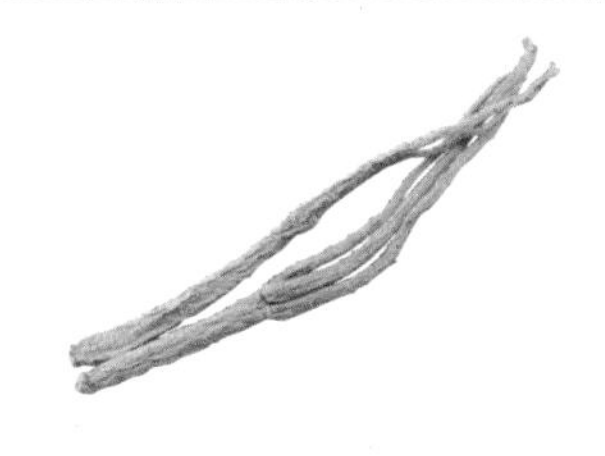

枸杞子茶

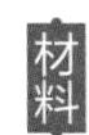

材料 枸杞子20克。

制法 将枸杞子清洗干净，放入杯中，用沸水冲泡，或水煮服用。可加菊花1~2朵一起冲服，效果更好。

功效 枸杞子性平，味甘，能滋养肝肾、益精明目，可用于精血不足所致的头昏眼花、视力衰退、腰膝酸软、耳聋、牙齿松动、须发早白、失眠多梦等，尤其适合女性食用，有美容养颜的功效。此茶饮能滋补身体，提高免疫力，延年益寿。

仲杞寄生茶

材料 杜仲10克，枸杞子、桑寄生各15克。

制法 将三味茶材一同放入砂锅中，加适量水，煎沸20分钟，滤渣取汁。

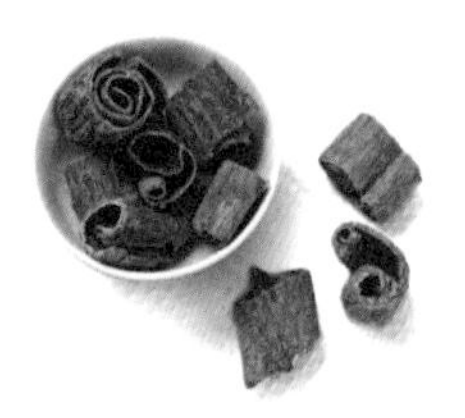

功效 桑寄生性平，味甘，能补肝肾、强筋骨、祛风湿，适用于腰膝酸痛、风湿痹痛、头晕目眩、四肢无力、血压升高等，搭配滋阴补肾的枸杞子和温补药材杜仲，此茶具有滋阴温阳、益肾强骨的功效，尤其适合老年人饮用。

茉莉肉桂茶

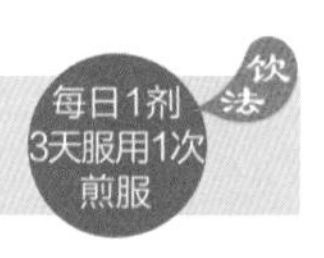

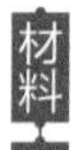

材料 茉莉花12克，肉桂、桂圆各10克。

制法 将所有茶材放入茶壶中，用沸水冲泡，加盖闷泡15分钟左右。

功效 肉桂性热，味辛、甘，具有补火助阳、驱寒止痛、通九窍、益精、明目等功效，可用于脾胃虚寒引起的腹痛以及风寒湿痹等；桂圆具有补益心脾、养血安神、延缓衰老的功效，尤其是大病之后，气血亏损者非常适用；茉莉花能调节内分泌，补益精神，美容养颜。故此茶饮具有温气补肾的作用，可提升膀胱的自我控制能力以及缓解大小便失禁的症状。

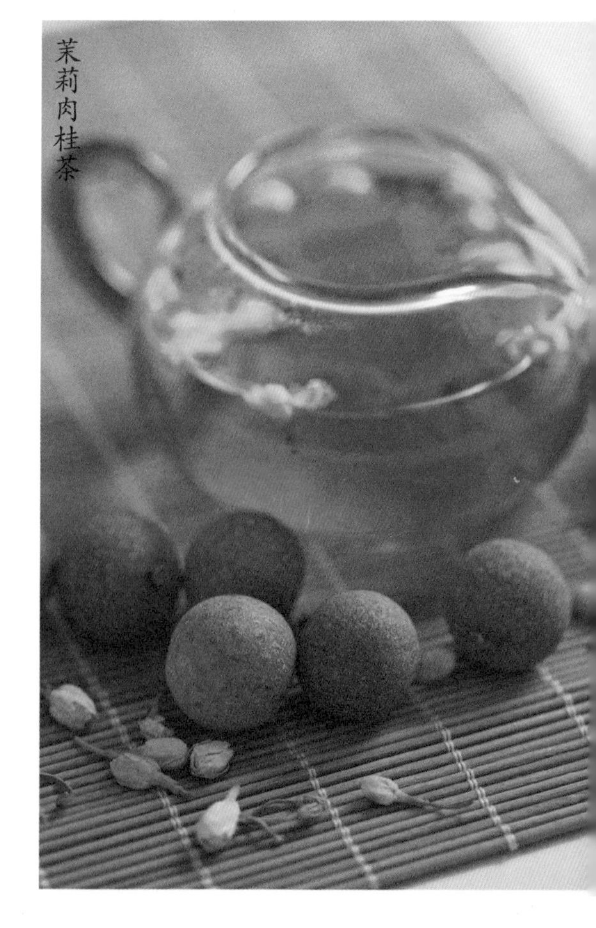

茉莉肉桂茶

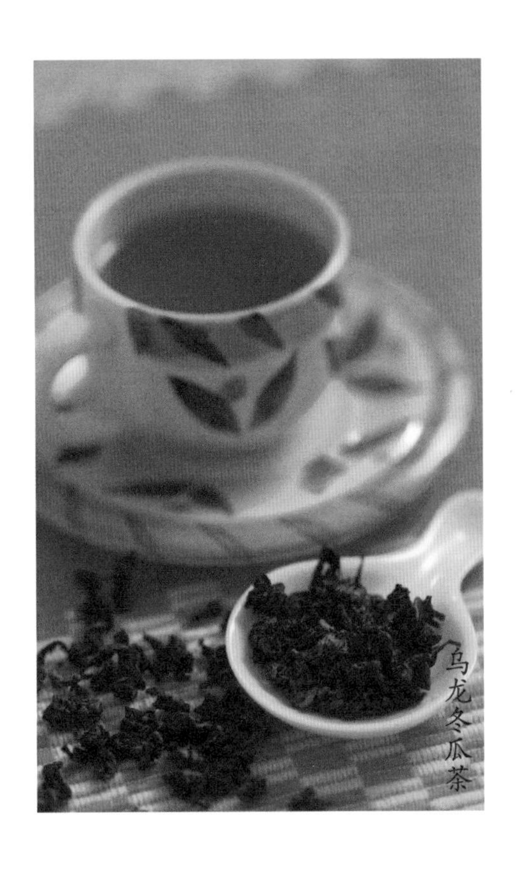

乌龙冬瓜茶

乌龙冬瓜茶

饮法
每日1剂
分3次饮用

材料 乌龙茶5克，冬瓜皮25克，山楂肉20克。

制法

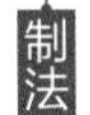

❶将冬瓜皮和山楂肉放入砂锅中，加适量水煎煮20分钟左右。

❷乌龙茶放入茶壶中，用制法❶中的沸水冲泡。

功效 冬瓜皮性凉，味甘，能利水消肿、清热解毒，可用于小便不利、水肿、关节风湿疼痛等；山楂能消积食，通行气血，散瘀止痛。此茶饮适合痰多久咳、体虚水肿者服用，能抗衰老、防病保健。

耐老酒

饮法
空腹温饮
每日3次

材料

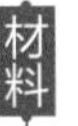

糯米2500克，酒曲200克，枸杞子、生地黄、菊花各20克。

制法

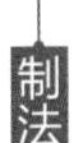

❶将枸杞子、生地黄、菊花分别洗净，晒干，捣碎，然后加入5000毫升清水，煮至水少一半时，关火，候冷。

❷酒曲研为碎末。

❸糯米蒸熟，晾半干，再加药汁、酒曲末搅拌均匀，然后密封放置于阴凉干燥处。酒熟后滤渣留液。

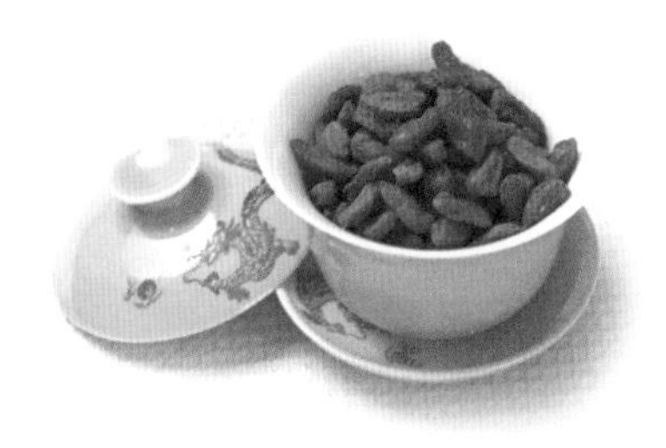

功效 此酒具有补肝益肾、养血祛风的功效，适用于须发早白、耳鸣耳聋、腰膝酸软、头晕头痛、肝肾亏虚及风湿所致的肢体疼痛、下肢麻木等症，非常适合老年人温饮。

西洋参酒

饮法
每日2次
每次5～10
毫升

材料 西洋参20克，白酒500毫升。

制法 将西洋参和白酒一同浸泡，7日后滤汁服用。

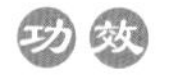

功效 延年益寿。

当归酒

饮法
每日睡前
饮1小杯

材料 当归720克，米酒3000毫升。

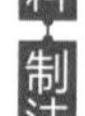

制法 将切碎的当归和米酒装入大口瓶中，密封3个月。

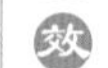

功效 补血、镇静，久服益寿，适宜女性服用。

滋阴补血益寿酒

饮法
每日2次
每次15
毫升左右

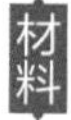

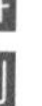

材料 胡麻仁、女贞子、枸杞子各70克，生地黄35克，冰糖100克，白酒3000毫升。

制法

❶将各药材洗净；胡麻仁蒸煮后研末。

❷将其他各药材捣烂，然后与研磨后的胡麻仁一起放入纱布袋中，扎紧口，备用。

❸将酒倒入盛器内，盖盖儿，放在小火上煮沸，待其冷却后，再将药袋放入。然后密封，放于阴凉处。每日摇晃1次，半个月后开封，取出药袋，加入冰糖使其融化。

❹再加入600毫升冷开水拌匀，静置后过滤即可。

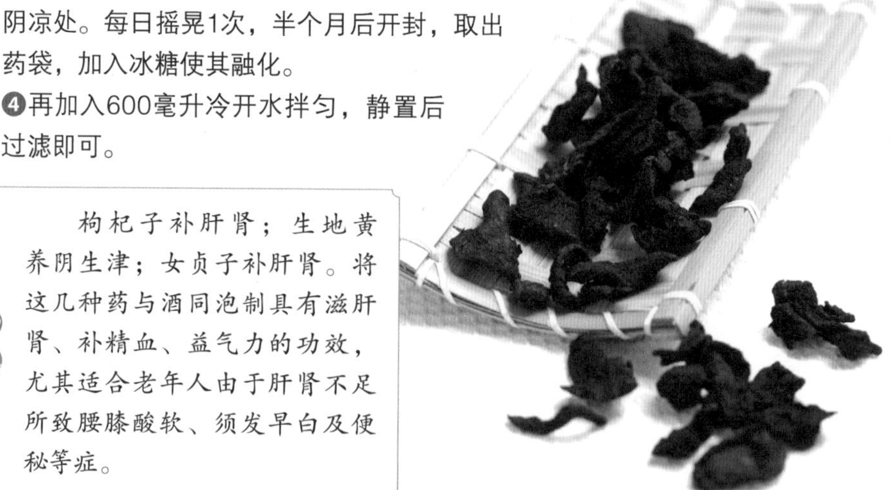

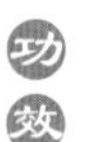

功效 枸杞子补肝肾；生地黄养阴生津；女贞子补肝肾。将这几种药与酒同泡制具有滋肝肾、补精血、益气力的功效，尤其适合老年人由于肝肾不足所致腰膝酸软、须发早白及便秘等症。

枸杞子红枣菊花酒

每日2~3次
每次20毫升

饮法
当成餐前
酒或餐中
酒饮用

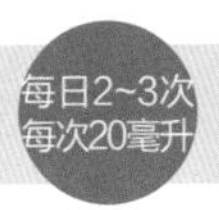

养生功效

枸杞子是护眼佳品；菊花有助于消除内热；红枣可补血，调整肠胃状况，提高消化能力，进而有稳定情绪的作用。这三种材料组成的复方酒不仅可以起到补血的作用，还可消除疲劳、预防衰老。

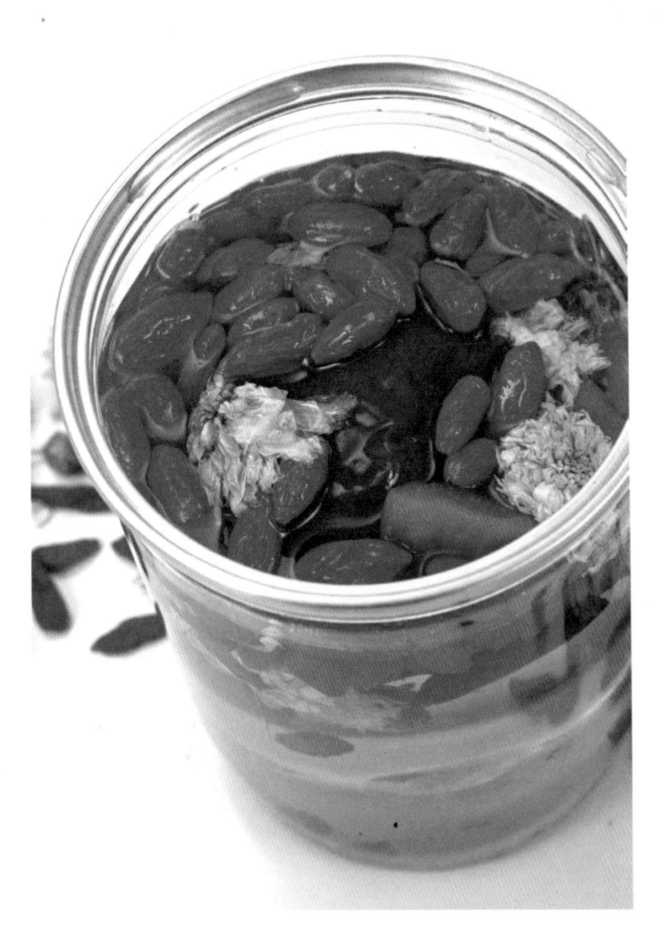

中医主张

这款复方酒具有稳定情绪的作用，不但可以充实心力与身体，还能有效调整肠胃状况。特别是在春天，肝很容易受到气候变化的影响，这款养生酒正合适这个时候饮用。

制作方法

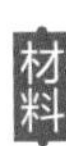

材料：枸杞子40克，红枣40克，菊花20克，蜂蜜100克，25° 的蒸馏酒900毫升。

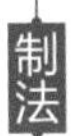

制法：

❶分别称好枸杞子、红枣、菊花的分量，并将其洗净、晾干。

❷将晾干的枸杞子、红枣、菊花放进玻璃瓶内，再倒入蒸馏酒，密封放置在阴凉处。

❸每日要晃动玻璃瓶1次。10天后，待其熟成，将食材取出，留一成备用，然后将汁过滤。

❹在过滤过的酒中加入蜂蜜并与备用的一成食材一起放入玻璃瓶内密封放置1个月。待养生酒完全熟成，再将汁过滤到窄口玻璃瓶内。

大蒜酒

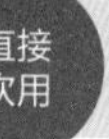

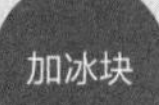

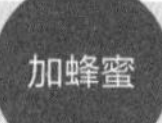

《养生功效》

大蒜中含有的蒜素、类黄酮素都是防癌高手。而且大蒜中的蒜素具有抗血小板凝结的功效，能有效预防心脑血管等疾病的发生。另外，蒜中含硒较多，可对人体中胰岛素的合成起到一定的促进作用。

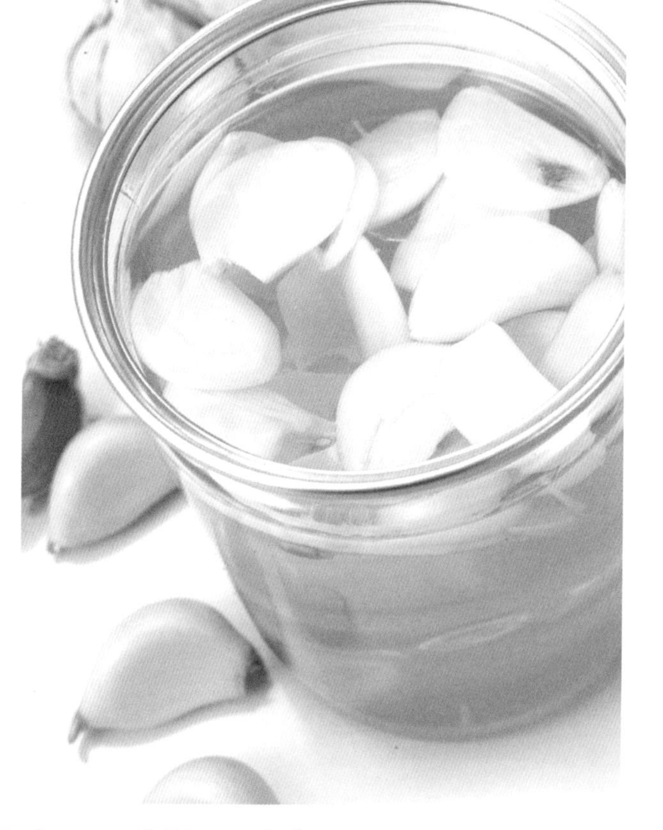

《中医主张》

大蒜味道辛辣，有强烈的刺激性气味，被誉为“天然抗生素”。中药材中的大蒜有益肺的功效。《本草纲目》说其具有“通五脏，达诸窍，祛寒湿，避邪恶，消肿痛，化瘕积肉食”的作用。

《制作方法》

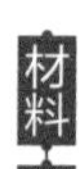

材料：大蒜（新鲜）200克，柠檬1个，35° 蒸馏酒720毫升。

制法：

❶新鲜的大蒜去皮后，称好所需的分量。

❷将剥好的大蒜放入微波炉内加热4分钟。

❸将加热好的大蒜切成对半；柠檬洗净后，切片。

❹将大蒜与柠檬片放进玻璃瓶内，倒入蒸馏酒，密封放置在阴凉干燥处。2个月后，待其熟成，再将汁过滤到窄口的玻璃瓶内。

常春枸杞酒

饮法
每日3次
每次30
毫升

材料 枸杞子、常春藤子各200克，白酒1500毫升。

制法 将枸杞子与常春藤子一起捣碎，放于容器中，加入白酒，密封放置。每日摇晃1~2次。7天后可开封，滤渣取汁。

功效 祛风除湿、补肾壮阳。这道酒对腰膝冷痛、须发早白、身体羸弱、妇女闭经等症有一定功效。

女贞子益寿酒

饮法
空腹温饮
每日2次

材料 女贞子80克，桑葚、墨旱莲各60克，黄酒1500毫升。

制法 将女贞子、桑葚、墨旱莲捣烂后，一起放到容器中，加入黄酒，密封。每日摇晃1~2次。15天后，滤渣取汁。

功效 有补肝益肾、清虚热的功效。对于肝肾亏虚、头晕目眩、腰膝酸痛、须发早白等症有一定疗效。

百合根陈皮薏苡仁酒

饮法
每日2~3次
每次20毫升

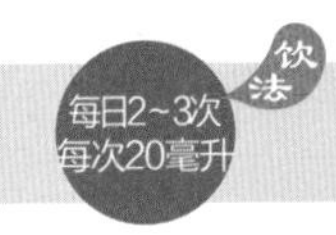

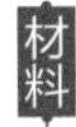

材料 百合根50克，陈皮20克，薏苡仁（干炒过）30克，25°的蒸馏酒900毫升，蜂蜜100克。

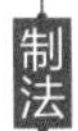

制法 ❶称好所需的百合根、陈皮、薏苡仁的量，并将其放进玻璃瓶内，倒入蒸馏酒，密封放置阴凉处。

❷每日晃动1次玻璃瓶。10天后，待其熟成，将药材过滤取出并分出一成药材备用。

❸在剩余的汁中加入100克蜂蜜，并放入之前取出的一成药材。再放置1个月，直到药酒完全熟成。

功效 有助于提高机体免疫力，改善皮肤状况。

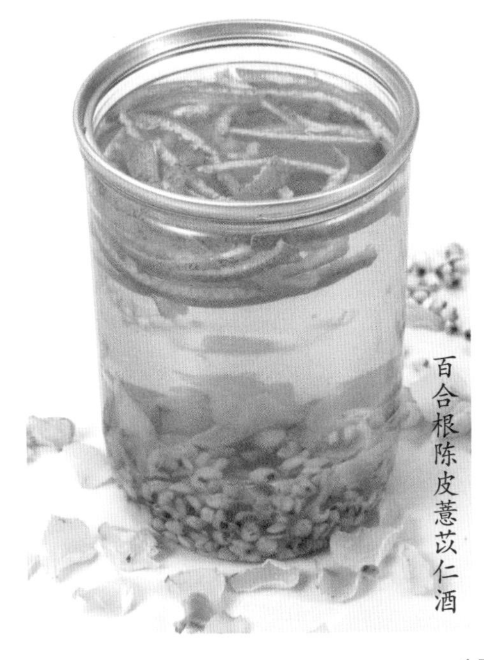

百合根陈皮薏苡仁酒

高丽人参酒

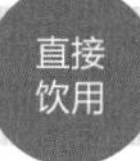

加冰块
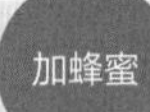

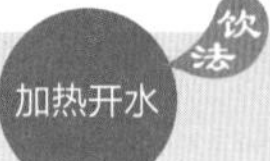

《养生功效》

高丽人参含有的人参皂苷具有很强的脂肪分解能力，有助于养分的消化与吸收，对于促进新陈代谢以及提高机体免疫力都有不错的效果。此外，高丽人参在抗压及缓解疲劳方面也具有显著的效果。

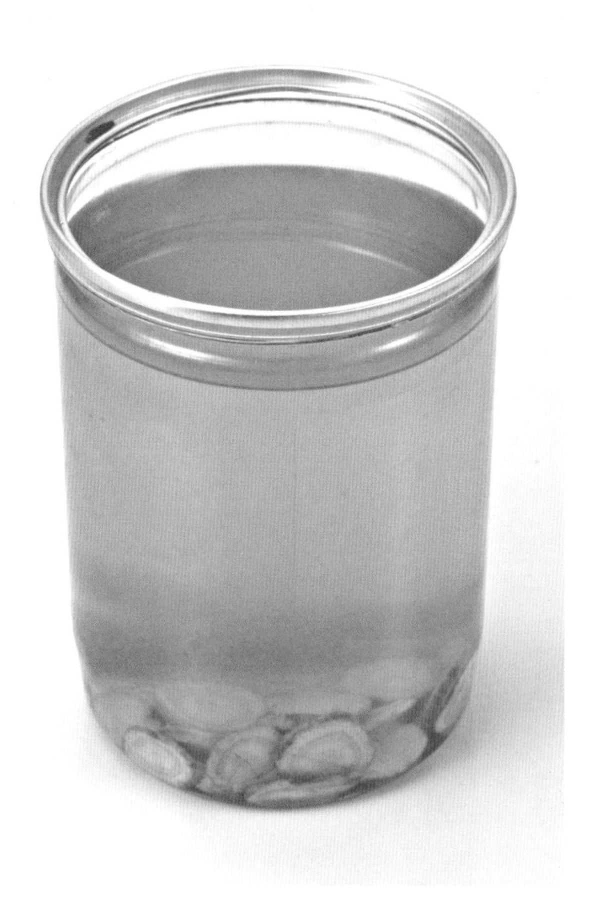

《中医主张》

中药材里常见的高丽人参常被用来补充元气，尤其是一些体虚或大病初愈的人最适合食用。

另外，高丽人参安神的效果也很显著，对于心理压力较大、身心疲惫的人具有一定的调节效果。不过那些体力好的人不太适合饮用高丽人参酒。

《制作方法》

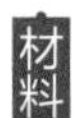

高丽人参（干燥）50克，25° 的蒸馏酒720毫升。

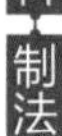

❶称好所需人参的分量。

❷将人参洗净，切碎。

❸将切碎的人参放入玻璃瓶内，倒入蒸馏酒，密封，放在阴凉处。

❹1个月后，待其熟成后，过滤到窄口玻璃瓶内。

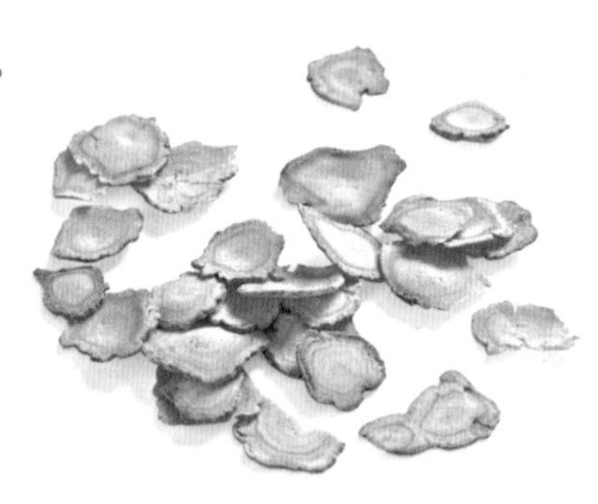

山药酒

直接
饮用

加冰块

与高丽人
参酒一起
饮用

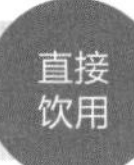

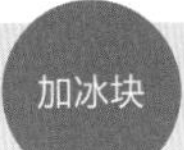

饮法

养生功效

山药含有大量的黏液蛋白、维生素及微量元素，能有效阻止血脂在血管壁的沉淀，预防心血管疾病，起到安神、延年益寿的作用。

中医主张

山药可促进肾的功能运作，有增强体力、改善虚弱体质的作用；山药还能促进脾的功能运作，可用于脾胃虚弱，饮食减少，便溏腹泻，妇女脾虚带下，肺虚久咳咽干等症。

制作方法

材料

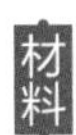

山药（新鲜）300克，柠檬1个，35°的蒸馏酒450毫升。

制法

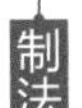

❶将山药洗净后沥干，称好所需的量。

❷将山药切成薄片；柠檬洗净后切片。

❸将切好的山药片和柠檬片放在玻璃瓶中，倒入蒸馏酒，密封放在阴凉处。2个月后，待其熟成，再过滤到窄口瓶里。

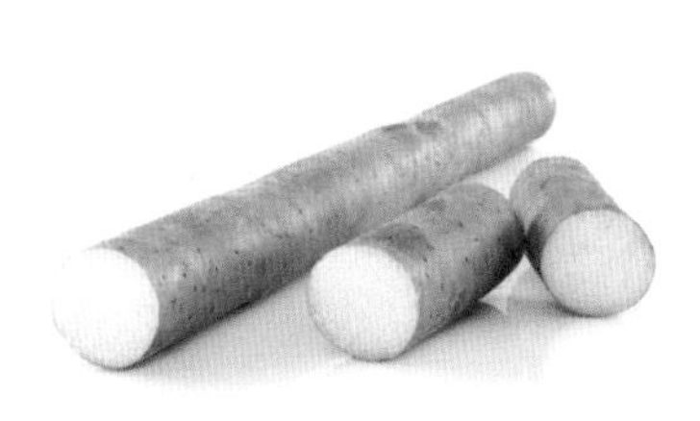

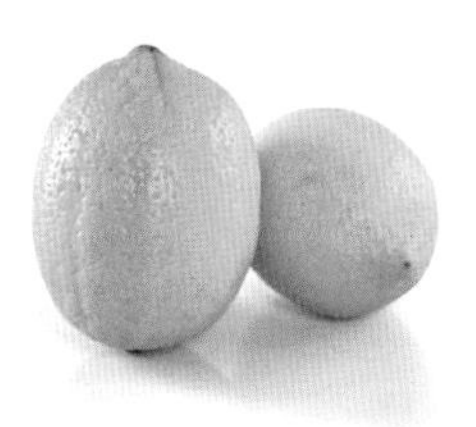

上班族保健

上班族每日忙忙碌碌，有时还要熬夜加班工作，容易出现气阴两虚证或阴虚火旺证，表现为体倦乏力、精神欠佳、胃纳食少、少气懒言、皮肤干燥、大便干结、身体消瘦等症状。每日对着电脑工作也是影响上班族健康的一大隐患，会出现眼干、眼涩、抵抗力下降等症状。

姜糖红茶

用法
每日1~2剂
代茶温饮

材料 姜1小块，袋装红茶1包，红糖适量。

制法 ❶将姜洗净，切片，入沸水锅中煮10分钟左右。

❷将红茶包放入杯中，用姜汤冲泡5分钟左右，期间反复提拉红茶包几次。

❸最后加红糖调味即可。

功效

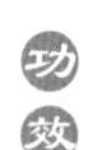

姜有发表散寒、温胃止吐、解毒的功效，搭配暖胃养胃的红茶饮用，具有驱寒暖胃、活血化瘀的功效。

独活茶

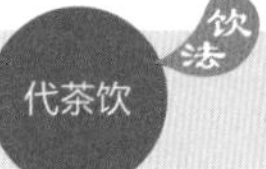

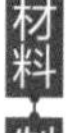

饮法
代茶饮

材料 独活20克。

制法 独活用水煎制。

功效

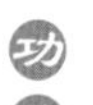

祛风散寒。适用于神经根型颈椎病。经常面对电脑工作的白领坚持饮用此茶可预防颈椎病的发生。

洛神茶

饮法
代茶饮

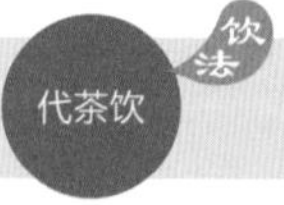

材料 洛神花1朵，乌梅1颗，冰糖适量。

制法 ❶将洛神花、乌梅一起放入茶杯中。

❷用沸水冲泡5分钟左右。

❸加入冰糖，等冰糖融化即可饮用。

功效 具有清热解毒、养颜、生津的功效。

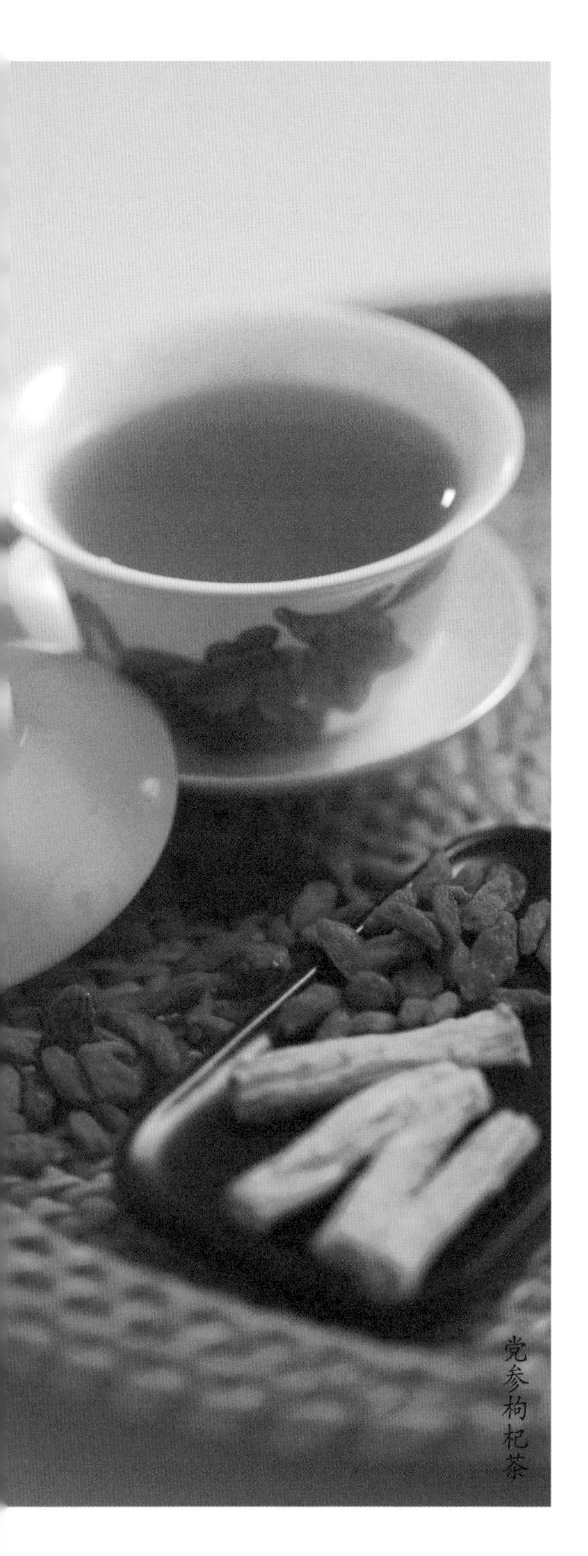

党参枸杞茶

党参枸杞茶

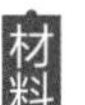
党参20克，枸杞子15克。

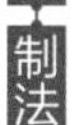
将党参、枸杞子一同放入砂锅中，加适量水煎沸20分钟左右，滤渣取汁即可。

党参是补气药，枸杞子具有补肾益精、补肝明目、养血、降血糖、增强机体免疫力的功效。两者煎茶饮用，可益气养肝。适合视物模糊，肢体倦怠的上班族饮用。

归脾养心酒

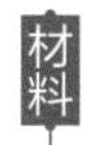
桂圆肉、酸枣仁各30克，黄芪、白术、当归、茯苓、党参各20克，远志、木香各10克，炙甘草6克，白酒2000毫升。

将以上药材一同捣碎，放于容器中，再加入白酒，密封浸泡。每日摇晃1~2次，半个月左右滤渣取汁即可。

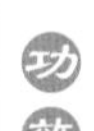
具有益气养血、健脾养心的功效，适用于失眠健忘、倦怠乏力、思虑过度等症。

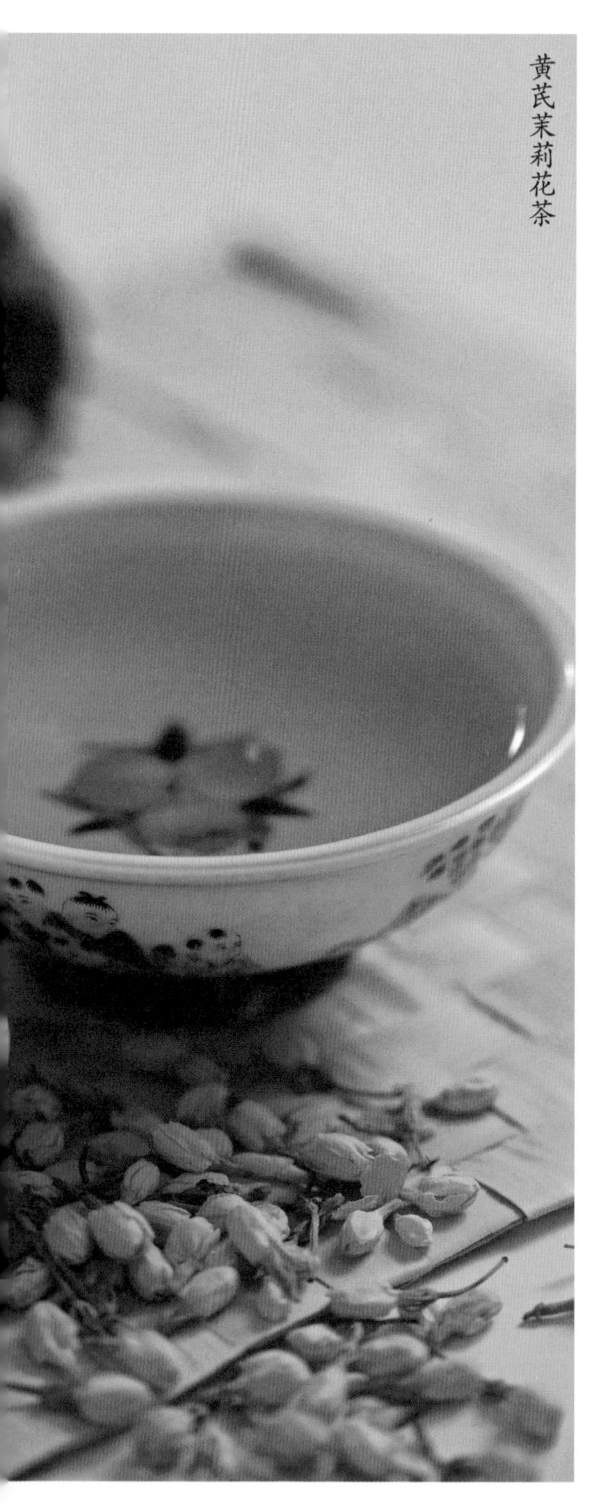

黄芪茉莉花茶

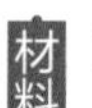

黄芪10克，茉莉花0.5克。

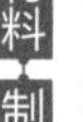

将黄芪、茉莉花用沸水冲泡，加盖闷泡20分钟左右。

黄芪具有补气升阳、利水消肿、养胃固本等功效；茉莉花可理气解郁。

细辛姜酒

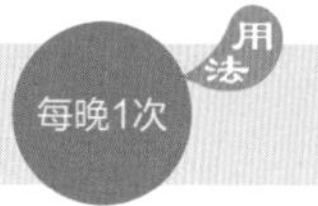

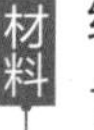

细辛80克，老生姜300克，60°白酒100毫升。

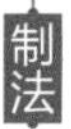

❶将细辛研为末，老生姜洗净，再将二者混合捣成泥后，放入铁锅内炒热。

❷炒热后，加入白酒调匀，再微炒。然后将炒过的药物铺于纱布上，热敷肩周疼痛处。

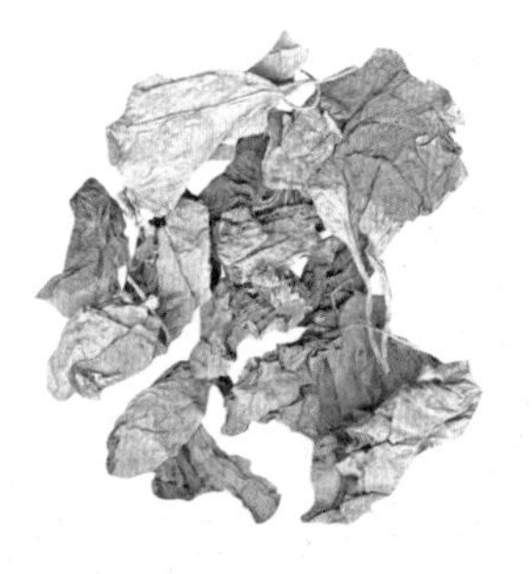

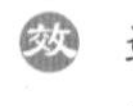

上班族经常坐在电脑前，活动量少，也造成了肩部不适，此酒方可舒筋活络，有效预防肩周炎。

猕猴桃酒

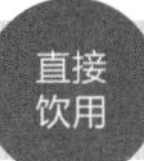

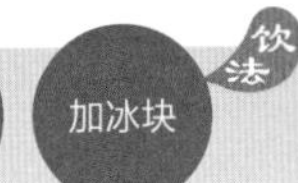

养生功效

猕猴桃含有丰富的钙、磷、铁、多种维生素、蛋白质、脂肪及碳水化合物。最引人注目的是其维生素C含量非常高。猕猴桃中富含的维生素C作为一种抗氧化剂，有抗癌的功效。

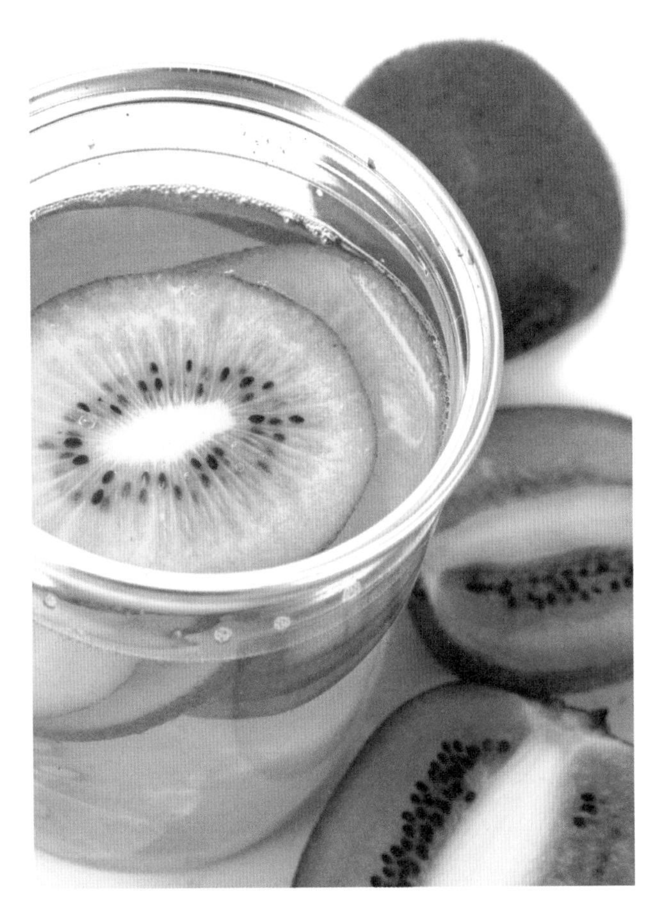

中医主张

中医认为，猕猴桃能促进脾的功能运作，可生津止渴，解热通淋。因此，猕猴桃自古以来就被当成改善水肿和消渴的药用植物。

制作方法

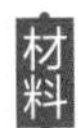

猕猴桃300克，柠檬1个，白糖50克，35°的蒸馏酒600毫升。

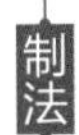

❶分别称好所需猕猴桃和白糖的分量。

❷将猕猴桃洗净后沥干，再切成片；将柠檬洗净后切片。

❸将切好的猕猴桃片和柠檬片放进玻璃瓶内，倒入蒸馏酒，密封放置在阴凉干燥处。

❹2个月后，待其熟成，将汁过滤到窄口瓶里。

薰衣草酒

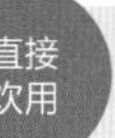

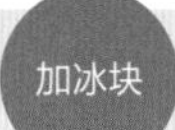

养生功效

薰衣草所含的类黄酮有抗氧化作用，可滋润皮肤，预防皮肤衰老。此外，薰衣草的精油可提神醒脑，促进血液循环，还可以起到增强免疫力、抗病毒的作用。

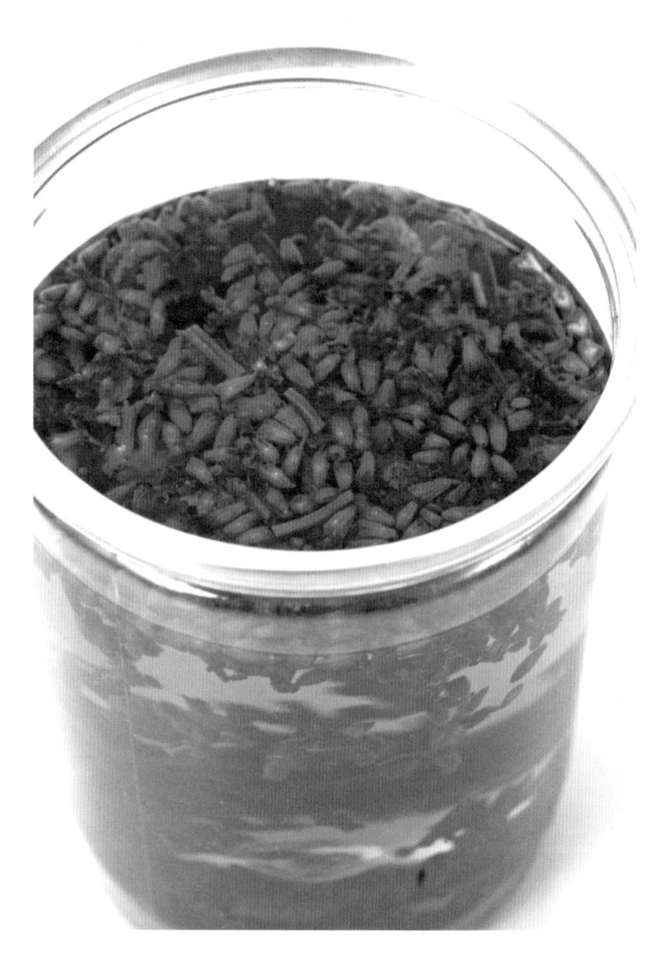

中医主张

薰衣草性平，味甘、淡，归肺、心、胃经，取材于花、茎、叶，有淡淡的木质香。在中药材里，基本不使用薰衣草，不过，由于薰衣草有助于心的功能运作，可有效促进静脉血液循环，有助于稳定情绪和睡眠，比较适合经常失眠的上班族饮用。

制作方法

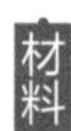

薰衣草花朵（干燥）15克，白葡萄酒400毫升，35°的蒸馏酒400毫升。

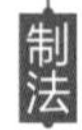

❶称好所需薰衣草的分量。
❷将薰衣草放进玻璃瓶内，再倒入白葡萄酒、蒸馏酒，密封放置在阴凉干燥处。
❸1周左右，待其熟成后将汁过滤到窄口玻璃瓶中。

夏桑菊茶

材料 夏枯草12克，桑叶、白菊花各10克。

制法 将以上茶材用沸水冲泡，加盖闷泡10～15分钟。

夏桑菊茶

功效 具有清肝明目的功效，适用于肝火内盛，症见眼睛红肿、视物不清、口干口苦、便干尿黄、舌红苔黄等症。

香芹酒

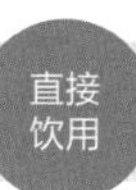

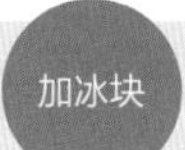

材料 香芹（新鲜）60克，柠檬半个，35°的蒸馏酒720毫升。

制法
❶称好所需香芹的分量，洗净后沥干水分。
❷将柠檬洗净后切片。
❸将香芹与柠檬片放进玻璃瓶内，再倒入蒸馏酒，密封放置在阴凉干燥处。
❹3周后，待其熟成，将汁过滤到窄口玻璃瓶内。

功效 香芹可以补铁和维生素C。
另外，香芹还含有利尿成分，不仅可以消除体内钠潴留，利尿消肿，还可以镇静和健胃。

薄荷绿茶

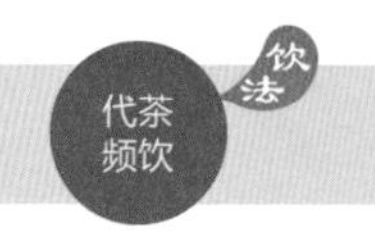

材料 鲜薄荷叶5～6片，绿茶、蜂蜜、冰块各适量。

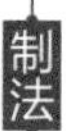

制法 ❶绿茶用沸水冲泡好，滤取茶汁备用。

❷将冰块加入带盖的杯中，依次加入蜂蜜、薄荷叶，最后将绿茶倒入杯内，盖上盖子，来回摇动8～10次后即可饮用。

功效 薄荷具有清热解乏、清利头目、缓解压力等功效；绿茶性凉，富含咖啡因和儿茶素等成分，具有提神醒脑、利尿解渴的功效，两者搭配饮用，可以消除烦热，振奋精神。

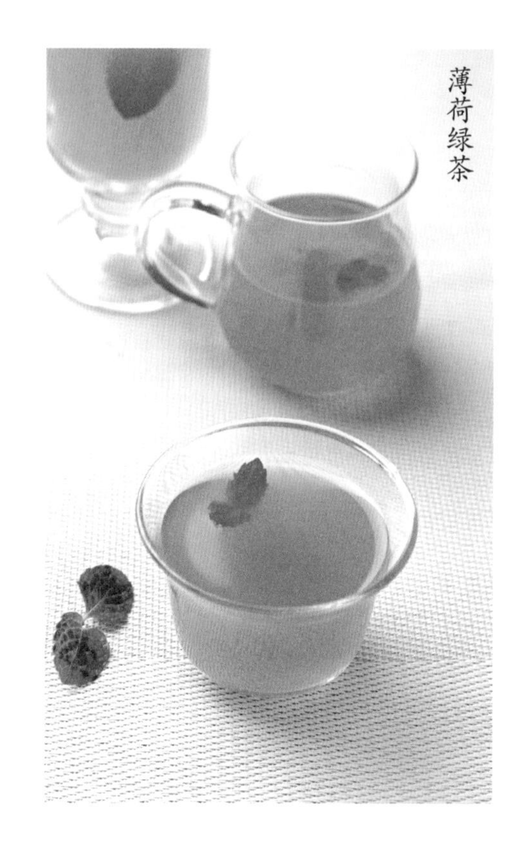

竹叶酒

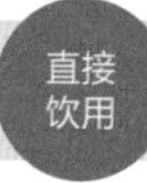

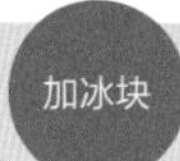

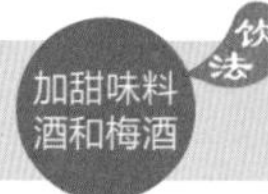

材料 竹叶（新鲜）40克，35°的蒸馏酒720毫升。

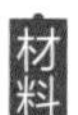

制法 ❶挑选新鲜的竹叶清洗干净，沥干水分。

❷称好所需竹叶的分量，较大的竹叶可剪成小块。

❸将竹叶放进玻璃瓶内，倒入蒸馏酒，密封放置在阴凉干燥处。1个月后，待其熟成，再将汁过滤到窄口玻璃瓶里。

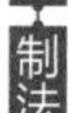

功效 竹叶提取物具有抗衰老、抗氧化、抗疲劳、改善睡眠、增强记忆力等功效。

桂圆茶

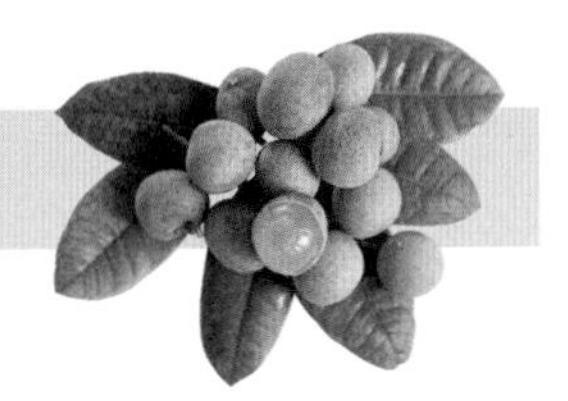

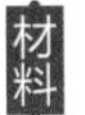
桂圆肉6克，绿茶3克。

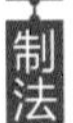
❶将桂圆肉去杂质，洗净。

❷将桂圆肉同绿茶一同以水煎制。

功效　此茶是增强记忆的保健茶，具有养心、安神健脑、振奋精神、增强记忆的功效。适合上班族饮用。

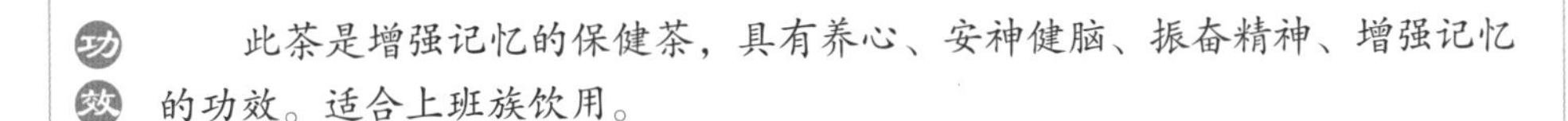

苹果酒

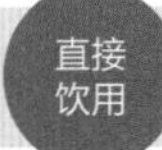

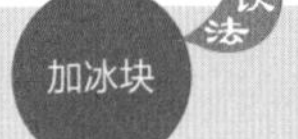

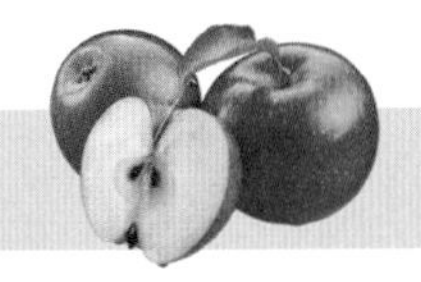

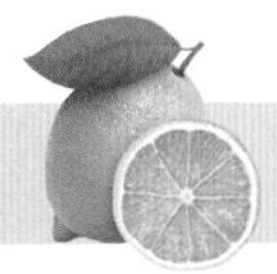

材料　苹果300克，柠檬1个，白糖50克，35°的蒸馏酒600毫升。

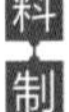
❶将苹果洗净后沥干水分，切成薄片。

❷分别称好苹果和白糖的分量。

❸将柠檬洗净后切片。

❹将苹果片、柠檬片、白糖放进玻璃瓶内，倒入蒸馏酒，密封放置在阴凉干燥处。

❺2个月后，待其熟成，再将汁过滤到窄口玻璃瓶里。

功效　苹果是碱性食物，可以迅速中和体内过多的酸性物质，增强体力和抗病能力。苹果的香气是缓解抑郁和压抑感的良药。

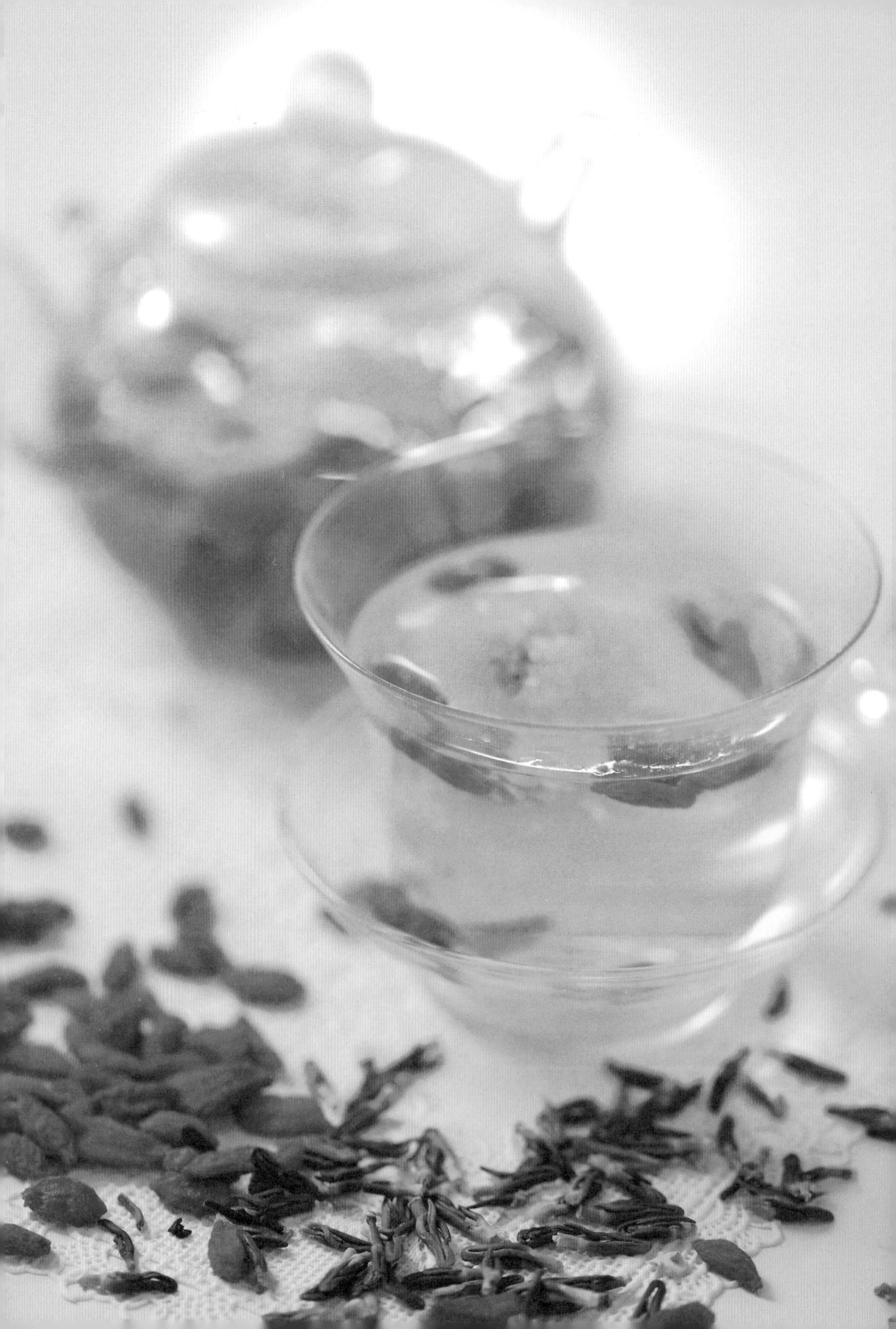

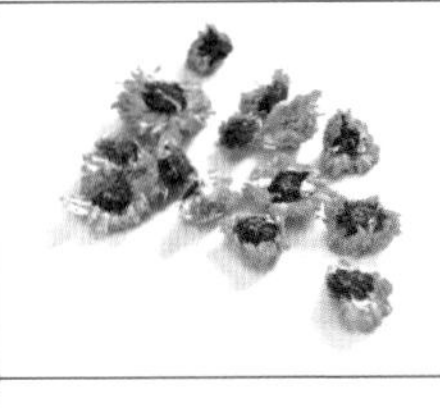

第五章 常见病症对症药茶药酒方

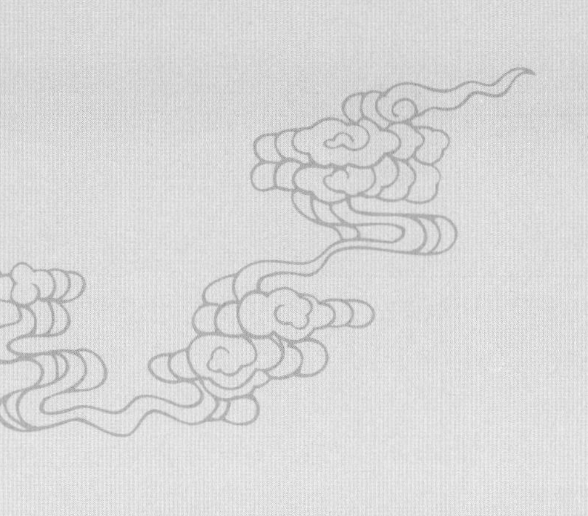

中医学一直强调“药食同源，对症治疗”。随着人们生活水平的不断提高，用药茶和药酒来防治疾病的方式十分普遍。像茶、酒这些简单易得的常见食材，只要进行合理的加工与配伍，就能达到祛病强身的神奇疗效。

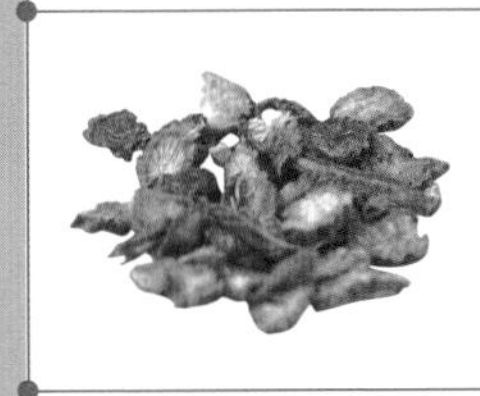

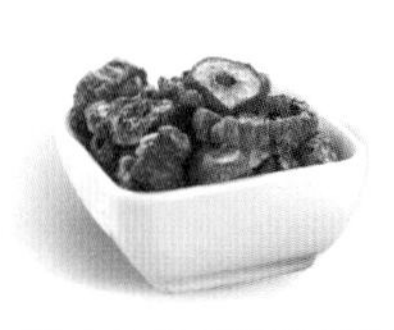

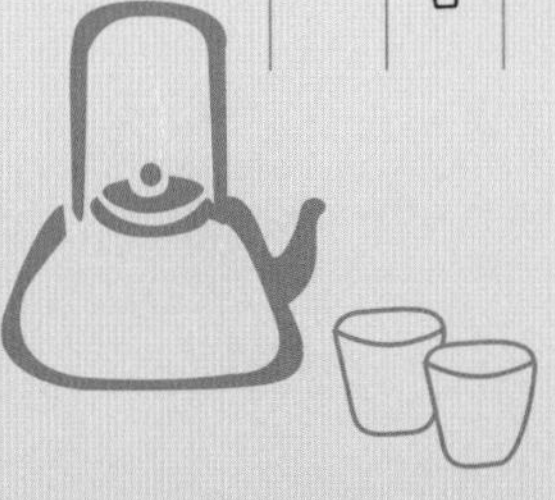

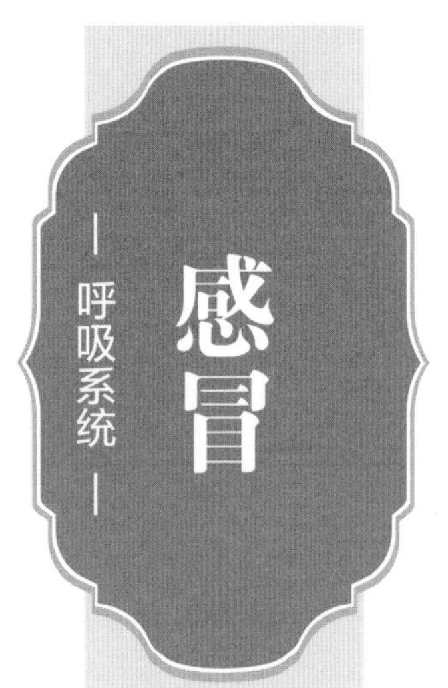

季节交替的时候容易感冒，症状多为发热、头痛、流鼻涕、咽喉痛、咳嗽、身体疲倦等。感冒有普通感冒和流行性感冒之分。普通感冒，中医称『伤风』，是由很多种病毒导致的一种呼吸道常见疾病。流行性感冒，是由流感病毒导致的急性呼吸道传染病。

牛蒡子茶

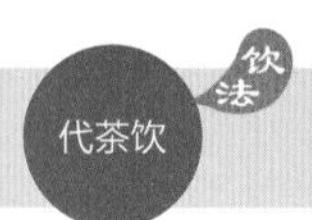

材料 牛蒡子200克。

制法 牛蒡子炒微黄，研细末。每次取10克，用沸水冲泡。

功效 可散风消肿、清肺利咽，适合外感风热、发热偏重者饮用。

生姜苏叶茶

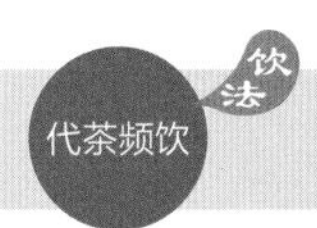

材料 生姜5片，紫苏叶粗末3克，红糖15克。

制法 将两味茶材用沸水冲泡10分钟左右，最后加入红糖。

功效 可疏风解表，适合外感风寒及头痛鼻塞者饮用。

姜糖茶

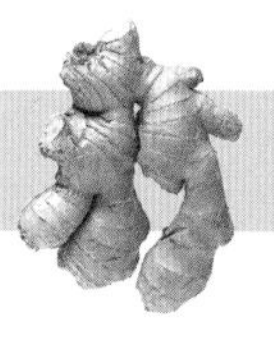

材料 生姜3片，红糖适量。

制法 用开水煎煮5分钟或者开水冲泡。

功效 散寒解表，适合风寒感冒者饮用。

桑菊竹叶茶

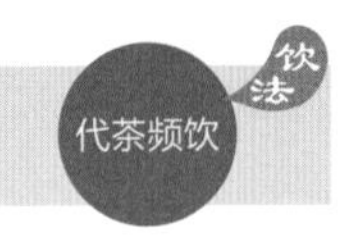

材料 桑叶、菊花各5克，苦竹叶、白茅根各30克，薄荷3克，白糖20克。

制法 将以上茶材放入杯内，开水浸泡10分钟，或在火上煎煮5分钟，最后调入白糖。

功效 古籍中记载，菊花主治头晕、头痛、目赤肿痛，能清热解毒、清肝明目；桑叶能疏散风热、清肺润燥。两者搭配清心除烦的苦竹叶，凉血止血的白茅根，此茶饮具有清热散风、解表的功效，适用于恶寒发热、头痛身疼等症。

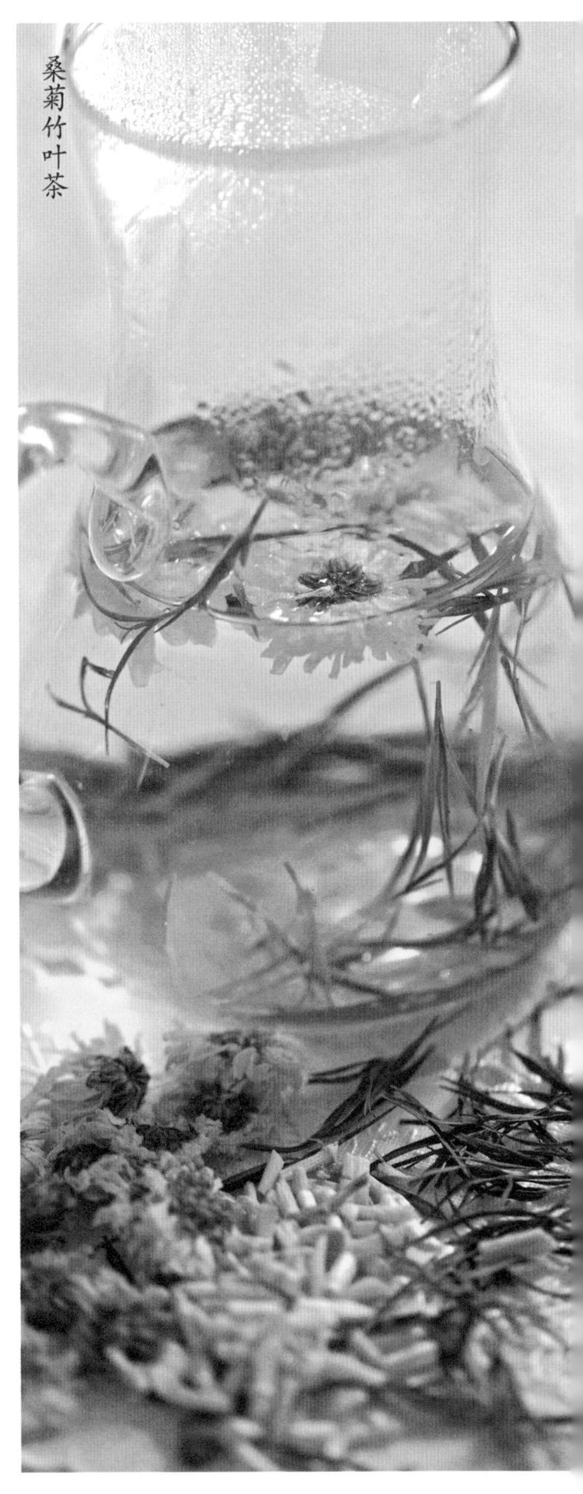
桑菊竹叶茶

桑菊梨皮茶

材料 桑叶、菊花各6克，鸭梨皮5克。

制法 将桑叶、菊花、鸭梨皮一起放入砂锅中，加适量水煎煮，滤渣取汁。

功效 具有疏风清热、养阴清肺、润燥的功效，适用于发热、微恶风寒、头痛少汗等症。

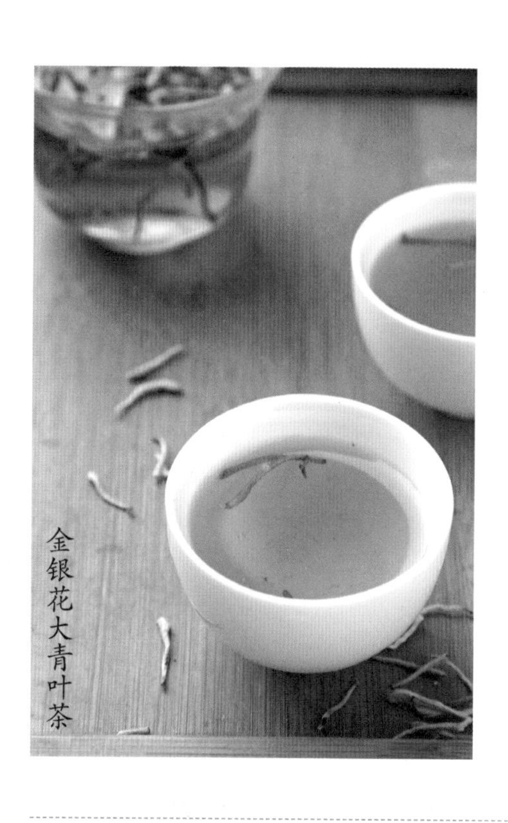

金银花大青叶茶

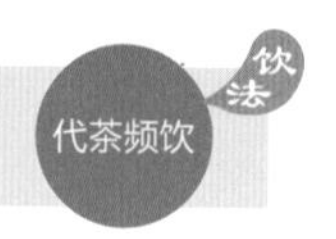

材料 金银花15克，大青叶10克。

制法 将金银花、大青叶一同放入玻璃杯中，冲入沸水，闷泡10分钟左右即可饮用。

功效 可预防感冒，尤其对预防春季流感有疗效。

预防流感茶

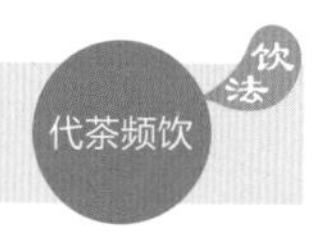

材料 板蓝根、大青叶各50克，野菊花、金银花各30克。

制法 将上述四味茶材同放入大茶杯中，用沸水冲泡，片刻后即可饮用。

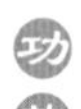
功效 具有清热解毒的功效，可用于预防流行性感冒等。

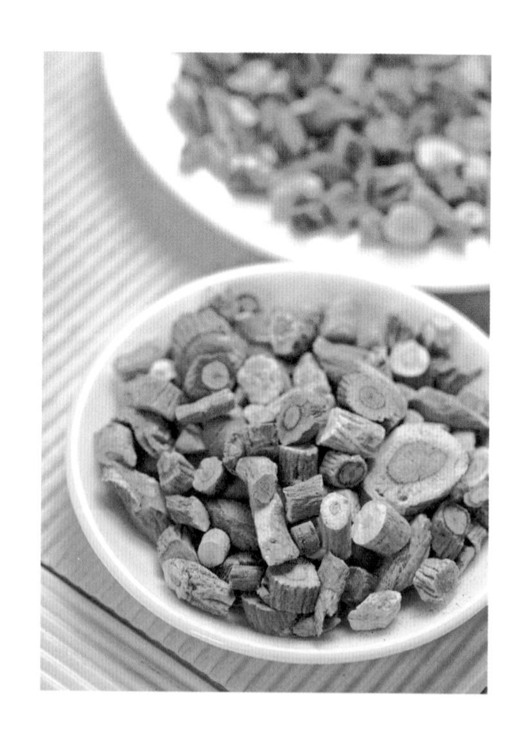

苏羌茶

材料 紫苏叶5克，羌活、茶叶各9克。

制法 以上三味茶材共研粗末，以沸水冲泡即可。

功效 具有辛温解表的功效，适用于风寒感冒所引起的恶寒、发热、无汗、肢体酸痛等症。

生姜酒

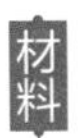

新鲜生姜200克，35°的蒸馏酒720毫升。

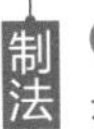

❶将生姜洗净，沥干水分，再切成薄片。

❷将切好的姜片放进玻璃瓶中，倒入蒸馏酒，密封放置在阴凉处。

❸2个月后待其熟成将汁过滤到窄口瓶中。

功效 姜常被用来温热内脏，改善因脾虚寒引起的呕吐、腹胀、消化不良等症状。此酒适用于预防因虚冷引发的各种疾病。

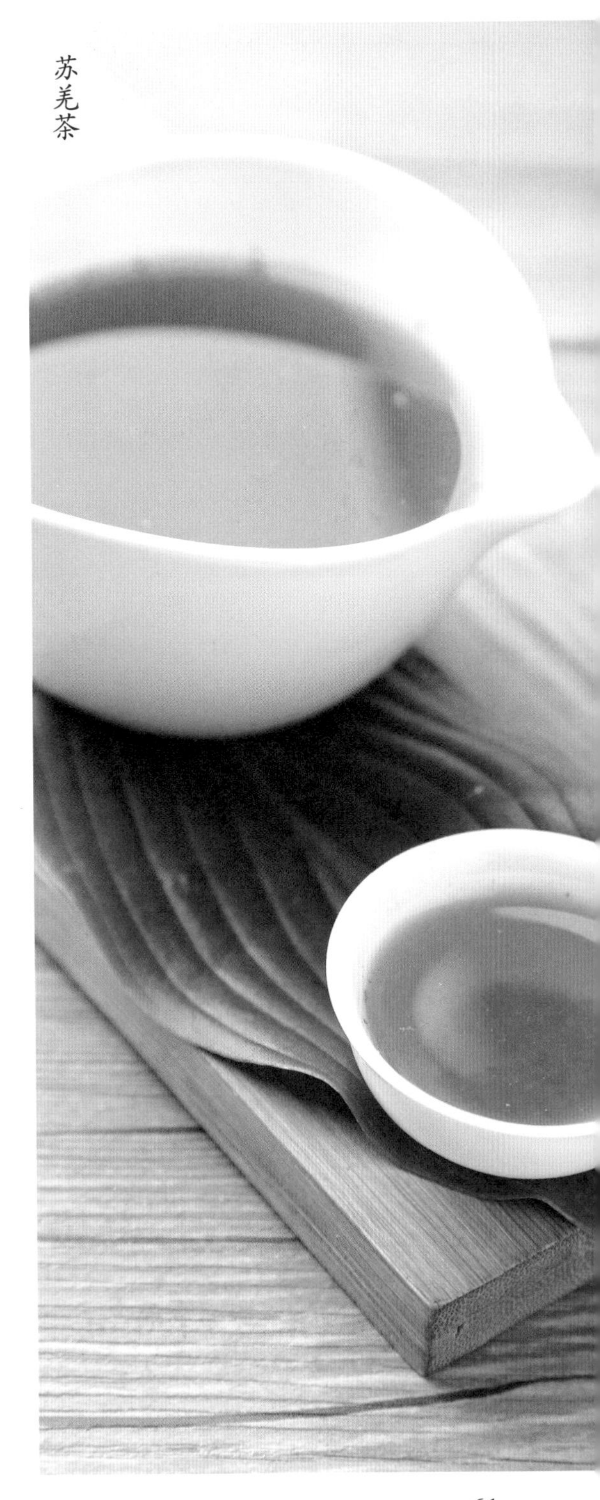

苏羌茶

生姜葱白茶

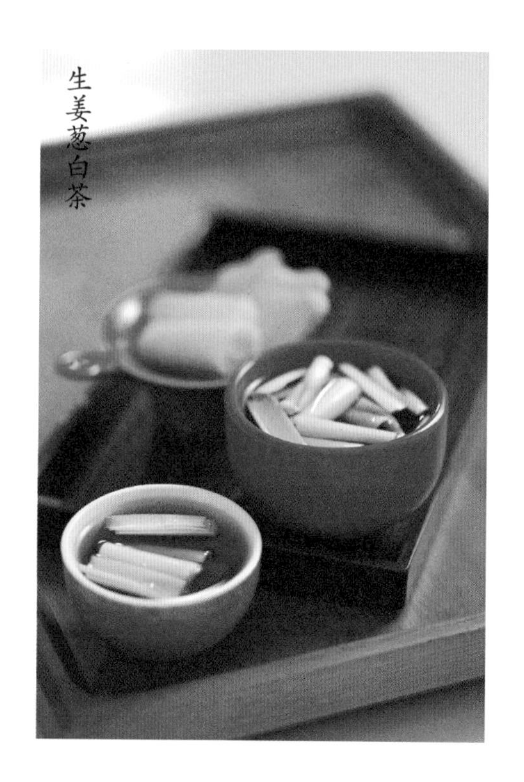

材料 生姜、葱白各10克，祁门红茶3克。

制法 ❶将生姜、葱白洗净，生姜切片，葱白切段。

❷将生姜、葱白置于砂锅中，加适量水，煎煮10分钟。

❸趁热加入祁门红茶，冲泡3分钟左右即可饮用。

功效 生姜、葱白可以帮助驱寒，具有散寒解表的作用，搭配红茶饮用适于恶寒发热、无汗、头痛身疼、咳嗽痰白的风寒感冒。

橘子酒

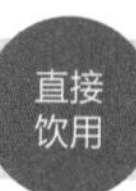

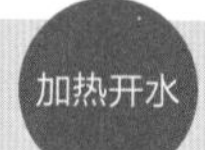

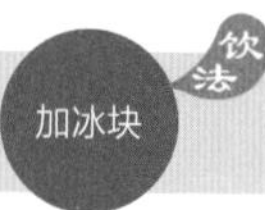

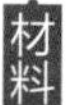

橘子300克，柠檬1个，35°的蒸馏酒720毫升。

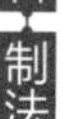

❶用热水将橘子洗净后沥干，并称好所需的分量。

❷剥开橘子，将果肉与果皮分开放置。每片果肉切成四瓣；橘皮切成细条后放到阳光充足的地方暴晒；柠檬洗净后切片。

❸将橘子果肉、柠檬片放进玻璃瓶中，倒入蒸馏酒。橘皮丝晒干后再放入一起浸泡，然后密封放置于阴凉处。2个月后，待其熟成，再将汁过滤到窄口玻璃瓶里。

功效 橘子富含维生素C与柠檬酸，具有美容、消除疲劳的功效。橘络有理气、化痰、通络的作用。

葱姜盐酒

用法：外用

材料 葱白、生姜各30克，盐6克，白酒1盅。

制法 将葱白、生姜、盐共同捣成糊状，再加入白酒调匀，然后用纱布包好。涂擦患者前胸、后背、手心、脚心、腋窝及肘窝等处，然后让患者安卧。

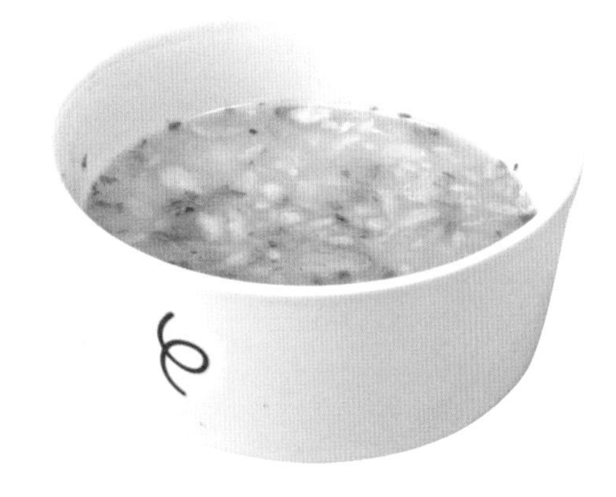

功效 具有发散风寒的作用，适用于由感冒引起的咳嗽、流涕、发热等。

洋葱酒

饮法：直接饮用　加冰块　加蜂蜜和柠檬

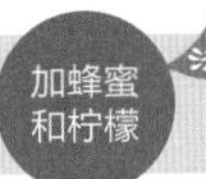

材料 洋葱（新鲜）300克，红葡萄酒300毫升，35°的蒸馏酒300毫升。

制法

❶洋葱去皮后切掉蒂头，洗净后沥干水分。

❷称好所需洋葱的分量；将洋葱切成细丝。

❸将切好的洋葱放进玻璃瓶内，倒入红葡萄酒和蒸馏酒，密封放置在阴凉干燥处。

❹2周后，待其熟成，将汁过滤到窄口玻璃瓶里。

功效 洋葱鳞茎和叶子中含有一种被称为硫化丙烯的油脂性挥发物，具有辛辣味，这种物质能抗寒，抵御流感病毒，具有非常强的杀菌作用。此外，洋葱还含有前列腺素A，能扩张血管、降低血液黏度，起到降血压、减少外周血管和增加冠状动脉的血流量，预防血栓形成的作用。

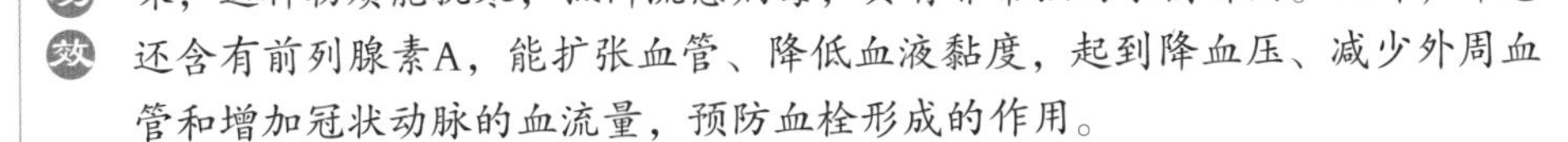

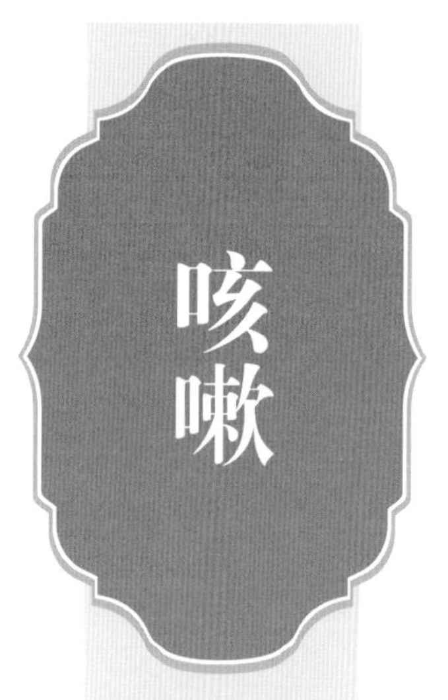

咳嗽为呼吸系统疾病的主要症状，是人体清除呼吸道内的分泌物或异物的保护性反射动作。咳嗽虽有它有利的一面，但长时间的剧烈咳嗽可能会造成呼吸道出血。所以要正确区分一般性咳嗽和可能产生病变的咳嗽，以免延误治疗时机。

冰糖银耳茶

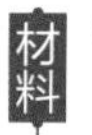

银耳20克，茶叶 5 克，冰糖适量。

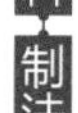

❶将银耳洗净，加水与适量冰糖（勿用绵白糖）炖熟。
❷将茶叶泡5分钟取汁和入银耳汤，搅拌均匀服用。

银耳配冰糖可助滋养润肺、止咳化痰之力，配茶叶取其消痰火于利湿之中，兼有消炎的功效。

天门冬冰糖茶

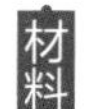

天门冬30克，冰糖适量。

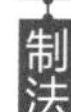

将天门冬切碎，冰糖捣碎，一同放入杯内，以沸水冲泡5分钟左右。

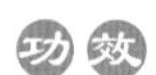

养阴清热，润燥生津。

百合枇杷茶

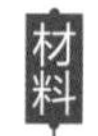

鲜百合、去核枇杷、莲藕各30克，红糖适量。

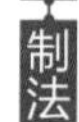

将莲藕洗净切片，与百合、枇杷同煎取汁，再调入适量红糖。

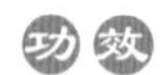

具有润燥、止咳的功效。

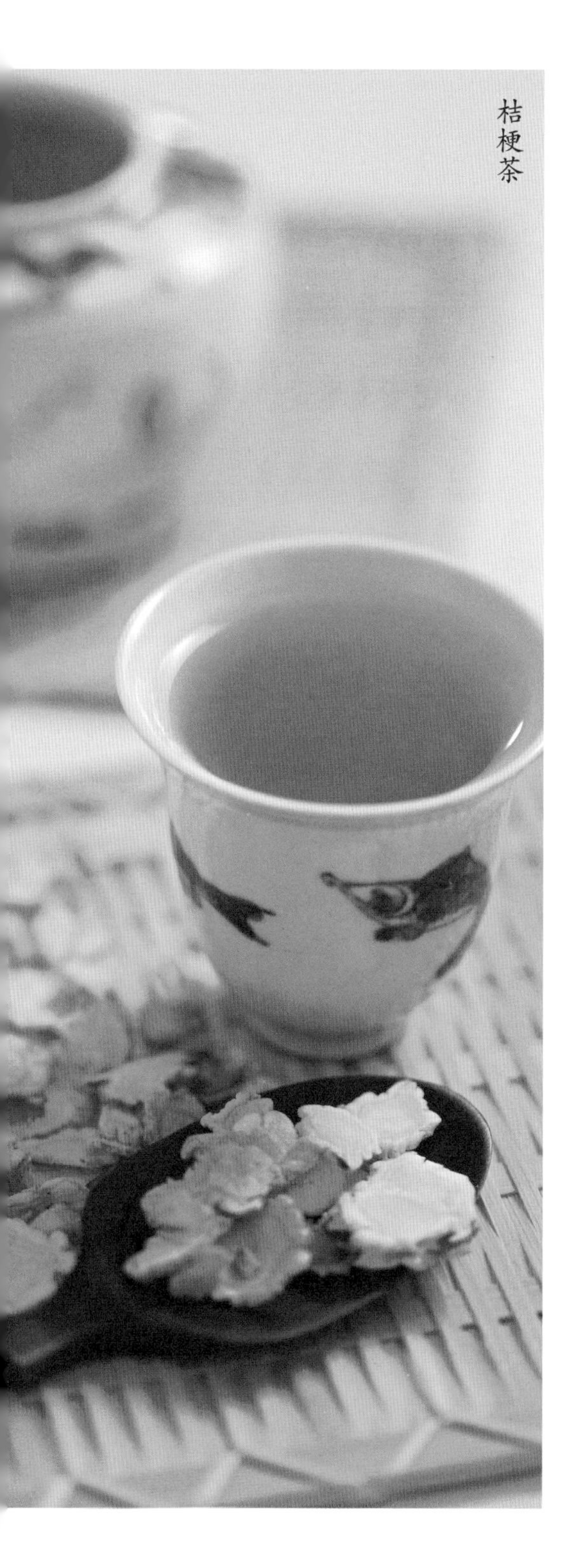

桔梗茶

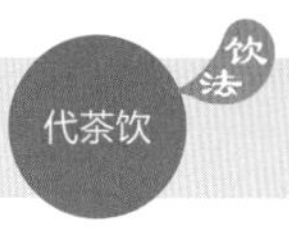

材料 干燥桔梗10克，千日红5克，蜂蜜适量。

制法 ❶将桔梗和千日红放入1杯热开水中，浸泡10分钟左右后，滤渣取汁。
❷在桔梗汁液中加入适量蜂蜜调味即可。
❸或者用纱布袋将桔梗和千日红装起来做成茶包，每次用沸水冲泡饮用。

功效 桔梗和千日红搭配入茶，具有利咽、宣肺、化痰、排脓的功效，无论是风寒感冒还是风热感冒都可使用，适于咳嗽痰多者饮用。

雪梨止咳茶

材料 雪梨500克，蜂蜜适量。

制法 ❶将雪梨洗净，去皮、核，捣碎取汁，备用。
❷将雪梨汁放入盛有适量清水的锅中，以小火熬煮10分钟左右。
❸晾凉后调入适量蜂蜜，搅拌均匀即可饮用。

功效 此茶饮能养阴润燥，可缓解咽痛干痒、干咳等症。

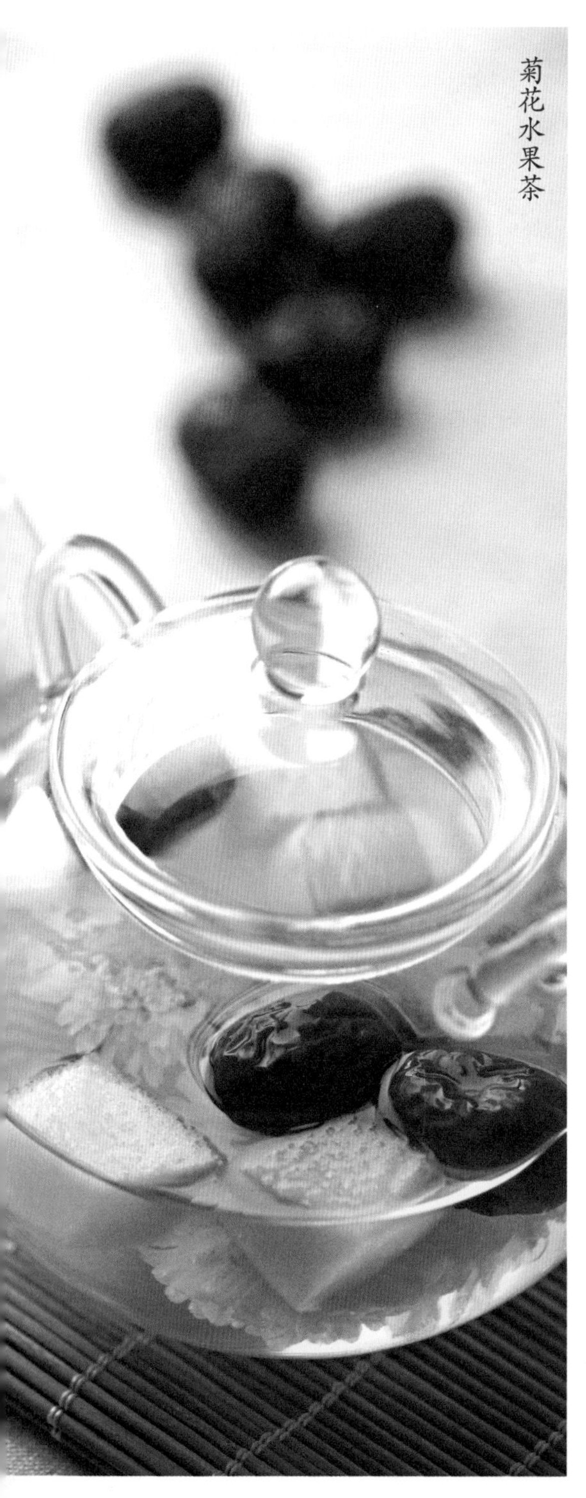
菊花水果茶

桑白皮茶

材料 桑白皮20克，陈皮10克。

制法 ❶将桑白皮和陈皮用水洗去杂质。

❷将茶材置于砂锅中，加适量水煎沸20分钟。或者将茶材切碎，然后加沸水冲泡，可续冲。

功效 桑白皮能泻肺平喘、利水消肿，搭配具有理气功效的陈皮具有清肺泻热、理气化痰的功效，适用于因吸烟所致肺热咳嗽、干咳等症。

菊花水果茶

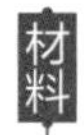

苹果1个，白菊花4朵，红枣5颗，蜂蜜适量。

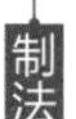

❶苹果洗净，去皮、核，切成小块；白菊花、红枣分别洗净备用。

❷锅中加入适量水，将苹果块、红枣放入锅中，用大火煮沸，然后转小火继续慢煮30分钟。

❸锅中加入白菊花继续煮10分钟。

❹饮用时可依据个人口味调入适量蜂蜜。

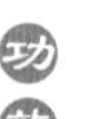

此茶具有清热润肺的功效，适用于咽喉干燥、干咳无痰者。

橘皮茶

材料 干橘皮15克（鲜品30克）。

制法 将橘皮清洗干净，切细丝，放入杯中，冲入沸水，闷泡2分钟。

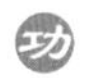
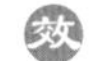

功效 理气健脾，燥湿化痰，适用于痰湿咳嗽者。

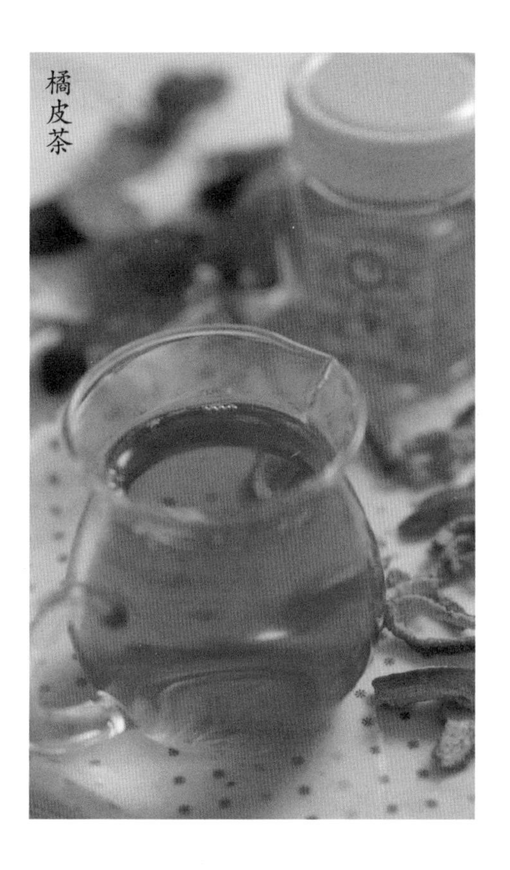

三根清肺茶

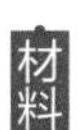

材料 白茅根30克，丝瓜根、芦根各60克。

制法 ❶将白茅根、丝瓜根、芦根用清水冲洗干净，切碎，放入茶壶中。
❷在茶壶中冲入600毫升沸水，加盖闷泡20分钟左右。
❸滤渣取汁饮用。

功效 白茅根能凉血止血、清热利尿、清肺胃热、生津止渴，对肺热引起的咳嗽、咯血、吐血有一定的疗效；芦根能清肺热，缓解咳嗽；搭配活血通络的丝瓜根，此茶饮能清热、祛火、生津、润肺，适合肺热咳嗽、痰中带血者饮用，经常烦躁口渴者也可饮用。

雪梨酒

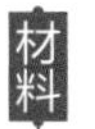

材料 雪梨500克，白酒1000毫升。

制法 先将雪梨洗净去皮、核，切小块，放入酒坛内，加入白酒，密封，每隔2天搅拌1次，浸泡7天后即可。

功效 生津润燥、清热化痰。适用于烦渴、咳嗽等症。

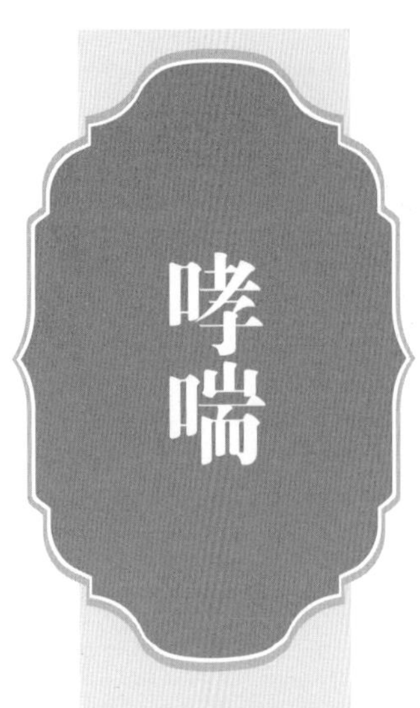

哮喘

哮喘是一种以支气管平滑肌痉挛为主的气道慢性炎症性疾病。其典型的表现是发作性的喘息、气急、胸闷或咳嗽等，严重者被迫采取坐位，端坐呼吸，干咳或咳大量白色泡沫痰等。如果患有此病，不妨尝试运用以下方法来缓解症状。

冬花紫菀茶

材料 款冬花、紫菀各3克，庐山云雾茶茶叶6克。

制法 将以上茶材放入茶壶中，用沸水冲泡。

功效 润肺下气、化痰止咳。

紫苏子茶

材料 紫苏子15克。

制法 将紫苏子捣碎研末，放入杯中，冲入沸水，加盖闷3～5分钟即可。

功效 具有下气开郁、祛痰定喘的功效，适合喘促咳嗽、痰多而黏腻、胸中满闷、恶心呕吐者饮用。

白芍甘草茶

材料 甘草20克，白芍30克。

制法 把两味茶材磨成细末。将细末分包为两包，用适量开水冲泡，每次泡1包。

功效 具有解痉平喘的功效，能有效缓解哮喘。

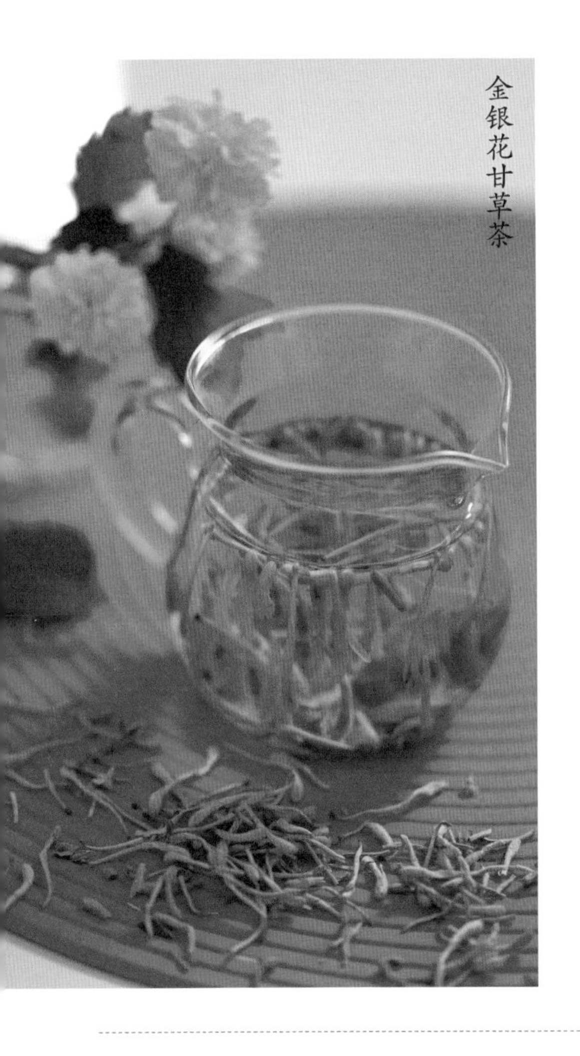

金银花甘草茶

材料 金银花5克，甘草1片，绿茶3克，冰糖适量。

制法 ❶将金银花、甘草分别洗净，沥干备用。

❷将金银花、甘草、绿茶放入茶壶中，用沸水冲泡，浸泡5~10分钟即可。

❸饮用时加适量冰糖调味即可。

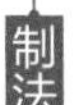

功效 甘草具有补脾益元、祛痰止咳、清热解毒的功效，常用于心气不足、咳喘、喉咙肿痛等；金银花是清热解毒之要药，有凉血之效。

荔枝茶

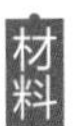

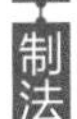

材料 荔枝干25克，红茶1克。

制法 荔枝剥壳取肉，和红茶用沸水冲泡10~15分钟，滤渣取汁即可饮用。

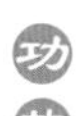

功效 具有益气养肺、化痰平喘的功效，适合胸闷痰多的患者饮用。

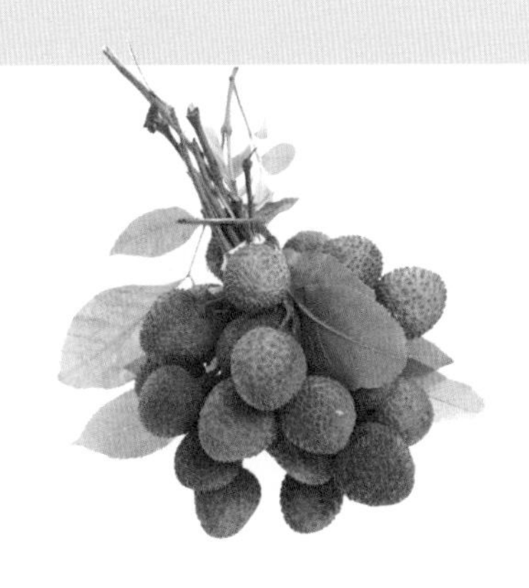

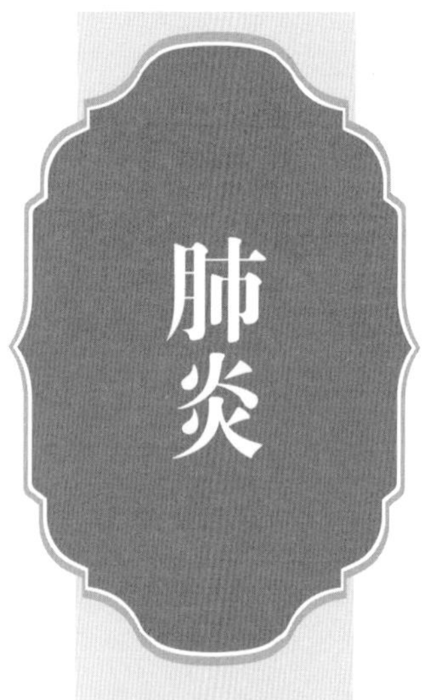

肺炎是指终末气道、肺泡、肺间质的炎症，分泌凝固性的渗出物，充塞于肺泡、细支气管及肺泡细胞的一种严重疾病，是由细菌或病毒所引起的。肺炎容易并发胸膜炎、心肌炎、感染性休克等，可能引发生命危险，所以千万不可轻视。

丝瓜冰糖茶

材料 丝瓜200克，冰糖20克。

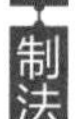

制法 将丝瓜、冰糖放入碗中，加适量水，隔水炖服。

功效 具有清热解毒、凉血防暑的功效，适于肺炎、咳嗽痰多、哮喘者饮用。

罗汉果桔梗饮

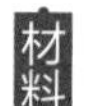

材料 干桔梗片30克，罗汉果20克，白糖50克。

制法 罗汉果洗净，捏碎；将桔梗片、罗汉果放入炖锅内；加水煮沸，再用小火煮28分钟，加入白糖即可。

功效 清肺、止咳。罗汉果可用西瓜、苹果、枇杷、柿子中的任何一种代替。

桂花茶

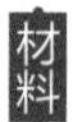

材料 干桂花5克，冰糖适量。

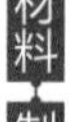

制法

❶干桂花用清水冲洗干净，沥干。

❷将沥干的桂花放入杯中，用200毫升沸水冲泡，喝时依个人口味调入适量冰糖。

功效 有化痰、止咳、生津、止牙痛等功效，常喝对肺炎有一定的改善作用。

金银花茶

代茶饮
每日数次
饮法

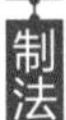

材料 金银花5克，绿茶3克。

制法 把绿茶和金银花一同放到茶杯中，用150毫升沸水冲泡5～10分钟。

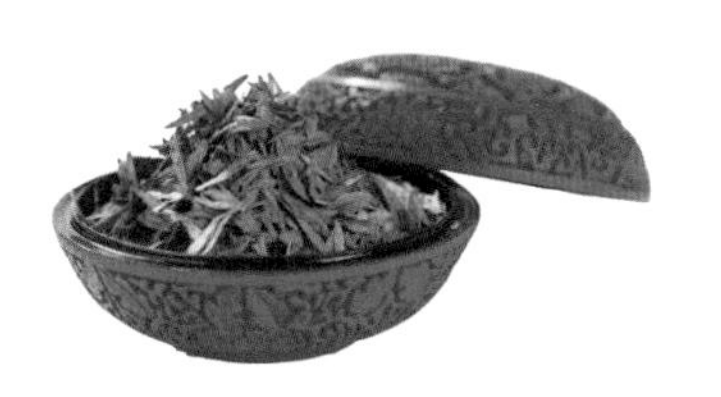

功效 清热解毒、抗菌，能有效缓解肺炎、慢性肠炎。

润肺化痰饮

口服
每日1次
用法

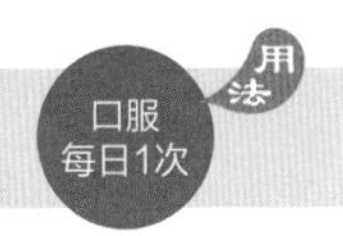

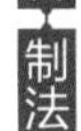

材料 白萝卜250克，饴糖50克。

制法 将白萝卜洗净，带皮切薄片，放入碗内，上面放饴糖，静置一宿，取糖水。

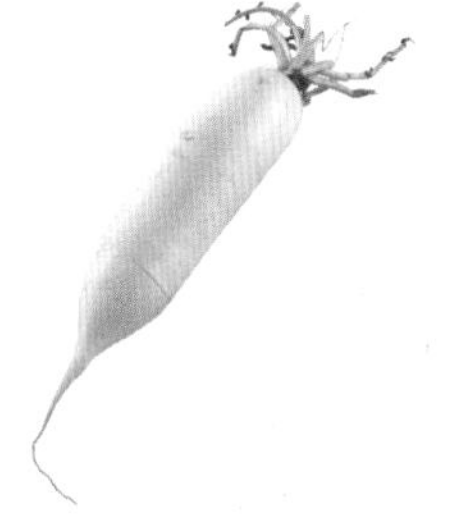

功效 润肺化痰、止咳。适用于肺炎、痰多等。

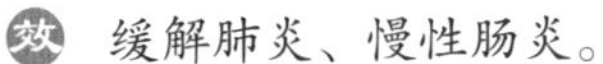

雪梨汁饮

1次饮完
每日3次
饮法

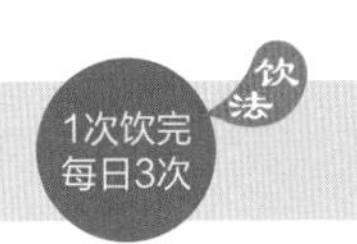

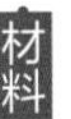

材料 雪梨250克。

制法 将雪梨洗净，去皮，切薄片，用凉开水浸泡2小时，然后用洁净的纱布包裹绞汁即可。

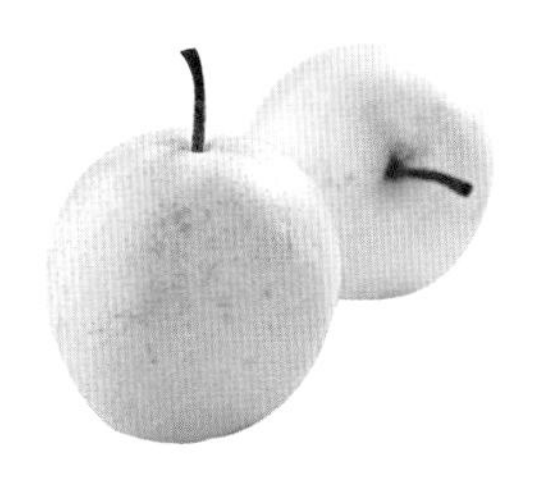

功效 生津润燥、清热化痰。适用于肺炎咳嗽、泄泻、便秘。

丝瓜茶

每日1剂
不拘时饮用
饮法

材料 切片丝瓜200克，茶叶5克，盐少许。

制法 先将丝瓜加盐少许加适量水煮熟，茶叶以沸水冲泡5分钟后取出，再倒入丝瓜汤内即可。

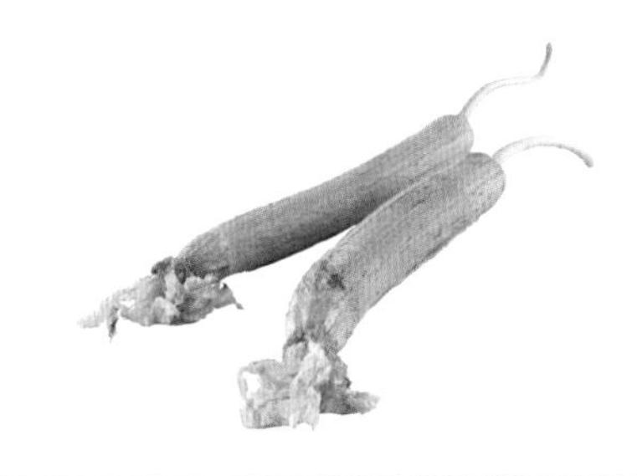

功效 有止咳化痰、利咽的功效。

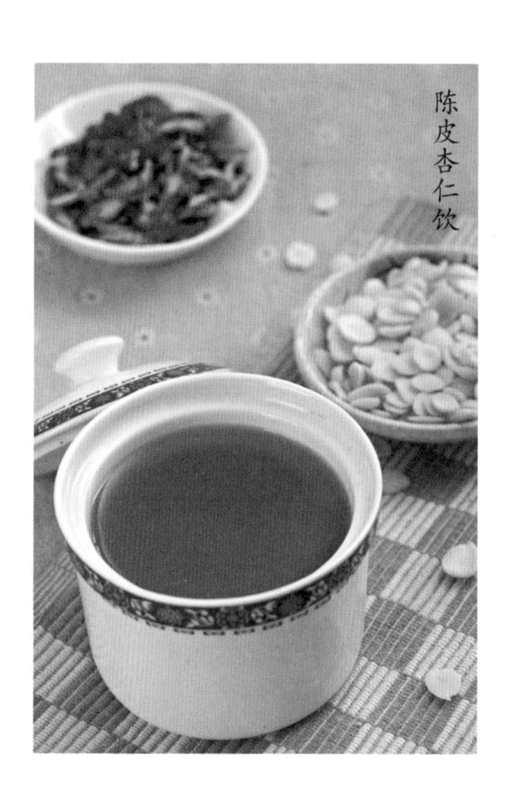

陈皮杏仁饮

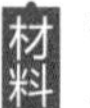
杏仁20克，陈皮、桔梗各10克，炙甘草适量。

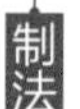
❶将杏仁、陈皮、桔梗、炙甘草分别洗净。

❷锅置火上，加适量水烧开，放入所有材料煎煮20分钟，过滤取汁即成。

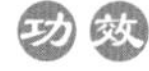
此汤饮具有燥湿化痰的功效。

甜瓜茶

材料 甜瓜250克，绿茶1克，冰糖或蜂蜜适量。

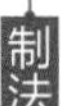
❶甜瓜切片。

❷将甜瓜、冰糖一起放入砂锅中，加适量水煮沸，沸后续煮10分钟，关火加入绿茶泡3分钟即可。

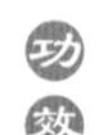
能清肺热，因此热咳者（咽痛声沙、痰黄）最宜饮用，可起到止咳、宣肺气的功效。

水竹叶茶

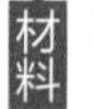
水竹叶250克。

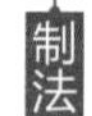
鲜水竹叶以水煎汤。

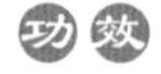
适用于肺热咳喘。

— 消化系统 —

呕吐

呕吐是临床常见症状之一，恶心常为呕吐的前驱感觉，并伴有上腹不适、头晕、流涎、脉缓、血压降低等症状。频繁而剧烈的呕吐可引起脱水、电解质紊乱等并发症。有些疾病也会表现为呕吐，因此要认真鉴别，以防发生病变。

麦芽山楂茶

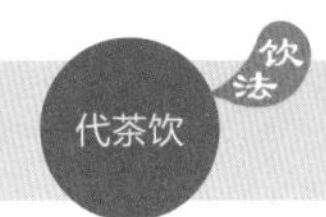

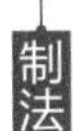

材料 炒麦芽10克，炒山楂片3克，红糖适量。

制法 将三味茶材加水煎汤，滤渣取汁。

功效 具有消食下气、和中散瘀的功效，适用于伤食呕吐等症。

甘蔗茶

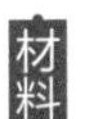

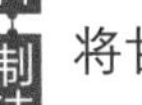

材料 甘蔗200克。

制法 将甘蔗去皮，榨汁。

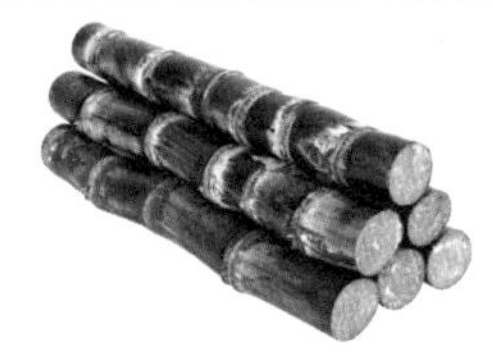

功效 清热生津，降逆止呕。用于热病津伤、反胃呕吐、心烦口渴及干咳痰少等症。

紫苏叶茶

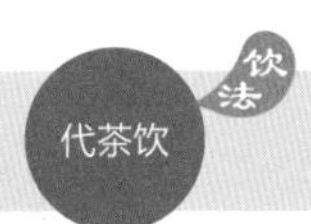

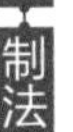

材料 紫苏叶10克。

制法 加水煎煮取汁。

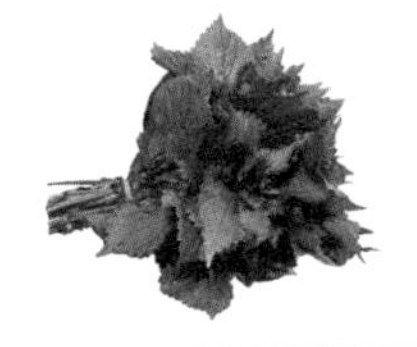

功效 解表散寒、行气止呕。用于脾胃气滞及外感风寒之恶心呕吐、胸闷不舒、发热恶寒、头痛鼻塞，以及进食鱼蟹引起的腹痛、泄泻等症。

黄连姜草茶

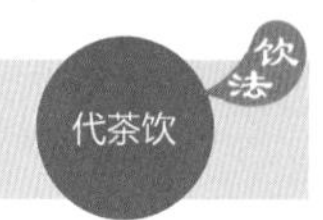

材料 甘草、生姜5克，黄连2克。

制法 ❶甘草和生姜切碎。

❷把切碎的甘草、生姜同黄连一起放入杯中，用沸水冲泡，加盖闷20分钟左右，滤渣取汁。

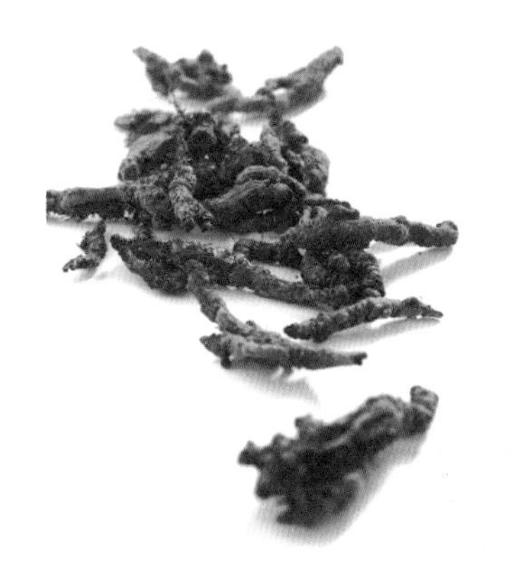

功效 此茶清胃止呕，能缓解热邪扰胃、胃失和降所致的恶心、呕吐等症状。

芦根茶

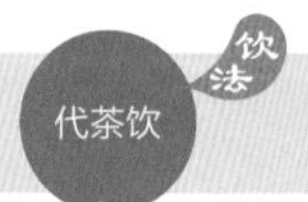

材料 芦根适量。

制法 芦根加适量水煎浓汁。

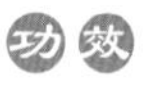

缓解呕吐。

绿豆糖茶

材料 绿豆粉3克，白糖适量。

制法 将绿豆粉和白糖混合后，用沸水冲泡10分钟即可。

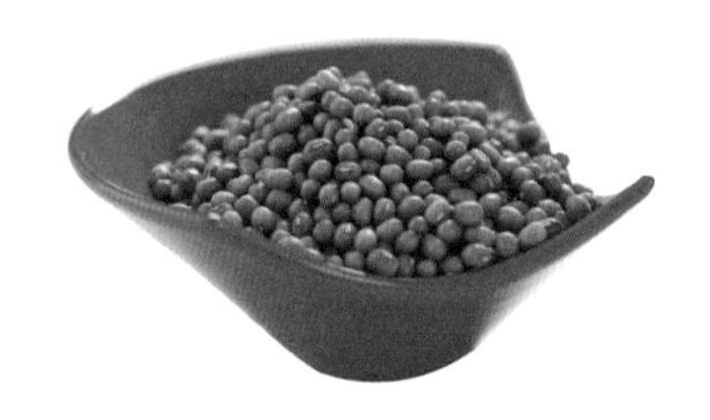

功效 绿豆具有解毒、抑菌的作用，此茶适合急性呕吐患者饮用。

吴茱萸饮

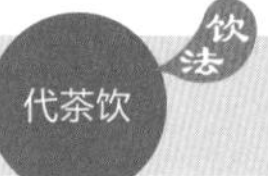

材料 吴茱萸5克。

制法 吴茱萸水煎滤渣。

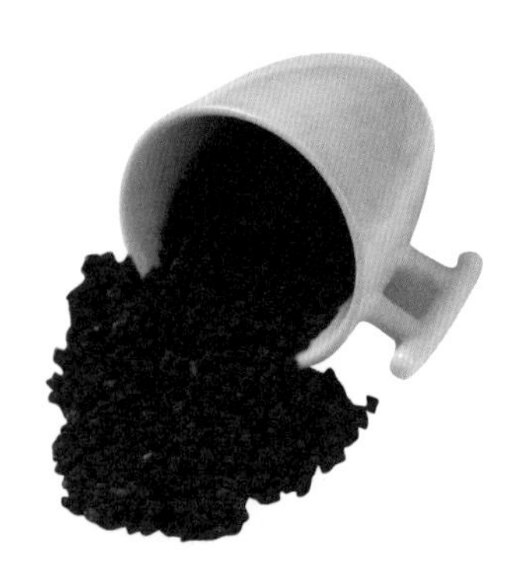

功效 适用于胃寒呕吐。

刀豆壳红糖饮

材料 刀豆壳30克，红糖适量。

制法 刀豆壳水煎后加红糖。

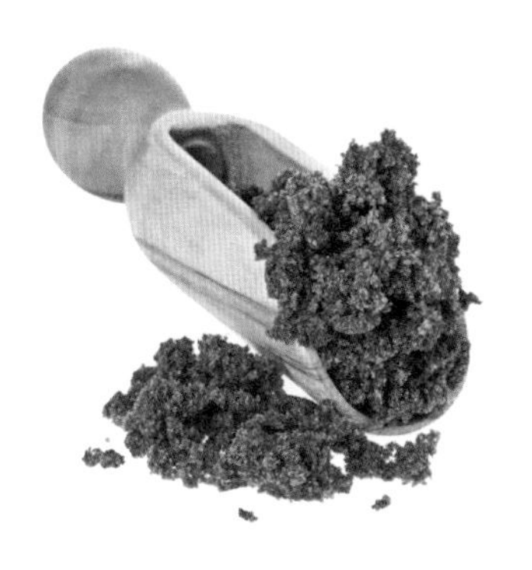

功效 缓解胃寒呕吐及胃痛。

乌梅花茶

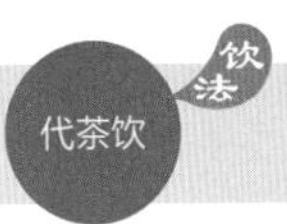

材料 乌梅花10克。

制法 乌梅花洗净，用沸水冲泡即可。

功效 可缓解呕吐。

白蔻茶

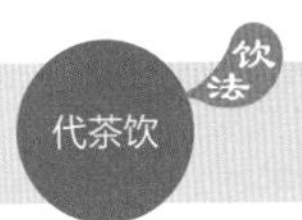

材料 白蔻10克。

制法 白蔻捣碎，放入杯中，冲入沸水，加盖闷泡15分钟即可。

功效 和胃化湿，止呕。

藿香姜枣茶

材料 藿香叶15克，姜5克，红枣、白糖各适量。

制法 ❶将姜洗净、切片，红枣和藿香叶用水洗净。

❷将藿香叶、姜片、红枣用沸水冲泡，静置15分钟后即可饮用。饮用时可依据个人口味加入适量白糖。

功效 此茶适用于夏季肠胃发炎、恶心呕吐、胃痉挛等。

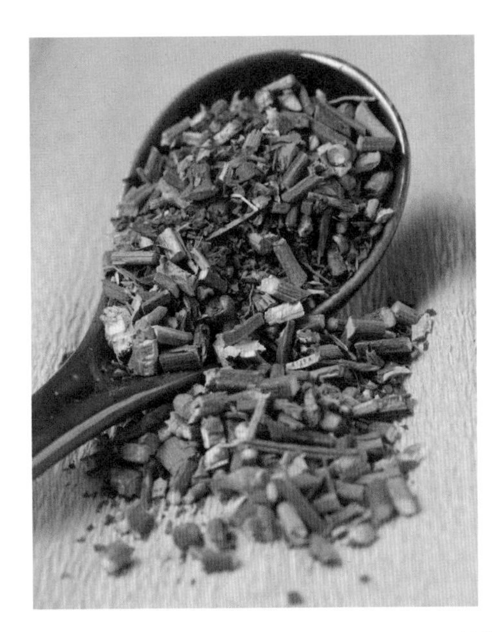

食欲不振

食欲不振不等同于厌食，前者是指进食的欲望降低，后者的表现是完全不想进食。食欲不振的主要原因是脾胃虚弱、肝胃不和或饮食不节，要通过补肾健脾、理气和胃来缓解症状。一些疾病如急、慢性胃炎，胃癌，肺结核等也会导致食欲不振。

金橘茶

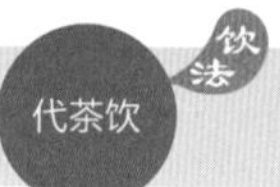

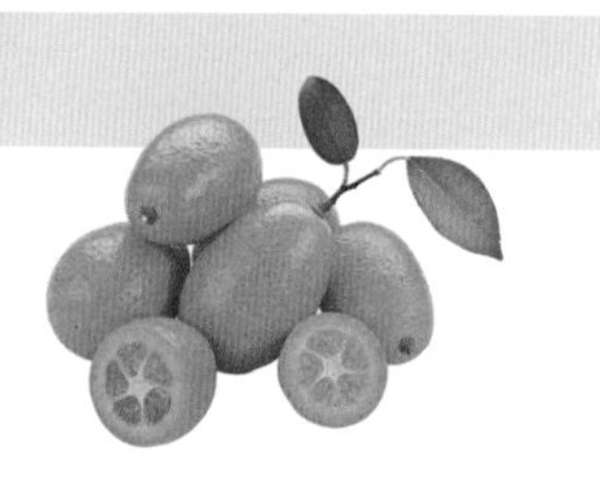

材料 金橘3个。

制法 把金橘压扁放到杯中，用沸水冲泡即可。

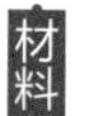
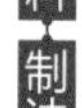

功效 金橘有开胃消食的功效，能有效缓解恶心呕吐、食积纳呆。

柳橙香醋开胃茶

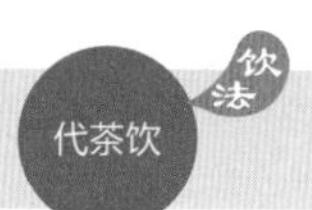

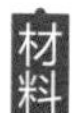

材料 柳橙1/4个，苹果醋、绿茶各3克。

制法
❶柳橙取瓤肉；绿茶放入杯中，用沸水泡3分钟。
❷过滤出绿茶茶汤，放入柳橙肉，滴入苹果醋。
❸搅拌均匀，温饮即可。

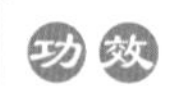

功效 醒脾开胃、帮助消化。

乌梅茶

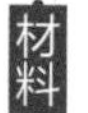

材料 乌梅10克，生姜汁10毫升，白糖适量。

制法 将乌梅和生姜汁用水煎煮5~8分钟，依个人口味加入白糖即可。

功效 健脾和胃、降逆止呕。用于恶心呕吐、食欲不振等症。

山楂银耳茶

代茶饮
饮法

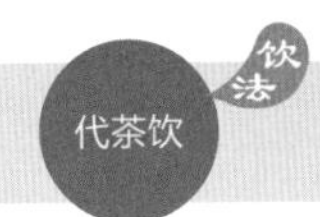

材料 山楂50克，水发银耳25克。

制法 将山楂洗净，加水煎煮，煮沸后加水发银耳，稍煮晾凉后即可饮用。

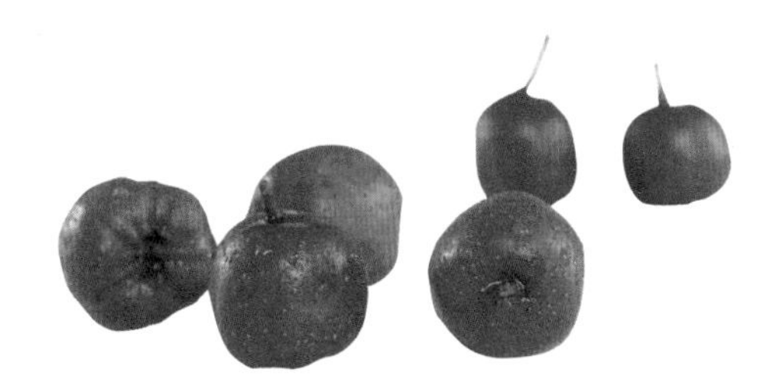

功效 健脾和中、开胃消食。适用于食欲不振、食积不化等症。

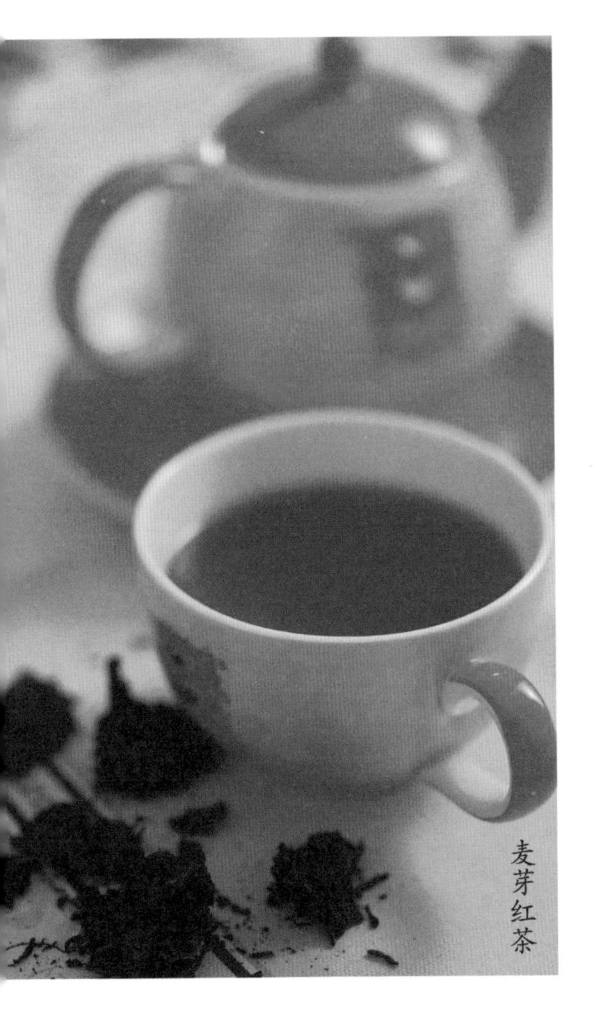

麦芽红茶

红糖绿茶

可频繁
饮用
饮法

材料 绿茶3克，红糖40克。

制法 绿茶放入杯内，用沸水冲泡，闷30分钟，加入红糖即可。

功效 具有消食的效果。

麦芽红茶

每日1剂
分3次煎服
饮法

材料 麦芽25克，红茶1克。

制法 麦芽洗净，用水煎沸5分钟后，趁热加入红茶，煮5分钟后取汁即可。

功效 此茶适合症见消化不良的儿童饮用。

蜂蜜柚子茶

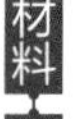

材料 柚子1个，菊花、冰糖、蜂蜜各适量。

制法 ❶用盐水洗净柚子，再用温水泡5分钟，削下果皮，切成细丝。

❷将果肉去皮除籽，用搅拌机打成泥状。

❸将柚子皮和果肉泥入锅，加适量水和冰糖，然后用小火熬30分钟至黏稠。

❹晾至温热时加蜂蜜调匀，装入容器中密封，放置10天左右即可。

功效 柚子可缓解消化不良、大便燥结、痰多咳嗽等症状，搭配菊花、蜂蜜具有清热降火、改善便秘等功效。

陈皮酒

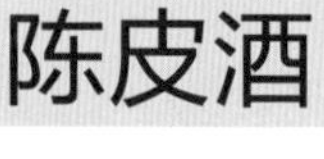

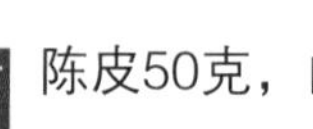

材料 陈皮50克，白酒500毫升。

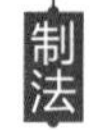

制法 陈皮泡白酒中，7日后饮用。

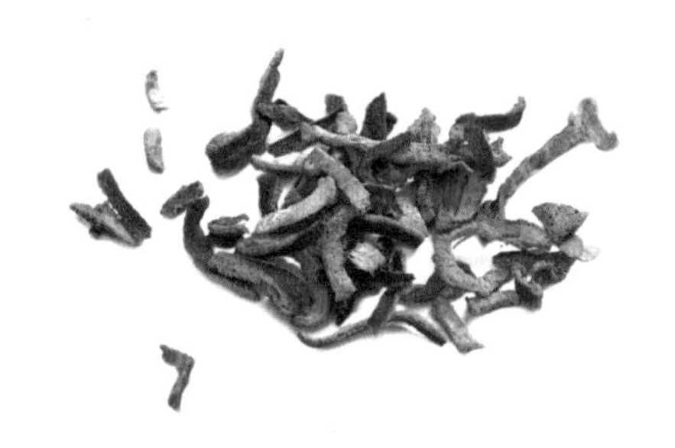

功效 陈皮有健脾、调中、燥湿、化痰的功效。适用于脾胃气滞导致的腹胀、消化不良。

枇杷酒

材料 枇杷500克，白酒1000毫升，白糖、蜂蜜各适量。

制法 枇杷洗净，晾干，放入容器中，加白糖、白酒、蜂蜜搅拌均匀。密封1个月后，即可饮用。

功效 生津止渴，改善食欲不振。

玫瑰花茶

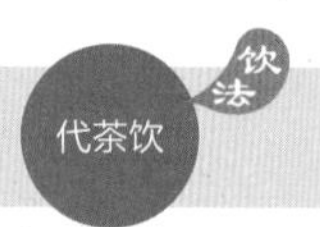

材料 玫瑰花瓣10朵，白糖少许。

制法 玫瑰花瓣放入沸水中冲泡，加入白糖调味。

功效 理气解郁、舒肝健脾。适用于肝气郁结所致两胁疼痛、恶心呕吐和消化不良等症。

胃康茶

材料 炒陈皮、制香附各50克，蒲公英150克。

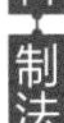

❶将以上茶材洗净后，烘干，研成粗末，密贮备用。

❷每次取20～30克，装入纱布袋内，放到保温杯中，用沸水冲泡，加盖闷15分钟。

功效 具有行气止痛的功效，可缓解胃炎症状。

双花甘草茶

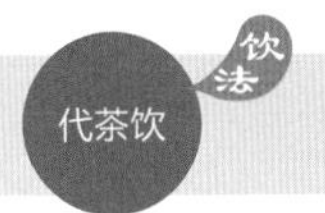

材料 茉莉花、甘草各5克，干玫瑰花10克，茶叶15克，陈皮12克。

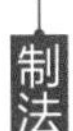

将以上茶材用沸水冲泡，加盖闷20分钟左右即可。

功效 此茶能有效缓解急性胃肠炎、消化不良、痢疾等症。

生姜陈皮茶

材料 生姜、陈皮各10克。

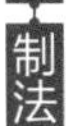

将上述两味茶材置于砂锅中，适量加水，煎沸20分钟左右，滤渣取汁。

功效 具有温中行气、健脾的功效，适于恶心呕吐、食后腹胀、痰多色白、舌淡苔白的胃炎患者饮用。

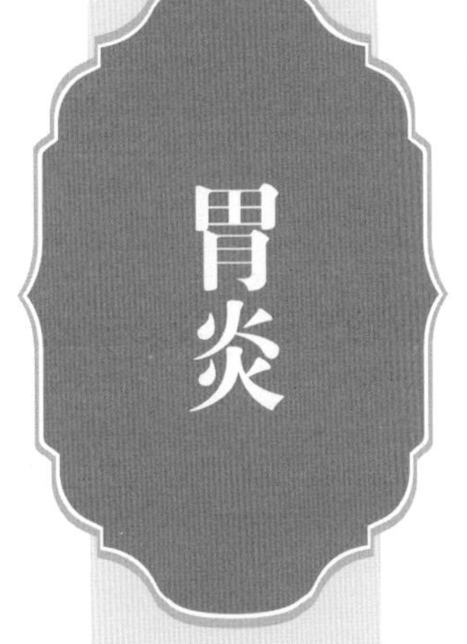

胃炎是由刺激性食物、细菌、应激反应等引起的胃黏膜炎症，在中医里属于『胃脘痛』或『呕吐』等范畴。胃炎表现为饭后饱胀、反酸、嗳气、无规律性腹痛等消化不良症状，严重者会出现呕吐、呕血、排黑便等。

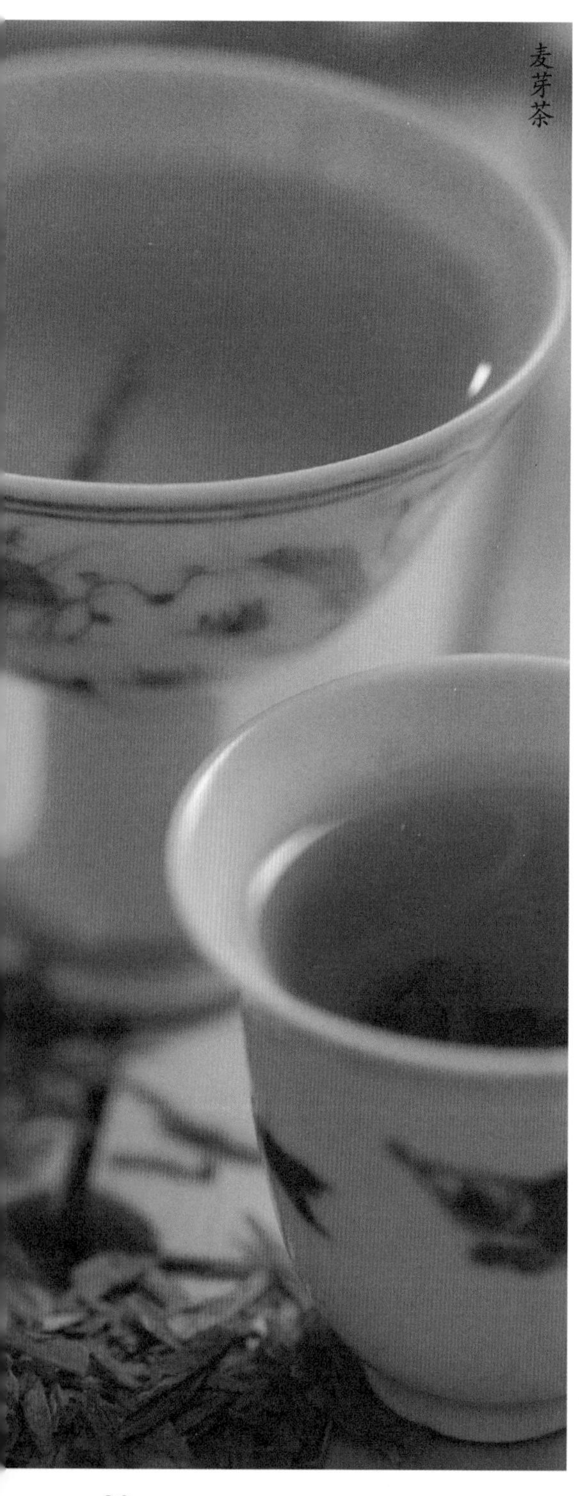

麦芽茶

材料 麦芽10克，绿茶3克。

制法 将麦芽和绿茶放入茶杯中，以沸水冲泡即可。

功效 具有行气消食健脾的功效，用于肝胃蕴热之慢性胃炎。

干姜绿茶

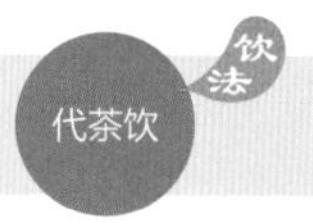

材料 干姜、绿茶各3克。

制法 先将干姜切成丝状，然后和绿茶一同放入瓷杯中，以沸水冲泡，盖紧杯盖，温浸片刻。

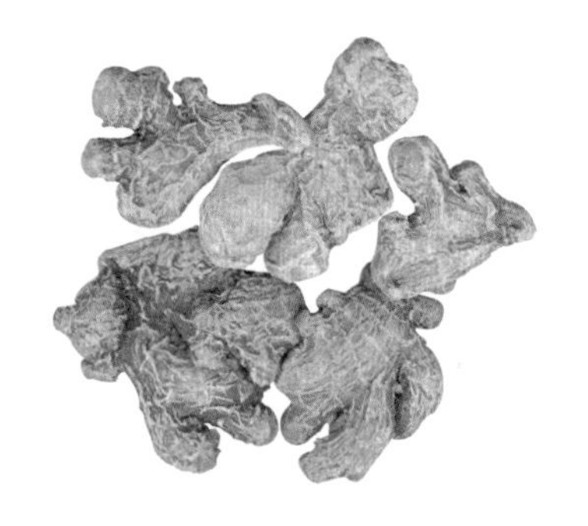

功效 适用于胃病及虚寒型慢性胃炎。

玫瑰花茶

材料 干玫瑰花6～12克。

制法 将干玫瑰花放入茶杯内，用沸水冲泡即可。

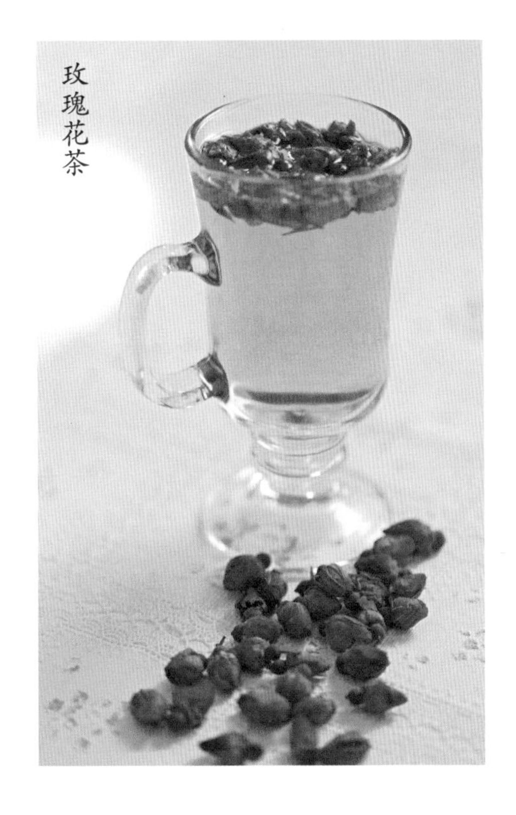

功效 疏肝行气，用于肝胃气滞之慢性胃炎。

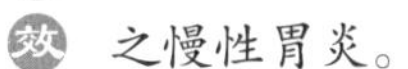

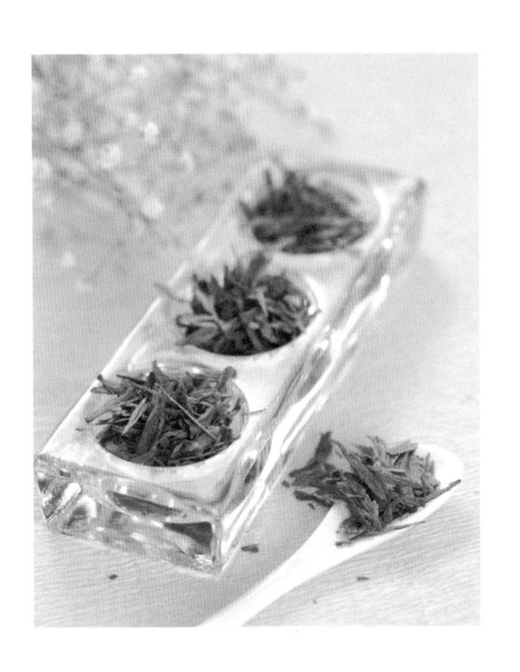

石斛绿茶饮

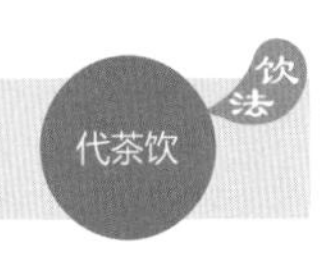

材料 鲜石斛10～13克，绿茶4克。

制法 将鲜石斛洗净，切成节，与绿茶一同入锅中加水煎取茶汁。

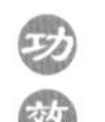

功效 石斛有益胃生津、滋阴清热的功效。此方可健脾养胃，消食化积。

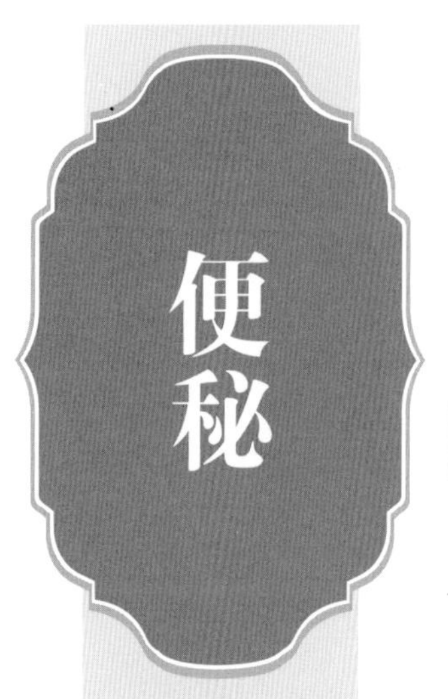

便秘是临床常见的复杂症状，而不是一种疾病。主要表现为排便次数减少，大便干结或者秘结不通，排便后没有正常的舒快感等。便秘可称为『万病之源』，除了本身就是病症外，还会引起其他一些疾病，如痔疮、肛裂、眩晕、心律不齐等。

决明苁蓉茶

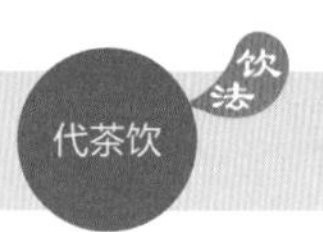

材料 决明子、肉苁蓉各10克，蜂蜜适量。

制法 决明子炒熟研细，与肉苁蓉一同用沸水冲泡，滤取汁液，最后加入蜂蜜。

功效 补肾通阳、润肠通便。

麻仁蜜茶

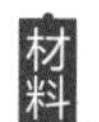

火麻仁3～5克，蜂蜜适量。

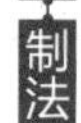

将火麻仁炒香研为细末，每次取3～5克，以开水冲泡，最后加入适量蜂蜜。

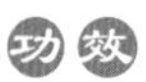

润燥滑肠。

四仁通便茶

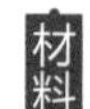

炒杏仁、松子仁、火麻仁、柏子仁各10克。

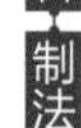

上述四味药共捣碎，放入保温杯中，用开水适量冲泡，加盖闷泡15分钟。

润肠通便。症见大便干结、形体消瘦，或见颧红、眩晕耳鸣、心悸怔忡、腰膝酸软、舌红少苔、脉细数。

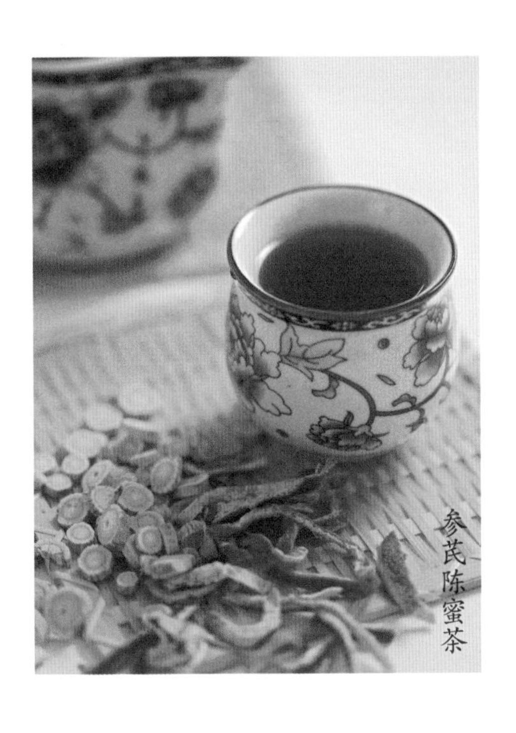

参芪陈蜜茶

材料 太子参、黄芪各20克，陈皮5克，蜂蜜适量，花茶6克。

制法 前三味茶材加水约500毫升，煮沸20分钟，取沸汤冲泡花茶，最后调入蜂蜜。

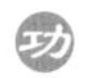

此茶可健脾益气、润肠通便，经常饮用可以减轻便秘。

芝麻核桃玫瑰茶

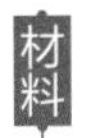

黑芝麻10克，核桃12克，干玫瑰花9克，绿茶5克，蜂蜜适量。

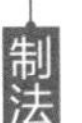

❶将黑芝麻及核桃用搅拌机捣碎，并用棉布袋包起来，与玫瑰花、绿茶一起放入干净的杯中。

❷用热开水冲泡10～20分钟，最后依个人口味调入适量蜂蜜即可。

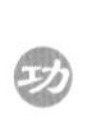

黑芝麻和核桃都是润燥滑肠的食材、药材，此茶方可用于长期便秘患者，既可以缓解病情，又可以改善体质、滋补强身。

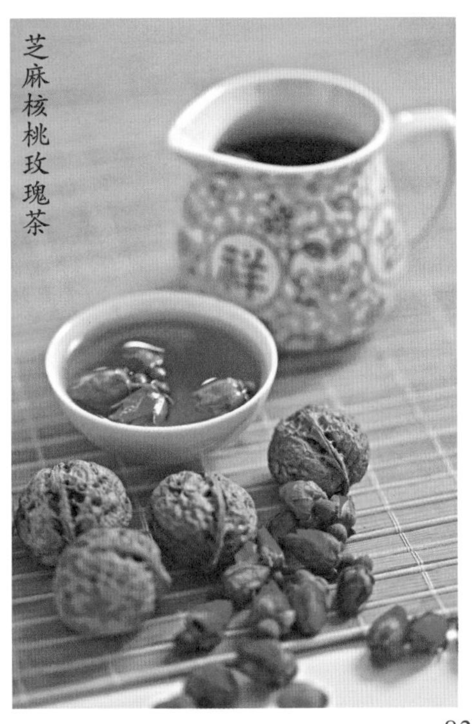

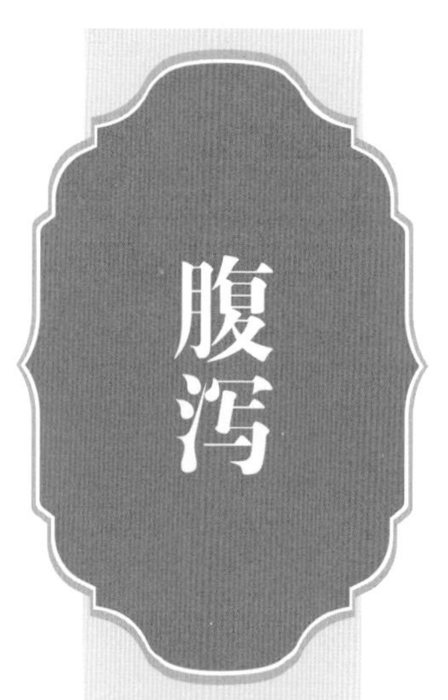

腹泻

腹泻是一种常见症状，是指排便次数明显超过平日习惯的频率，粪质稀薄、水分增加，每日排便量超过200克，或含未消化食物、脓血或黏液。腹泻不是一种独立的疾病，而是很多疾病的一种外在表现，因此要辨证施治，不可滥用止泻药。

车前子红茶

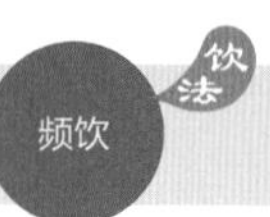

材料 车前子12克，红茶2克。

制法 取车前子、红茶置于大茶杯中，冲入200毫升沸水。

功效 具有清热利水、化湿止泻的功效。适用于湿热引起的慢性腹泻等症。

石榴山楂茶

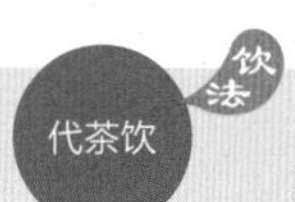

材料 新鲜山楂、石榴皮各5克，红茶3克。

制法
❶将山楂清洗干净，去核，留肉备用。
❷将石榴皮洗净，撕成小块备用。
❸砂锅中加入适量水，放入山楂和石榴皮，大火煮沸后转小火煎煮3分钟，再滤渣取汁。
❹用以上滤出的汁液冲泡红茶饮用。

功效 此茶饮能消食、涩肠，可有效缓解腹泻。

苹果茶

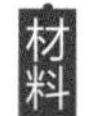

材料 鲜苹果100克。

制法
❶将苹果清洗干净，去皮、籽，留果肉。
❷将苹果肉捣烂成泥，用沸水冲泡。

功效 可消暑止泻，适于热泻如注、泄泻频繁、肛门灼热等症。

石榴叶茶

材料 石榴叶60克，生姜15克，盐3克。

制法 将三味茶材一同炒黑，煎水代茶。

功效 温中散寒、涩肠止泻。用于急性胃肠炎腹泻。

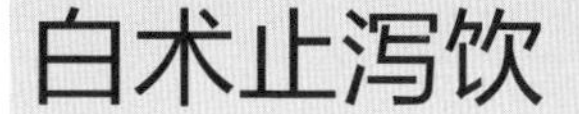

白术止泻饮

材料 白术、山药各20克，茯苓15克，乌梅10克，红糖适量。

制法 将上述药材一起放入砂锅中，加适量水，煎沸30分钟后去药渣，最后加入红糖溶化即可饮用。

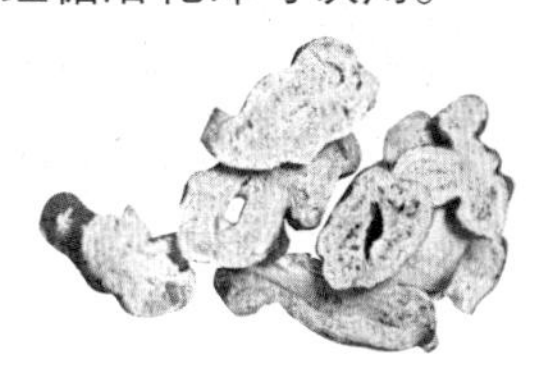

功效 具有健脾益气、利湿止泻的功效。适用于大便稀溏、水泻、苔白、脉沉细等症。

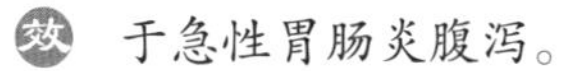

健脾红枣茶

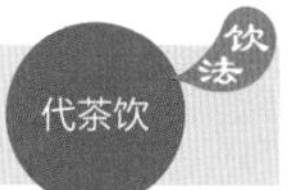

材料 红枣250克，小茴香120克，生姜50克，丁香、沉香各15克，甘草9克，盐2~3克。

制法 将红枣、小茴香、生姜、丁香、沉香、甘草共同研成粗末，混合均匀，用沸水冲泡20分钟左右。调入少许盐即可饮用。

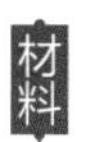

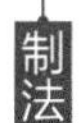

功效 生姜、小茴香、丁香都是温里药，能散寒止痛、温肾助阳、理气和胃，适用于胃寒腹胀、腹痛、呕吐、腹泻；沉香可理气健脾、温中止呕，治寒邪犯胃；搭配红枣具有固肾健脾、驻颜美容的功效。

薏苡仁绿豆甜茶

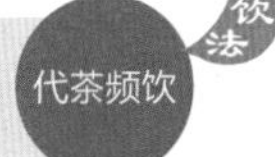

材料 绿豆150克，薏苡仁60克，冰糖适量。

制法

❶将绿豆、薏苡仁分别洗净，加入盛有适量水的锅中。

❷大火烧沸后，改小火慢熬，直到绿豆、薏苡仁熟软。

❸关火，加入适量冰糖，等温度适宜时饮用。

功效 绿豆有清凉解毒、解暑醒神的作用。薏苡仁具有健脾渗湿、除痹止泻的功效，可用于水肿、小便不利、脾虚泄泻等。二者搭配入茶饮用，有增强止泻的功效。

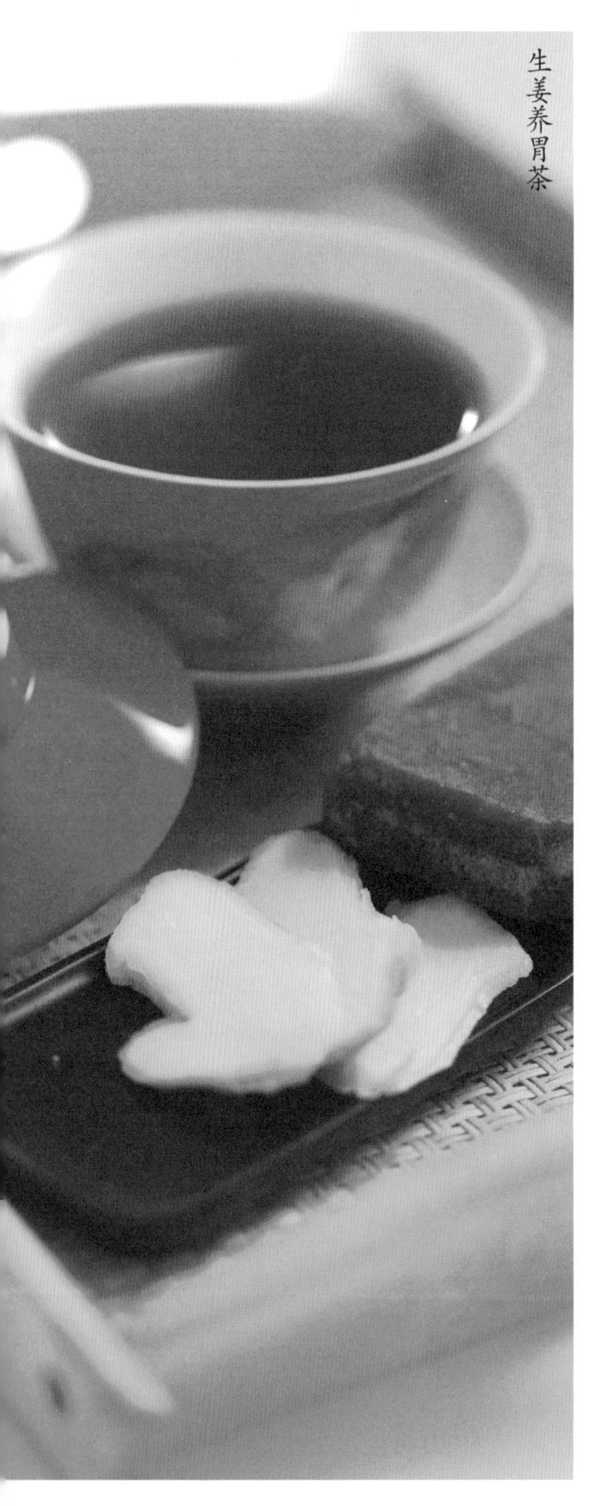

生姜养胃茶

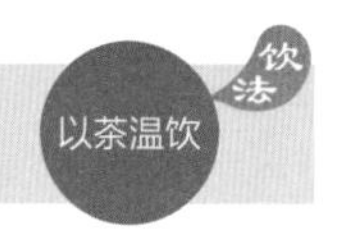

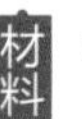

生姜、醋、红糖各适量。

制法
❶生姜洗净切片，用醋浸泡1天。
❷把泡好的生姜片和红糖放入杯中，用沸水冲泡。

功效　生姜是温里药，能解表散寒、助阳通脉、温胃止呕、提高免疫力和肠胃功能，用于腹痛、呕吐、寒痰咳嗽、泄泻等症。

西红柿酒

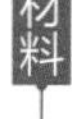

西红柿300克，柠檬1个，35° 的蒸馏酒450毫升。

制法
❶西红柿洗净后沥干水分，称好所需的量；柠檬洗净后切片。
❷将称好的西红柿切薄片。
❸将西红柿片与柠檬片放在玻璃瓶内，倒入蒸馏酒，加盖放置在干燥阴凉处，1个月后，待其熟成，再将汁过滤到窄口瓶内。

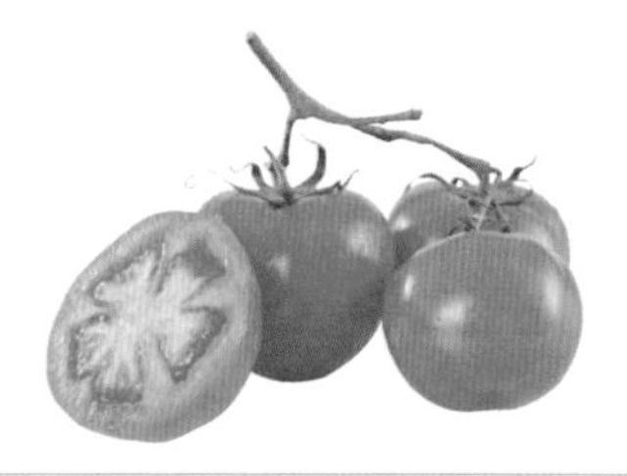

功效　改善肠道状况，提高机体免疫力。

低血压

心血管系统

低血压常伴有乏力、头晕、眼前发黑等自觉症状，常见于贫血或失血过多者、中老年人、缺乏运动者、长期卧床者等。低血压的发病原因与内分泌功能失调、遗传、营养不良以及地理环境、气候有关，可用下面的药茶方来适当缓解。

黄芪茶

材料 炙黄芪15克，升麻5克。

制法 将炙黄芪、升麻置砂锅中，加适量水，煎沸20分钟，滤渣取汁。

功效 二者共用，共奏补气升阳之功，适合神疲乏力、心悸失眠的低血压患者饮用。

麦地巴戟续断茶

材料 麦门冬、生地黄、巴戟天、续断各15克。

制法 将以上茶材放入砂锅中，加适量水煎沸20分钟。

功效 巴戟天和续断都是补阳药，巴戟天能补肾益精、祛风除湿；续断可续筋骨、益肝肾；麦门冬可养阴润肺、益胃生津；熟地黄是补血药，可养心神、通血脉。故此茶饮非常适合温补之用，有补血、养气、安神的功效，适合低血压者饮用。

太子参麦门冬黄芪茶

材料 太子参25克，黄芪、麦门冬各10克。

制法 将以上茶材放于砂锅中，加入适量水，煎煮20分钟左右，滤渣取汁。

功效 适合面色苍白、头晕、心悸失眠的低血压患者饮用。

黑芝麻绿茶

材料 黑芝麻30克，绿茶6克。

制法 将黑芝麻微火炒熟，研碎，与茶叶混合均匀，分成两包，用沸水冲泡，加盖闷泡10分钟即可。

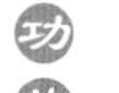
功效 可提高血压，适合肝肾阴虚型低血压者饮用。

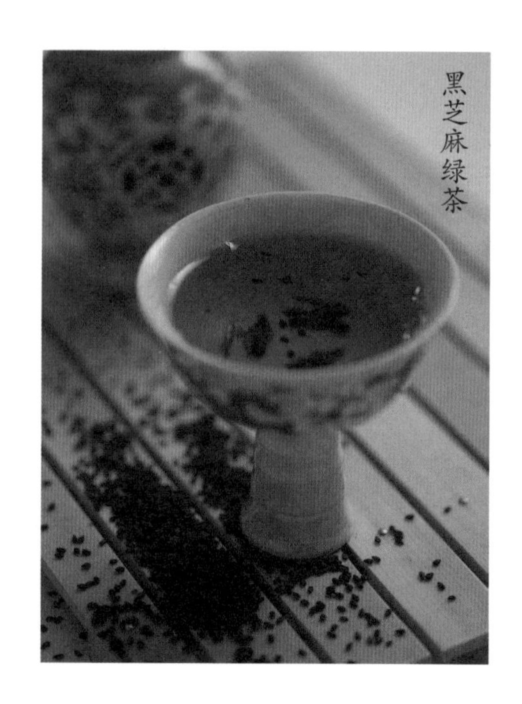

山药芝麻藕米茶

山药芝麻藕米茶

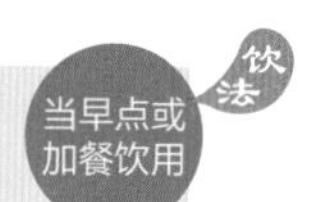

材料 山药、黑芝麻、藕粉、大米、白糖各50克。

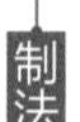
制法 ❶将黑芝麻、大米均炒熟，然后与山药共同研为细末。
❷加入藕粉和白糖。
❸每次取20克左右，用白开水冲服即可。

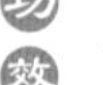
功效 山药能益气养阴、补脾肺肾、强健筋骨、帮助消化、滋养生津；黑芝麻能润肠通便、补肺益气；藕粉是滋补佳品，内含丰富的膳食纤维。此茶饮可补气养血，提升血压。适合气血两虚型的低血压患者。

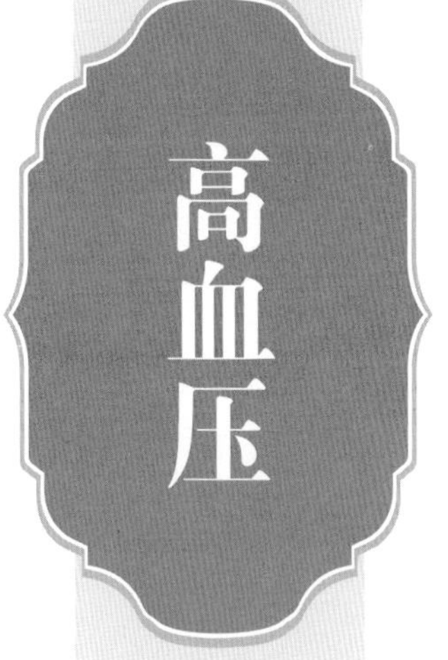

高血压

高血压早期症状主要有情绪激动或过度劳累后常感头晕、头痛、眼花、耳鸣、失眠等。研究发现，高血压与饮食、生活习惯、遗传等因素有关，纠正不良的习惯，并注意茶疗等日常调理可起到稳定血压的作用。

山楂冰糖茶

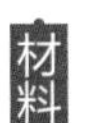

山楂50克，冰糖30克。

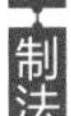

❶将山楂清洗干净，去核；冰糖捣碎。

❷山楂、冰糖一同放入砂锅内，水煎。

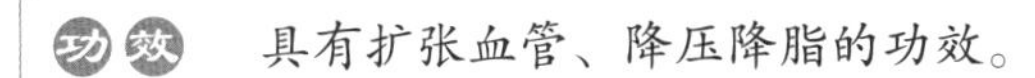

功效　具有扩张血管、降压降脂的功效。

麦芍牛膝茶

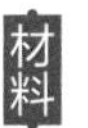

麦芽30克，白芍15克，牛膝20克。

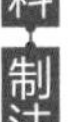

将以上茶材放入砂锅中，加适量水煎沸20分钟。

功效　可养血柔肝、活血降压。

枯草苦丁茶

材料　夏枯草30克，苦丁茶15克，菊花5朵，决明子12克。

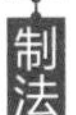

将以上四味茶材共研为粗末，一同放入杯内，然后用沸水冲泡。

功效　清热开郁、散风化结。用于肝郁化火、风阳上扰型高血压。

苹果蜜茶

饮法
代茶频饮
每日数次

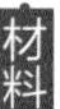

材料 苹果皮50克，绿茶3克，蜂蜜25克。

制法 ❶将苹果皮清洗干净，放入砂锅中，煮至水沸皮烂，滤出汤汁。

❷将绿茶放入杯中，用苹果皮汁冲泡，待茶温稍降，放入蜂蜜调味即可饮用。

功效 养阴、清热、降压，适合高血压患者饮用。

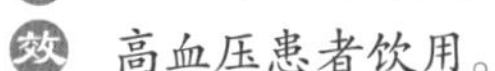

菊槐茶

饮法
代茶频饮

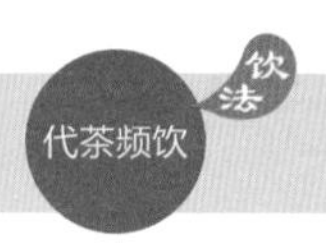

材料 干燥的菊花、槐花各15克。

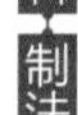

制法 ❶将菊花和槐花放入茶壶中，用沸水冲泡约15分钟后即可饮用。

❷另一种方法是将材料按一定量装入纱布袋，做成茶包，每次取茶包冲饮，易操作。

功效 槐花具有清热、止血、镇痛的功效，适用于目赤肿痛、痔疮、高血压等疾病；菊花能清热解毒、疏风散热，此茶饮适用于高血压患者，可以预防冠心病、脑卒中等。

玉米须茶

饮法
代茶饮

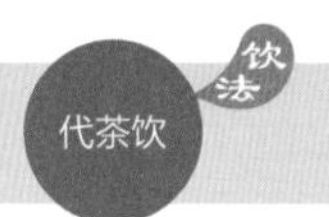

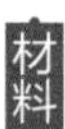

材料 玉米须25～30克。

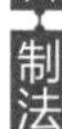

制法 将玉米须放入砂锅内，加水煎煮20分钟左右。

功效 玉米须可消食化积、利尿、止泻、止血。临床上还常用玉米须辅助治疗由肾炎引起的高血压。

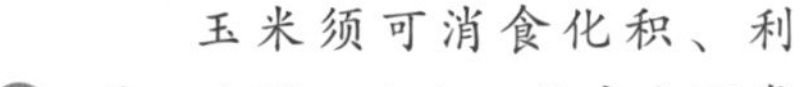

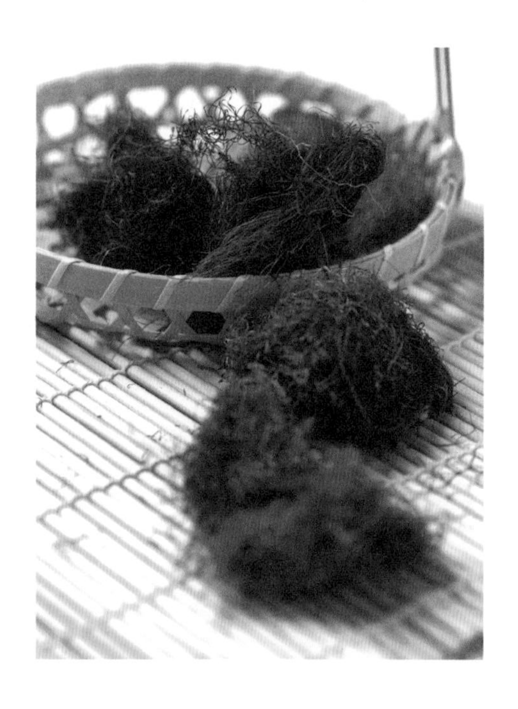

龙胆菊槐茶

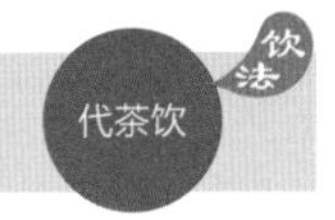

材料 龙胆草10克，菊花、槐花、绿茶各6克。

制法 将菊花、槐花、绿茶、龙胆草掺和均匀后放入茶杯，然后用开水冲泡，10分钟左右即可饮用。

功效 清肝明目，清热凉血。适用于高血压头痛目赤、耳鸣眩晕等。

山楂生地茶

材料 山楂50克，鲜生地黄20克，代糖1大匙。

制法 将山楂、生地黄用水煎2次，取汁混匀，然后调入代糖。

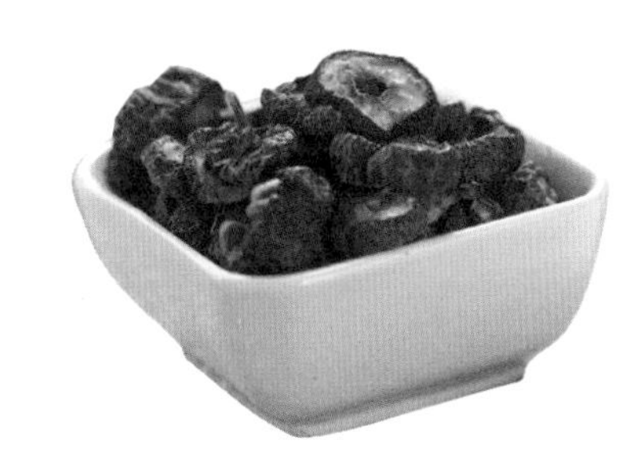

功效 养阴清热，凉血平肝，降低血压。适用于肝肾阴虚型高血压患者饮用。

柿叶蜜茶

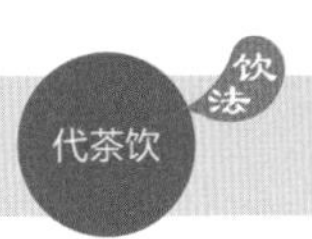

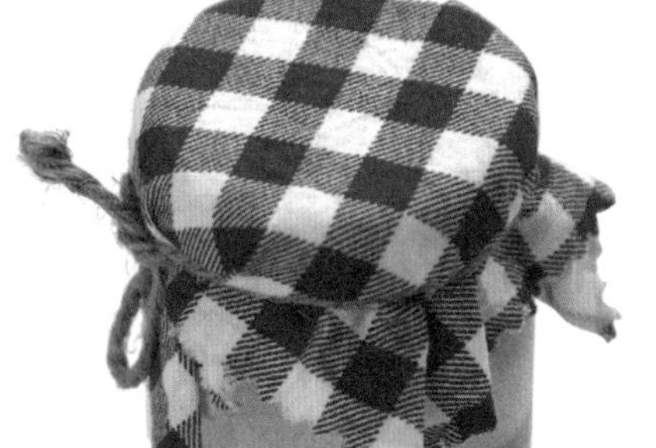

材料 干柿叶末10克（鲜品用20克），蜂蜜5克。

制法 ❶先将干柿叶末放入杯子中，然后用沸水冲泡，加盖闷10分钟左右。❷将柿叶茶倒入另外一个杯子中，加入蜂蜜，搅拌均匀后即可饮服。

功效 平肝凉血，清火降压。适用于肝火上炎、肝阳上亢型高血压患者饮用。

高血脂

高血脂是现代都市常见病之一，多由过食肥腻食物、生活无规律、缺乏锻炼所致，而遗传与环境也是导致高血脂的重要因素。过高的血脂会损坏肝功能，导致脂肪肝、肝硬化，同时也会引起高血压、冠心病、脑卒中等疾病，因此一定要控制病情。

参苓红花茶

饮法：代茶温饮 每日1剂

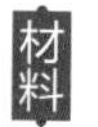

材料 党参、茯苓、红花各6克。

制法 将以上三味茶材置于砂锅中，加适量水，煎沸20分钟即可。

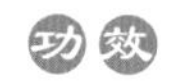

功效 可补气健脾、活血化瘀。

三宝茶

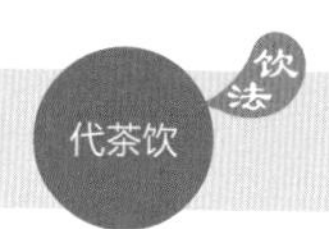

材料 普洱茶、罗汉果、白菊花各10克。

制法 将以上三味茶材磨成粗末，分装，每袋10克。饮用时用沸水冲泡。

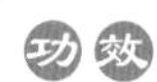

功效 降压、消脂、减肥。

菊花山楂茶

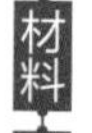

材料 菊花、山楂、茶叶各10 克。

制法 将以上三味茶材用沸水冲泡。

功效 清热、降压降脂、消食健胃。适用于高血压、高血脂等。

山楂橘皮茶

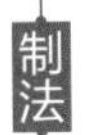

材料 山楂干10片，干橘皮1个，干玫瑰花2朵，冰糖适量。

制法

❶将山楂干、干橘皮、干玫瑰花同放入杯中。

❷将85℃以上的沸水冲入杯中，并盖好杯盖，闷泡10分钟左右。

❸茶闷泡好后，加入冰糖搅拌均匀即可。

功效 此茶饮能活血降脂、帮助消化，适合高血脂患者饮用。

山楂白术茶

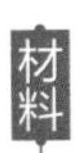

材料 山楂25克，白术15克。

制法 将山楂、白术一同放入砂锅中，加入适量水，煎沸后续煮20分钟左右，滤渣取汁。

功效 山楂所含的脂肪酸能促进脂肪消化，调节胃肠功能；白术能补气健脾、利尿、降血糖、抗菌。此茶饮活血降脂，适用于胃纳欠佳、面色萎黄、神疲乏力的高血脂患者饮用。

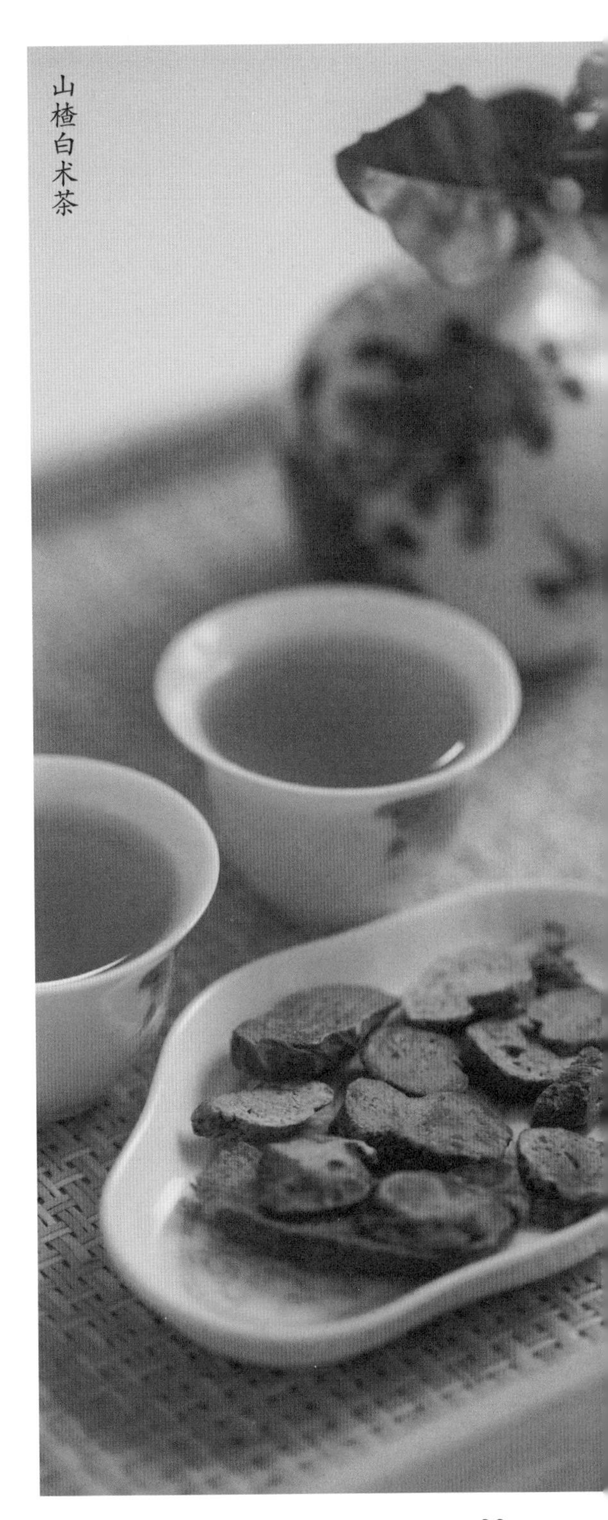

降脂乌龙茶

材料 决明子20克，菊花6克，乌龙茶5克。

制法 将以上茶材煎煮或用沸水冲泡，加盖闷10～15分钟，滤渣取汁备用。

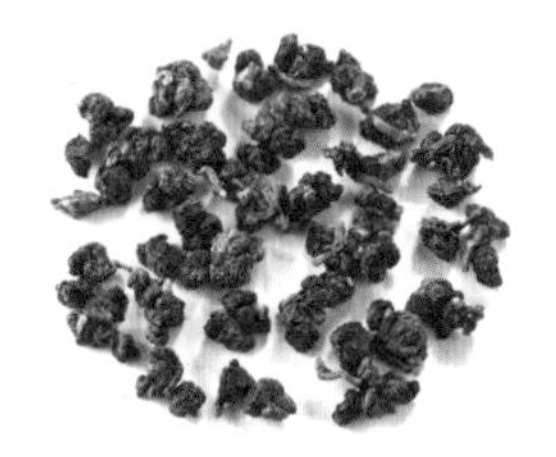

功效 具有降脂减肥、降压通便的功效，适合高血脂、肥胖症患者饮用。

山楂决明饮

材料 山楂、决明子各15克，菊花3克。

制法 ❶将菊花洗净，山楂洗净切片，决明子打碎，放炖锅内，加入250毫升水。

❷炖锅置大火上烧沸，改小火煎10分钟即可。

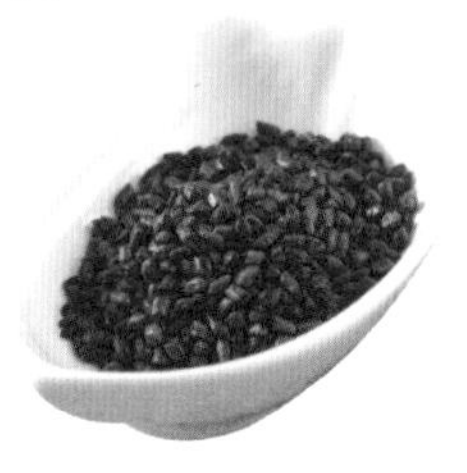

功效 清热解毒，健胃消脂，减肥降糖，适合高血脂患者饮用。

山楂陈皮茶

材料 龙井茶、鲜山楂各10克，陈皮5克。

制法 将上3味用200毫升矿泉水（冷）浸泡4小时以上，随时饮用。

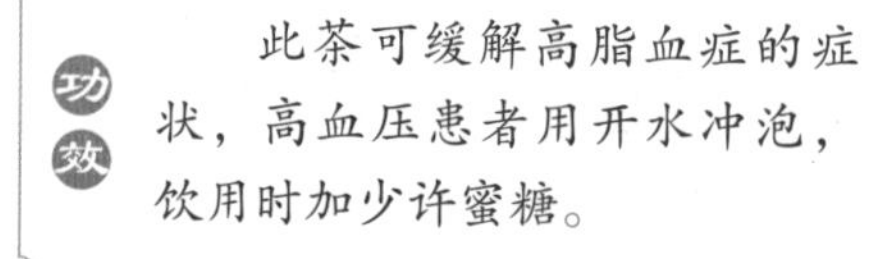

功效 此茶可缓解高脂血症的症状，高血压患者用开水冲泡，饮用时加少许蜜糖。

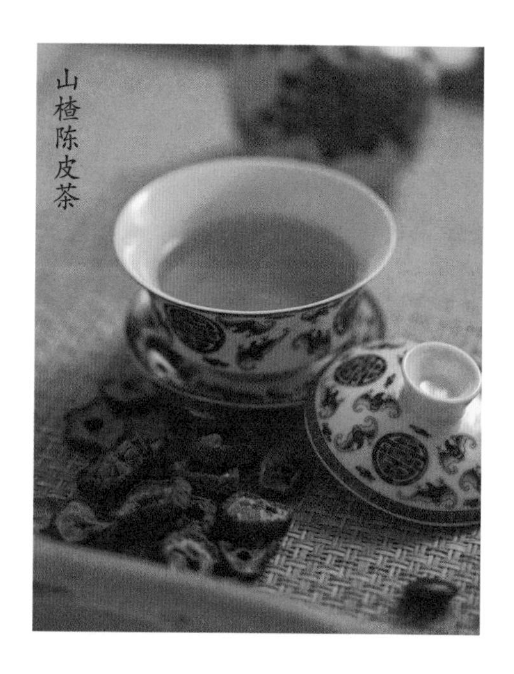

冠心病

冠心病的形成是由于脂肪沉积于冠状动脉内壁，形成斑块，使动脉狭窄，这种狭窄会使心肌缺血导致器官病变。冠心病的症状主要为胸腔中央会发生一种压榨性的疼痛，并会迁延至颈、颌、后背、手臂和胃部。可从日常饮食、生活中预防、调理及控制病情。

银杏茶

代茶饮
每日1次
饮法

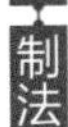

材料：制好的干银杏叶2～3片。

制法：将银杏叶浸泡在1杯热开水中，10～15分钟后即可滤汁饮用。

功效：具有降低血清胆固醇、扩张冠状动脉的功效，可辅助治疗肺虚咳喘、冠心病、心绞痛、高脂血症等。

甘菊饮

每日1剂
多次服饮
饮法

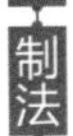

材料：菊花6克，甘草3克，白糖30克。

制法：把菊花洗净，去杂质；甘草洗净，切薄片；把菊花、甘草片放入锅内，加300毫升水；把锅置中火上烧沸，改用小火煮15分钟，过滤，除去药渣，留汁，在药汁内放入白糖搅匀即可。

功效：健胃、清肝、明目，静心舒眠，常饮可降血压、缓解冠心病的不适。

香蕉蜜茶

代茶饮
饮法

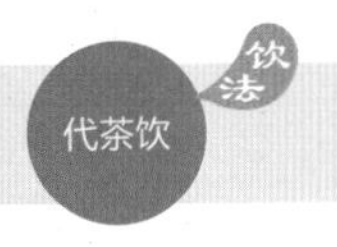

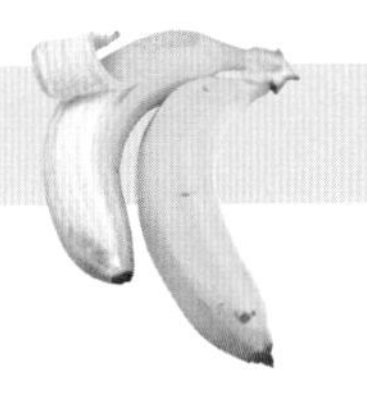

材料：香蕉50克，茶、蜂蜜各适量。

制法：先将香蕉去皮研碎，然后加入等量的茶水中，加少许蜂蜜调匀即可。

功效：适用于冠心病、高血压、高脂血症、动脉粥样硬化的人群服用。

山楂益母茶

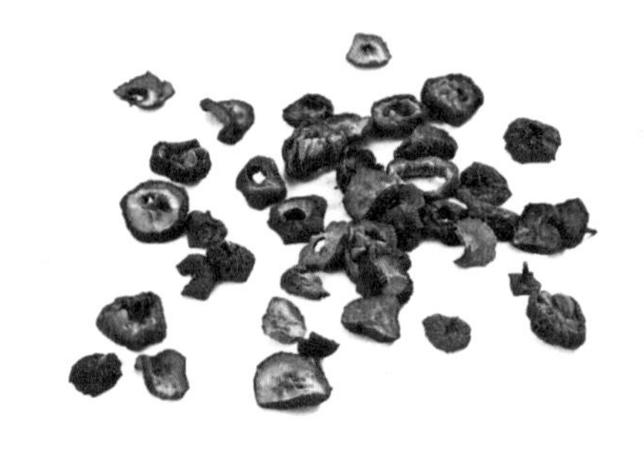

材料 山楂干20克，益母草10克，茶叶5克。

制法 将以上三味茶材放入杯内，用沸水冲泡。

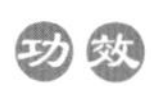
功效 用于心血瘀阻型冠心病。

丹参茶

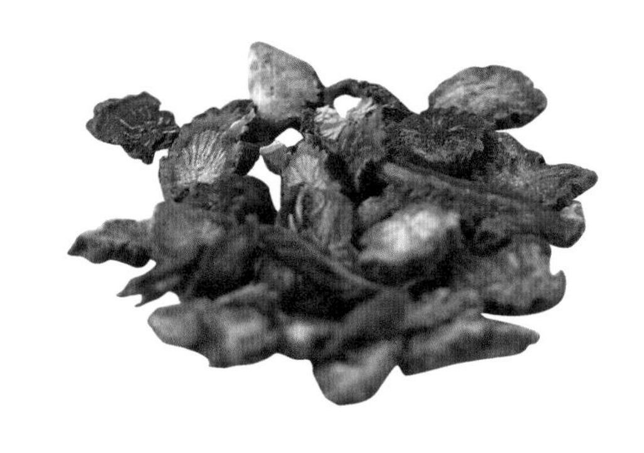

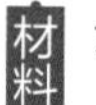
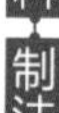

材料 丹参9克，绿茶3克。

制法 丹参研成细末，与绿茶共用沸水冲泡5分钟即可。

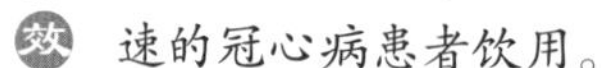

功效 活血化瘀，适用于心动过速的冠心病患者饮用。

茉莉花茶

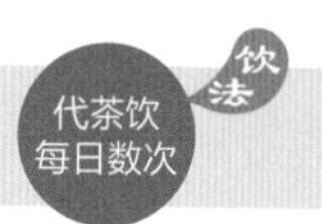

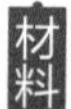
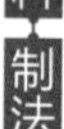

材料 茉莉花3克，冰糖适量。

制法

❶杯中放入茉莉花。

❷以85℃左右的沸水冲泡花茶，盖好杯盖，闷泡3分钟左右。

❸泡好茶后可依个人喜好调入适量冰糖，搅拌均匀后即可饮用。

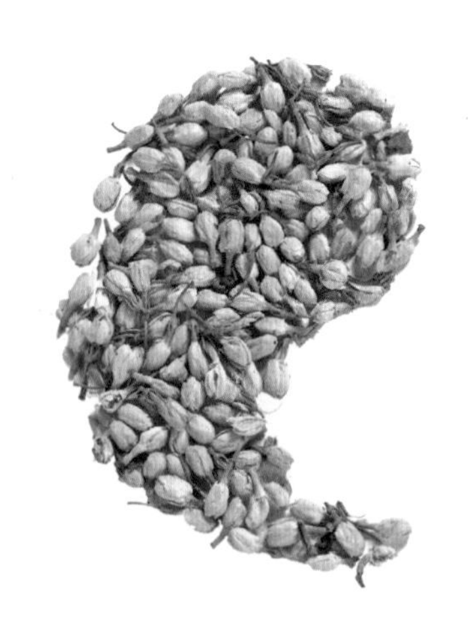

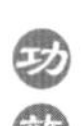

功效 经常饮用此茶，对冠心病引起的心悸气短、头痛、头晕有一定的疗效。

血液循环系统

贫血

贫血是指血液中红细胞的总量在正常值以下。造成贫血的原因有很多，如不良的饮食习惯、偏食或饮食质量低、胃肠道吸收不好等。贫血的临床表现为面色苍白，伴有头昏、气急、心悸、乏力等症状。最常见的贫血类型是巨幼红细胞性贫血和缺铁性贫血。

红花生地黄茶

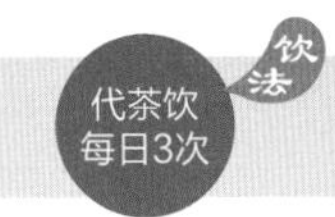

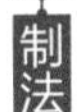

材料 红花1克，花生衣6克，生地黄25克，红枣3颗。

制法 把花生衣、生地黄和去核的红枣加400毫升水，煮沸后再煮15分钟，最后加入红花稍泡即可。

功效 生地黄是补血良药，可补血养肾、滋阴益髓；红花可活血调经，散瘀止痛，通利血脉；红枣可补气养血；花生衣可补血止血，调和脾胃。故此茶饮对改善贫血很有帮助。

丹参黄精茶

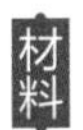

材料 丹参、黄精、茶叶各5克。

制法 将以上茶材共研成末，沸水冲泡，加盖闷泡10分钟。

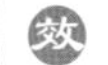

功效 补血，填髓，适用于头晕、心悸、乏力、腰膝酸软等症。

白芍当归滋肝茶

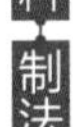

材料 白芍、熟地黄、当归各适量。

制法 将白芍、熟地黄和当归放入容器内，用沸水冲泡，加盖闷泡15～20分钟，滤渣后取汁代茶饮。

功效 滋肝养血。头昏眼花、神疲肢软、心悸怔忡、面色无华者，可饮用此茶。

黑木耳红枣饮

材料 黑木耳30克，红枣20颗，冰糖适量。

制法 ❶将黑木耳泡软洗净后，撕成小朵，沥干水分备用。

❷锅中加入600毫升的清水，放入撕好的黑木耳、冰糖，连同红枣一同煮10分钟左右。

❸倒入碗中，连同汤汁一起食用即可。

功效 此茶饮含铁、钙、磷等多种营养成分，具有滋阴补血、强壮身体的作用。

黑木耳多糖可抑制血小板凝集，预防血栓的形成，有防治动脉粥样硬化和冠心病的作用。黑木耳还含有抗肿瘤活性物质，能增强机体免疫力。此外，黑木耳中铁的含量极为丰富，常吃黑木耳能养血驻颜，令人肌肤红润、容光焕发，并可预防和改善缺铁性贫血。

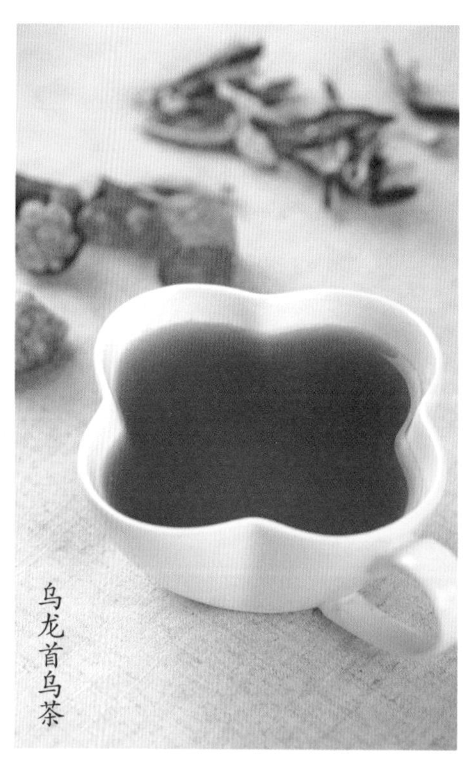

乌龙首乌茶

乌龙首乌茶

材料 何首乌30克，桑葚9克，枸杞子10克，乌龙茶适量。

制法 将全部材料一同放入砂锅中，加适量水，煎沸20分钟，滤渣取汁。

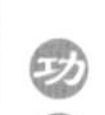

具有补肝肾、养血的功效，适合年老体衰或大病初愈后身体虚弱者饮用。

桂圆红枣养血茶

材料 桂圆肉3克，红枣3颗。

制法 将红枣切碎去核，与桂圆肉一起放入容器内，用沸水冲泡，加盖闷15～20分钟，滤渣取汁后备用。

功效 桂圆是补血药，具有健脾养心、益气生血的作用，搭配补气养血的红枣入茶，对脾虚不生血、心弱不主血的贫血、心悸怔忡、面色苍白、失眠不寐者有较好的疗效。

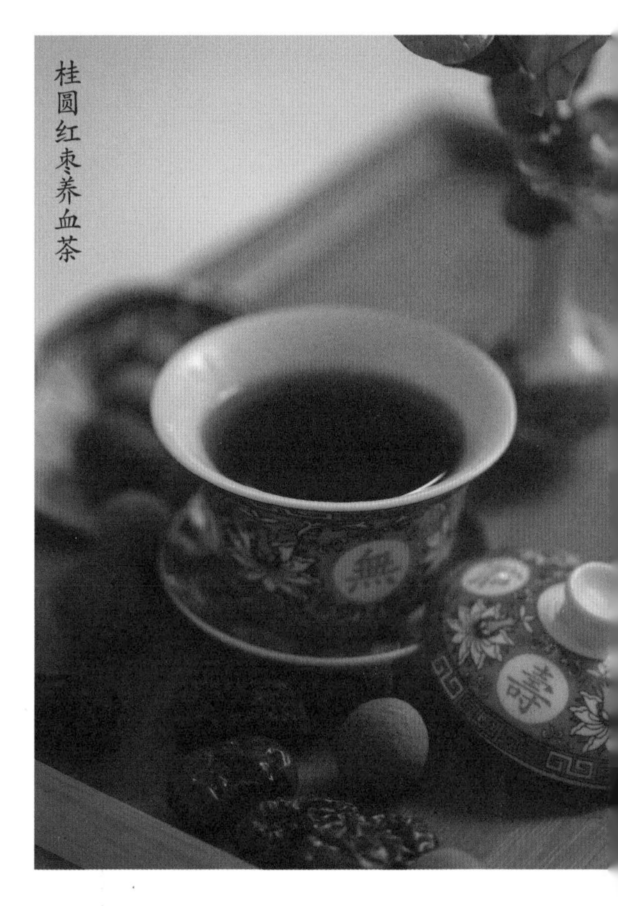

当归黄芪补血茶

材料 黄芪30克，当归片6克。

制法 将黄芪和当归片放入杯中，用沸水冲泡20分钟左右即可饮用。

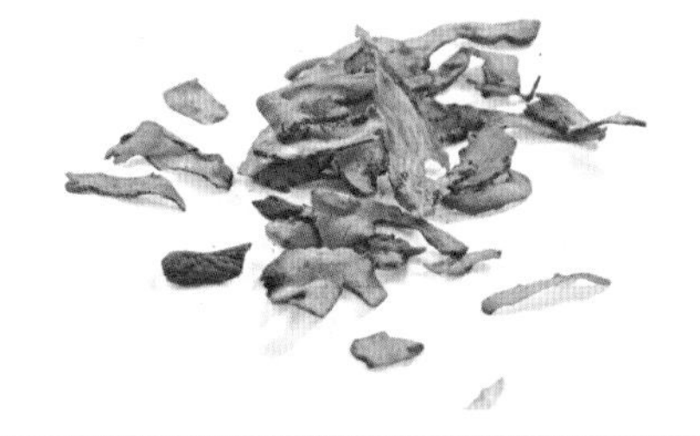

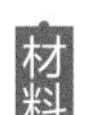
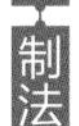

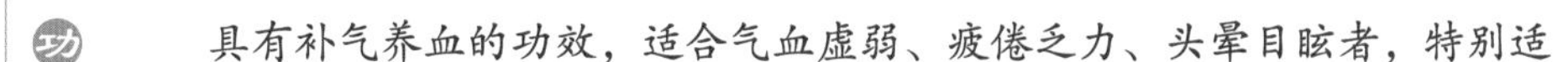

功效 具有补气养血的功效，适合气血虚弱、疲倦乏力、头晕目眩者，特别适合手术恢复期、老年人、产妇、儿童及贫血者饮用。

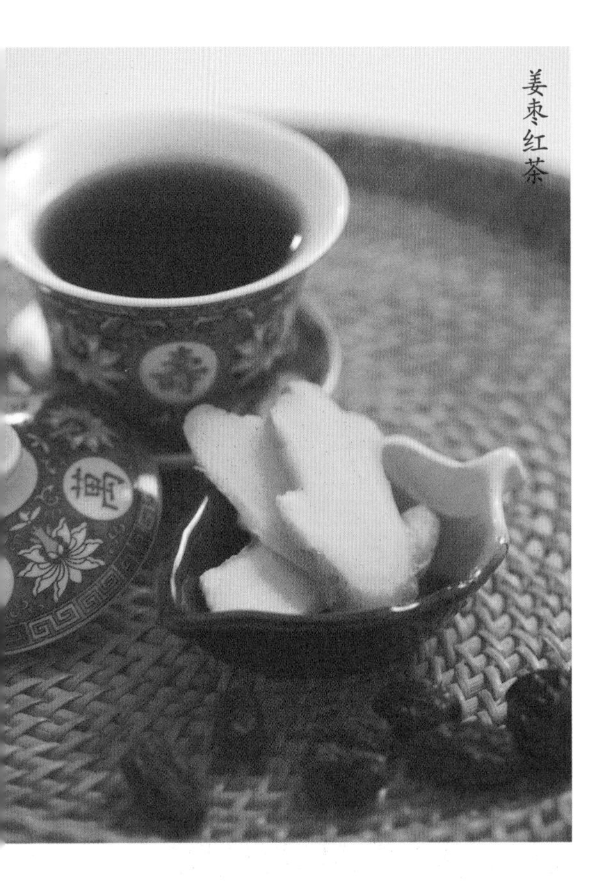

姜枣红茶

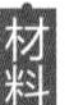

红茶0.5～1.5克，红枣25～30克，生姜10克，蜂蜜适量。

❶把红枣加水煮熟晾干。

❷生姜切片炒干，再加入蜂蜜炒至微黄。

❸把红茶、红枣、生姜用沸水冲泡5分钟即可。

红茶性温，具有滋养脾胃、暖胃的功效；红枣富含维生素C及营养元素钙、磷、铁等成分，能增强体力、保护肝脏、补气补血。此茶饮具有健脾补血的功效，贫血的女性可多饮用。

干香菇酒

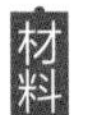

干香菇25克，柠檬1个，25° 的蒸馏酒900毫升。

❶称好所需香菇的分量，香菇洗净，摊开，在太阳下暴晒半天左右。

❷将柠檬洗净后切片。将晒好的干香菇与切好的柠檬片放在玻璃瓶内，倒入蒸馏酒，密封放置在阴凉处。

❸2周后，待其熟成后，过滤至窄口玻璃瓶里。

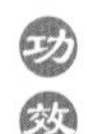

这种养生酒可促进肝的运作，帮助肝脏恢复功能，进而改善贫血状况；还可以补气，改善肠胃状况，特别是没有食欲的时候饮用，可激发食欲。香菇还有提高机体免疫力及抗氧化的作用。

红枣酒

直接饮用
或加冰块

与肉桂酒
或姜酒
一起饮用

饮法
与热牛奶
一起饮用

养生功效

红枣水煎液能增强肌力、促进骨髓造血。此外，红枣还含有大量的维生素C、核黄素、硫胺素、胡萝卜素、烟酸等多种维生素，具有提高人体免疫功能、增强身体抗病能力等功效。其中，红枣中丰富的维生素C可降低体内多余的胆固醇。此外，红枣还具有补虚益气、养血安神、健脾和胃的功效。

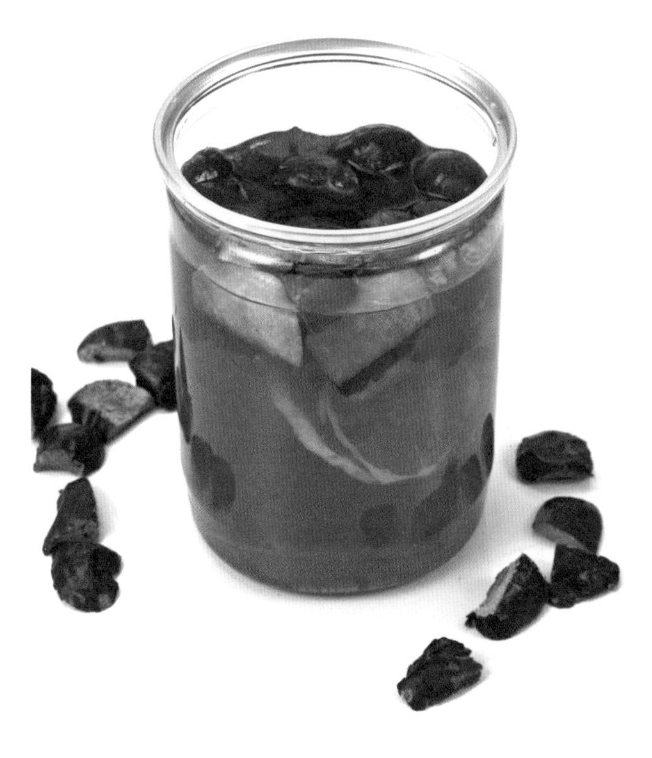

中医主张

《本草纲目》记载：大枣“安中，养脾气，平胃气，通九窍，助十二经，补少气、少津液、身中不足，大惊四肢重，和百药。久服轻身延年”。

制作方法

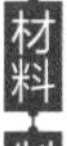

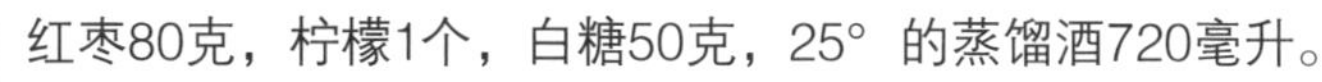

材料 红枣80克，柠檬1个，白糖50克，25°的蒸馏酒720毫升。

制法

❶称好红枣和白糖的分量。

❷将红枣和柠檬分别洗净，备用；红枣掰碎，柠檬切薄片。

❸将红枣、柠檬片和白糖放进玻璃瓶内，倒入蒸馏酒，密封放置阴凉处。1个月后，待其熟成后，过滤到窄口玻璃瓶内。

神经衰弱

— 神经系统 —

神经衰弱是精神易兴奋，脑力易疲乏，常有精神和心理、生理症状的神经性障碍，属于心理疾病的一种。治疗时，应以心理治疗为主，药物治疗为辅。药茶药酒疗法也是辅助治疗神经衰弱的有效方法，可起到宁心安神、益气养血的作用。

脑清茶

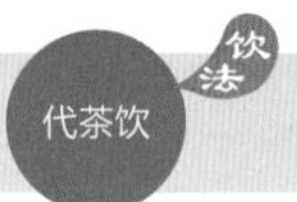

材料　决明子25克，甘菊、夏枯草、橘饼、何首乌、五味子各3克，麦门冬、枸杞子、桂圆肉各6克，桑葚12克。

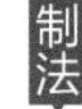

将上述诸药共研为粗末，用开水冲泡即可。

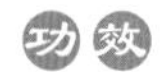

可辅助治疗神经衰弱。

含羞草茶

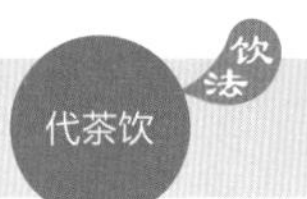

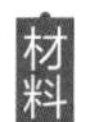

含羞草25～100克。

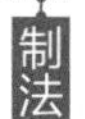

将含羞草洗净后加适量水，小火浓煎10～15分钟，滤渣取汁。

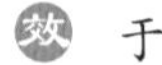

具有宁心安神、镇静、清热利湿的作用，适用于失眠、神经衰弱等症。

芹菜茶

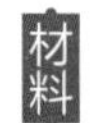

芹菜500 克，白糖适量。

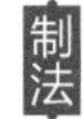

将芹菜洗净，加水煎取汁液，加入白糖。

功效　清热、利水、降压。适用于早期高血压、血管硬化、神经衰弱等。

山楂饮

饮法
每日2次
每次1小杯

材料 山楂片30克，白糖适量。

制法 将山楂片洗净，放入锅内，加水500毫升，用小火煮20分钟，去山楂片，再加入白糖调服。

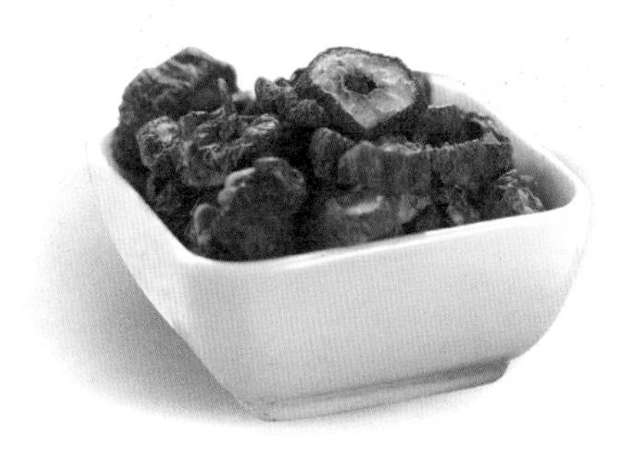

功效 可改善神经衰弱症状。

淫羊藿茶

饮法
代茶饮

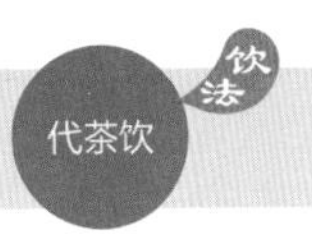

材料 淫羊藿20克。

制法 淫羊藿水煎取汁。

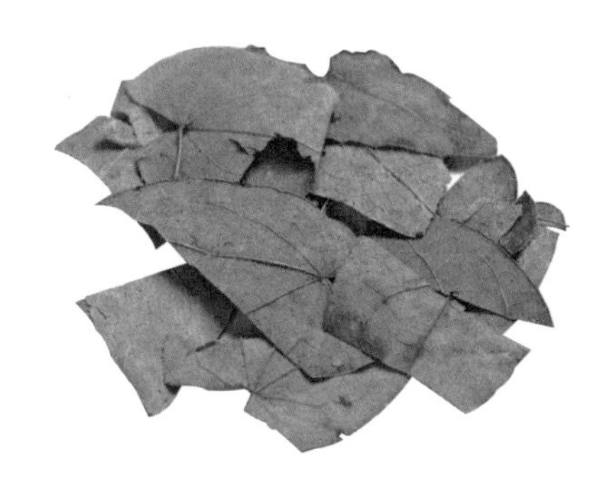

功效 适用于神经衰弱。

枇杷银耳饮

饮法
汤渣同食

材料 新鲜枇杷200克，银耳25克，冰糖适量。

制法 枇杷洗净，去皮切片；银耳洗净，泡软。将枇杷与银耳放入锅中，加入清水一起煮，煮沸后，再加入冰糖一起煮。

功效 有效改善神经衰弱症状。

鲜松针饮

饮法
2次分服

材料 鲜松针30克，白糖适量。

制法 鲜松针水煎滤渣，调入白糖。

功效 适用于神经衰弱。

枣仁蜂蜜茶

材料 炒酸枣仁15克，蜂蜜30克。

制法 将酸枣仁放入茶杯中，用沸水冲泡，加盖闷泡10分钟左右。饮用时依据个人口味调入适量蜂蜜即可。

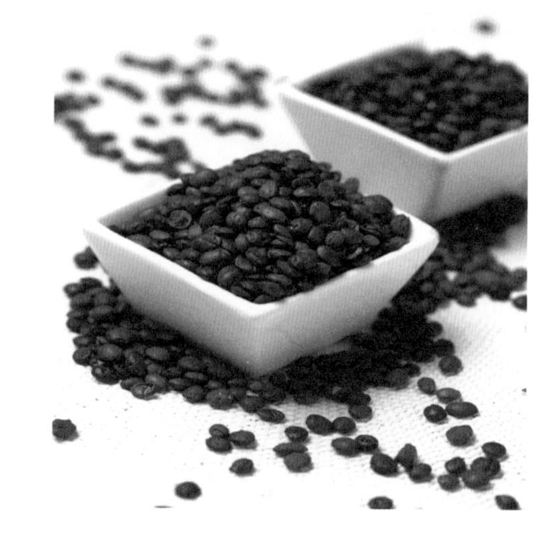

功效 有养心安神、补肾阴虚的功效，适用于心肾阴虚型神经衰弱，可以改善失眠、多梦、健忘等症。

注意事项：内有实邪郁火及肾虚滑精、梦遗者慎服此茶。

茉莉薰衣草茶

材料 茉莉花3～5朵，薰衣草1小匙，蜂蜜适量。

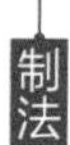

制法 将以上茶材放进茶杯中，冲入沸水，加盖闷1～2分钟即可。

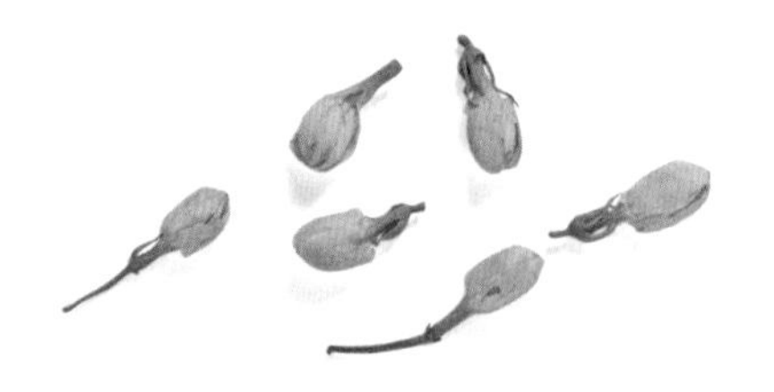

功效 此茶有养心安神、疏肝解郁、补气养血的作用，可以舒缓忧郁型神经症，改善睡眠不佳的状况。

桂圆补血酒

材料 桂圆、何首乌、鸡血藤各125克，白酒1500克。

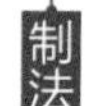

制法 先将鸡血藤和何首乌切成小块，与桂圆、白酒一同置容器中，密封，浸泡10天，过滤即可。

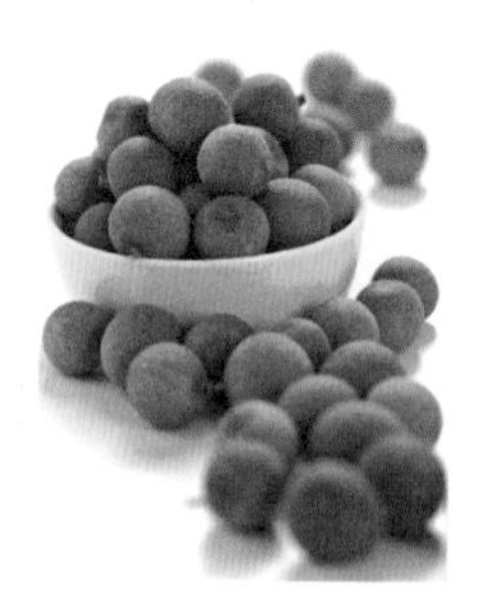

功效 补髓填精，养心宁神。适用于贫血、须发早白、神经衰弱等症。

失眠

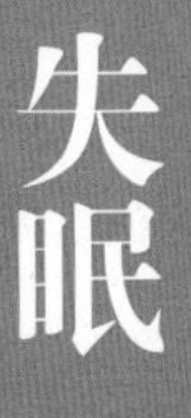

失眠又称『入睡和维持睡眠障碍』，是由心理、生理等多种因素造成的。主要表现为感觉疲劳、烦躁、情绪失调、注意力不集中和记忆力差等症状。根据传统中医理论，失眠的原因主要为脏腑功能紊乱，可以通过药物、心理疗法及其他疗法来改善症状，药茶药酒也是不错的选择。

灵芝远志茶

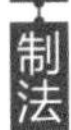

材料 灵芝10克，炙远志5克。

制法 将以上茶材分别洗净，切碎，同放茶杯内，沸水冲泡，加盖闷10分钟即可。

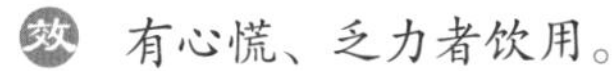

功效 安神定志，益气养血。适合晚间睡眠不实，伴有心慌、乏力者饮用。

远志茶

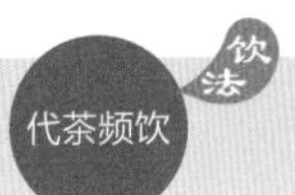

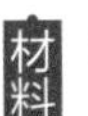

材料 炙远志10克。

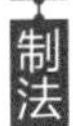

制法 将炙远志洗净切成薄片，放入茶杯中，沸水冲泡，加盖闷30分钟。

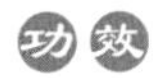

功效 有镇静催眠、抗衰老的作用。

甘草莲心茶

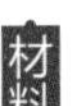

材料 莲子心、甘草各2克，蜂蜜适量。

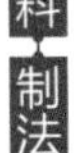

制法

❶将莲子心、甘草放入杯中，用沸水冲泡，加盖闷10分钟左右。饮用时依个人口味加适量蜂蜜调味即可。

❷或将莲子心、甘草放入盛水的锅中煎煮，滤汤，最后调入蜂蜜饮用。

功效 此茶饮具有清心养神、泻火解毒的功效，适用于情绪紧张、焦虑不安、口渴咽干、目赤肿痛、失眠等症。

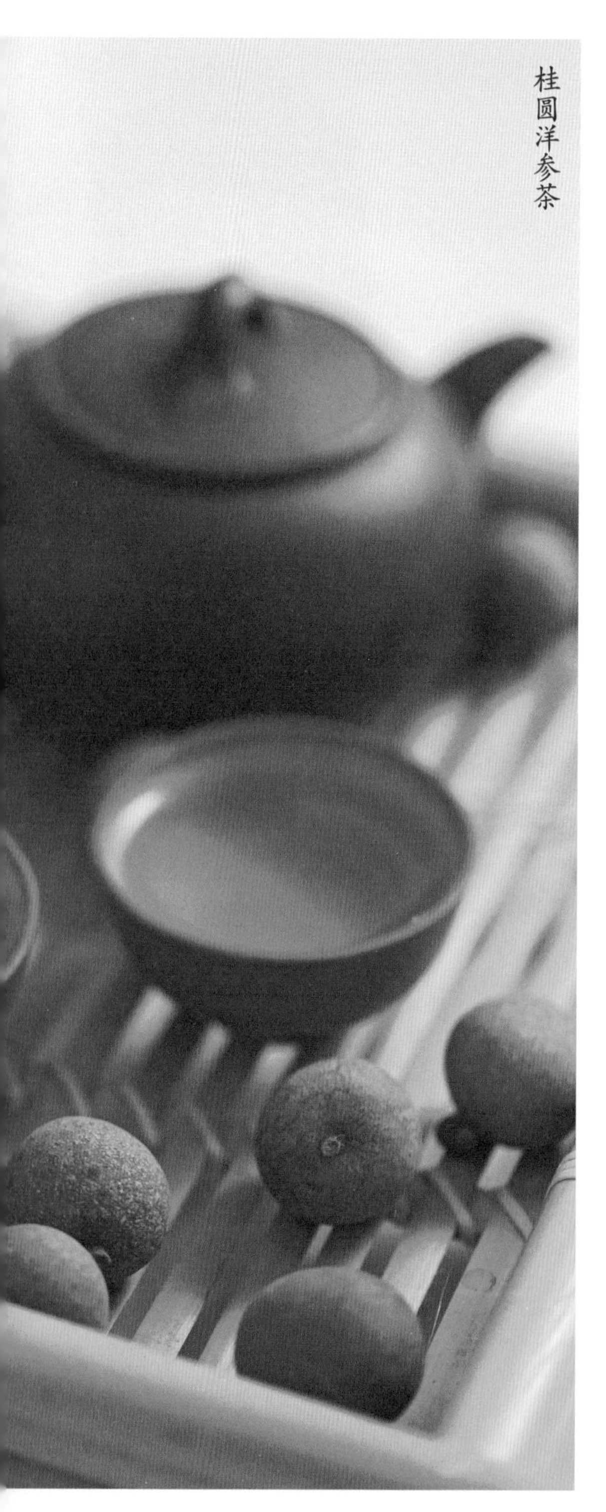

桂圆洋参茶

材料 桂圆肉30克，西洋参6克，白糖适量。

制法 ❶将西洋参浸润切片，桂圆肉去杂质洗净。

❷将西洋参、桂圆肉放入砂锅内，加入适量水，置于沸水锅中蒸40分钟即可。

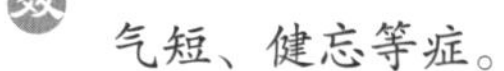

功效 此茶具有养心血、宁心神的功效，适用于失眠、心悸、气短、健忘等症。

注意事项：畏寒、肢冷、腹泻等阳虚体质者不宜服用此茶。

酸枣仁健脑茶

材料 枸杞子、酸枣仁各10克，红糖适量。

制法 将枸杞子、酸枣仁洗净后与红糖同放茶杯内，冲入沸开水后，盖紧茶盖，闷30分钟即可。

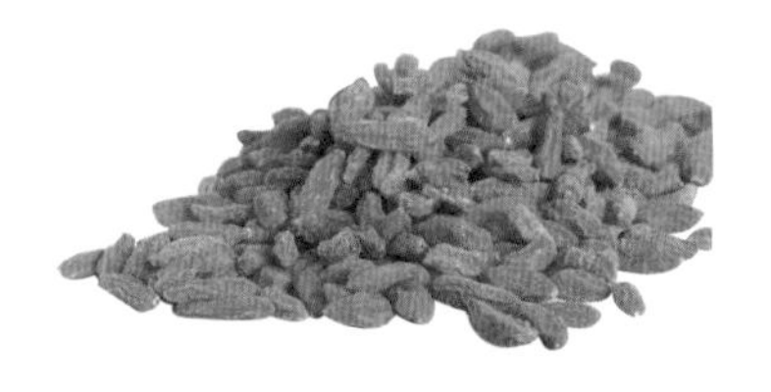

功效 健脑安神。适用于失眠、记忆力减退、心烦意乱、神疲乏力等症。

柏仁合欢茶

饮法
代茶频饮

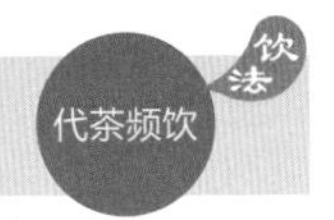

材料 柏子仁15克，合欢花6克。

制法 将柏子仁与合欢花分别洗净后，同放茶杯内，沸水冲泡，加盖闷泡10分钟即可饮用。

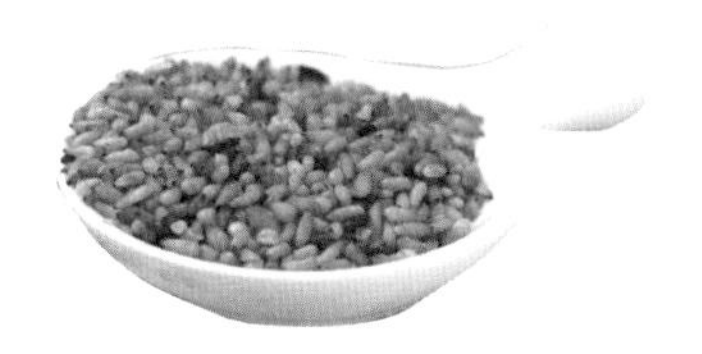

功效 具有安神解郁、宁心催眠的功效。

灯芯竹叶茶

饮法
每日睡前
饮用1次

材料 淡竹叶30克，灯芯草5克。

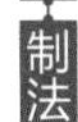

制法

❶将淡竹叶和灯芯草分别洗净沥干，切成碎末备用。

❷锅中放茶材碎末，加入750毫升清水煮沸，滤渣取汁饮用。

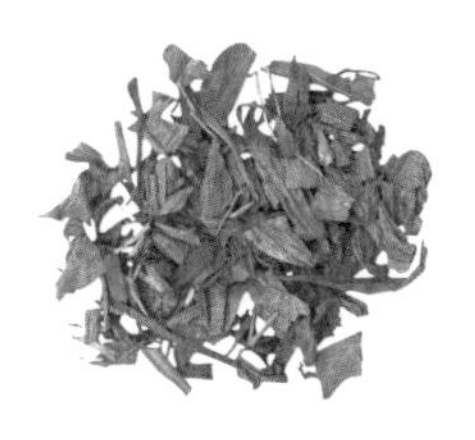

功效 此茶能清心降火、清热止渴、消除烦闷，还可改善失眠症状。

百合饮

饮法
每日1剂
分2次服用

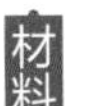

材料 百合100克，白糖适量。

制法 将百合洗净，加水用小火煎熬，待熟烂后加入白糖，稍煮即可。

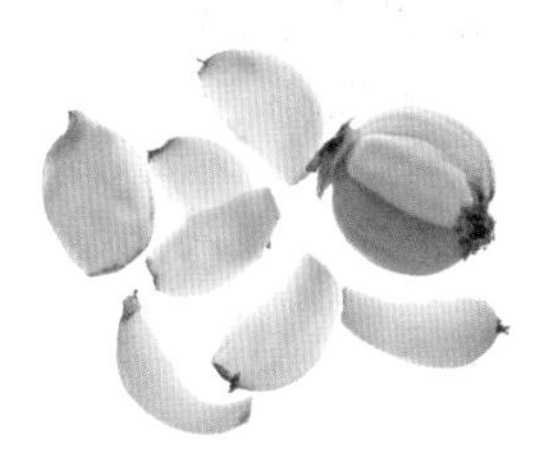

功效 适用于内热较重、咽干咳嗽、虚烦失眠、心悸不宁等。

大蒜保健酒

饮法
日服2次
1次15毫升

材料 大蒜400克，白糖250克，白酒2000毫升。

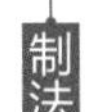

制法 将大蒜去衣，洗后沥干，拍裂，入白糖一同倒入容器中，用白酒密封浸泡（置于阴凉处），2~3个月清酒部分即可饮用。

功效 可消除疲劳，治疗失眠、炎夏精神不振等症。

核桃酒

饮法
每日1剂
分2次服

材料 核桃仁5个，白糖30克，黄酒50毫升。

制法 将核桃仁与白糖捣烂成泥，放入锅中注入黄酒，用小火煎30分钟。

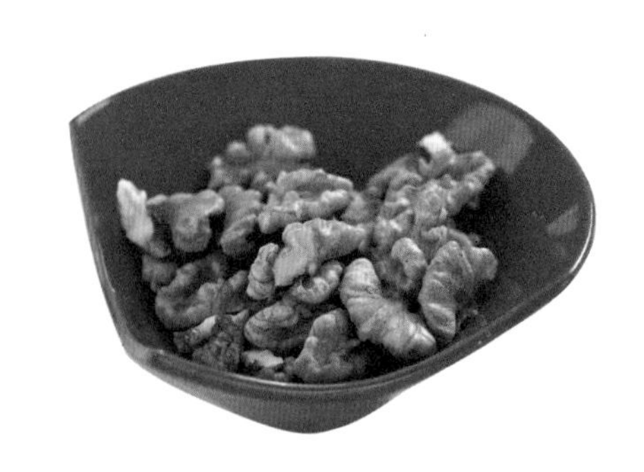

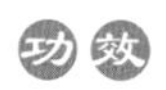

功效 适用于肾虚引起的失眠。

红茶蒜糖保健酒

饮法
每日1次
每次20毫升

材料 大蒜100克，白酒500毫升，冰糖90克，红茶少许。

制法 ❶将大蒜去皮，放入碗中蒸20分钟左右。

❷把蒸好的大蒜盛入酒瓶，加入白酒、红茶叶和冰糖，不断搅拌至均匀，加盖密封保存30天即可。

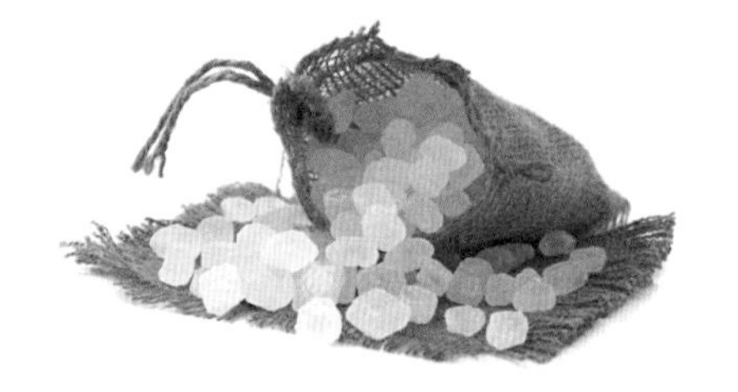

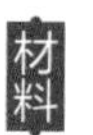

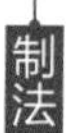

功效 适用于更年期引起的食欲不振、失眠、精神不振等。

灵芝丹参酒

饮法
每日2次
每次10毫升

材料 灵芝、丹参、田七各50克，米酒3瓶。

制法 将米酒以外的材料洗去表面灰尘，晾干水分。所有材料平铺于瓶内，再注入米酒，加盖密封，100天后即可滤渣取汁饮用。

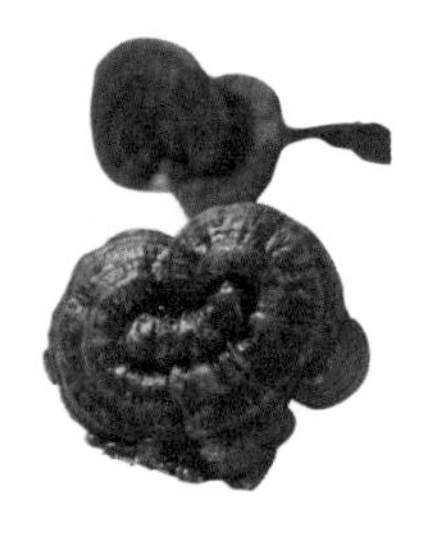

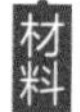

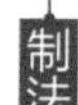

功效 灵芝具养心安神、祛痰止咳、补气养血、促进新陈代谢、增强免疫力等功效。此饮有益精生血养气等功效，适用于体质虚弱、容易头晕、冠心病、失眠者。

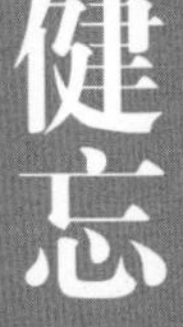

健忘

健忘是以记忆力减退、遇事易忘为主要表现的疾病，多因心脾亏损、年老精气不足，或痰瘀阻痹等所致，常见于神劳、头部内伤、中毒等脑系疾病。

枸杞子淫羊藿茶

材料 枸杞子9克，山茱萸、淫羊藿、沙苑子、五味子各6克。

制法 将以上茶材用水煎。

功效 有滋补肝肾、助阳益智的功效，可改善抑郁型神经衰弱、健忘等症。

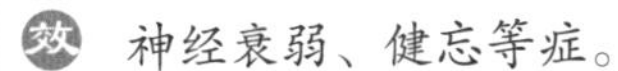

仙智茶

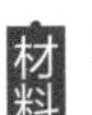

材料 淫羊藿9克，益智仁6克。

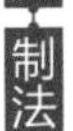

制法 将以上茶材以4碗水熬成3碗。

功效 淫羊藿又称仙灵脾，此茶因此而得名，可有效改善健忘。

灵芝饮

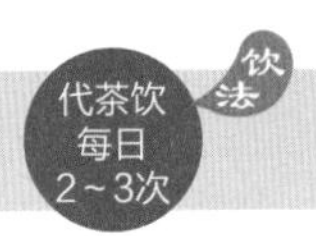

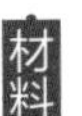

材料 灵芝5克。

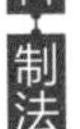

制法 灵芝水煎取汤。

功效 养心安神，益气补血，滋补强壮，健脑益智。适于心脾两虚、神经衰弱、健忘者食用。

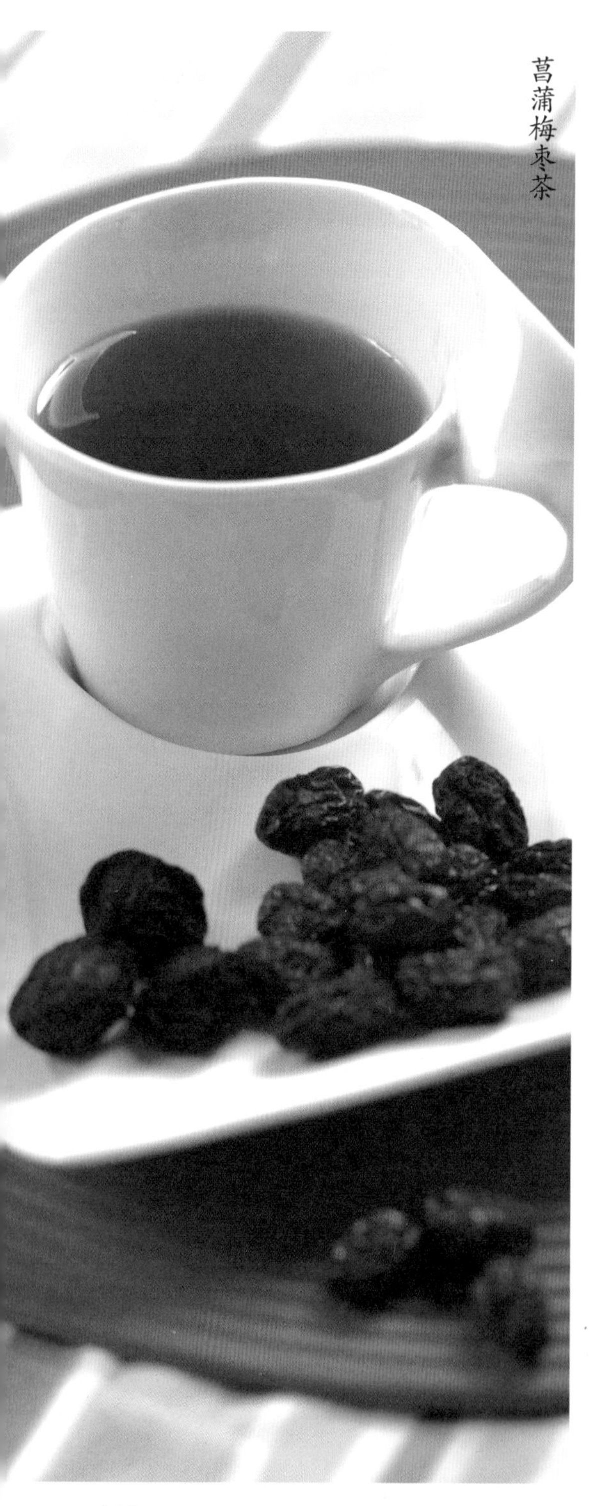

菖蒲梅枣茶

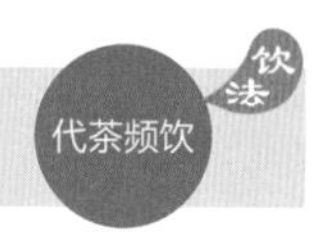

材料 石菖蒲3克，酸梅肉2颗，红枣2～3颗，红糖适量。

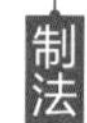

制法 将以上茶材用沸水冲泡，加盖闷泡15分钟。

功效 石菖蒲属开窍药，性温，味辛、苦，能“开心孔，补五脏，通九窍，明耳目，出音声”，适用于失眠、健忘、头晕、风湿痹痛、跌打损伤等，久服可延年益寿。此茶饮可改善失眠、健忘等症。

莲子冰糖饮

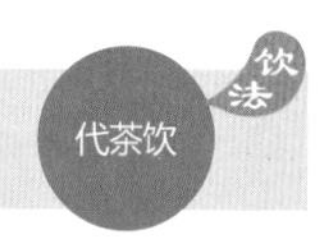

材料 干莲子250克，冰糖适量。

制法 干莲子用凉水浸泡，去除内心，倒入锅内，小火炖煮至莲子熟软时，加入冰糖调味即可。

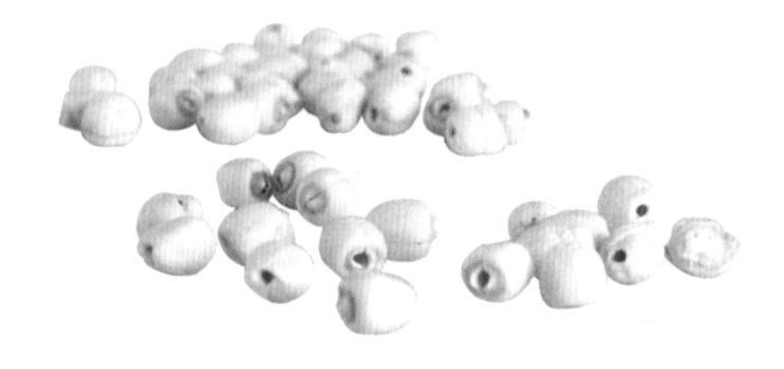

功效 健脾养心，益智安神。适用于用脑过度、健忘、失眠者服用，常服可增强脑力、聪明心智。

五加五味茶

材料 五加皮15 克，五味子5克。

制法 将以上茶材用沸水冲泡。

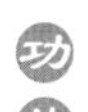

功效 祛风除湿，益气生津，补肾养心。适用于肝肾气虚型眩晕、健忘。

益智健脑茶

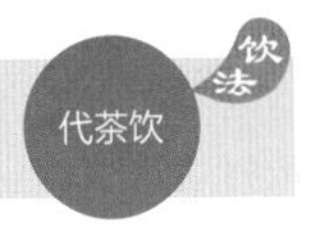

材料 石菖蒲、人参各5克，远志、云茯苓各6克。

制法

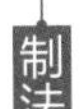

❶人参切成薄片，其他三味茶材捣碎，同切好的人参装在纱布袋中，扎紧袋口。

❷将纱布袋放入杯中，加800毫升沸水冲泡，加盖闷30分钟即可。

功效 具有养心益智的功效。

桂圆碧螺春茶

材料 桂圆肉6克，碧螺春茶3克。

制法 将桂圆肉同碧螺春茶一同以水煎制即可。

功效 此茶是增强记忆的保健茶，具有养心、安神、健脑、振奋精神、增强记忆力的功效。适合失眠健忘者饮用。

桂圆碧螺春茶

五味子酒

饮法
佐餐饮

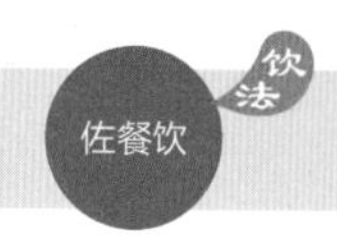

材料 五味子200克，白酒400毫升。

制法 将五味子择洗净，放入白酒中浸泡，每3日搅拌1次，存放15日即可。

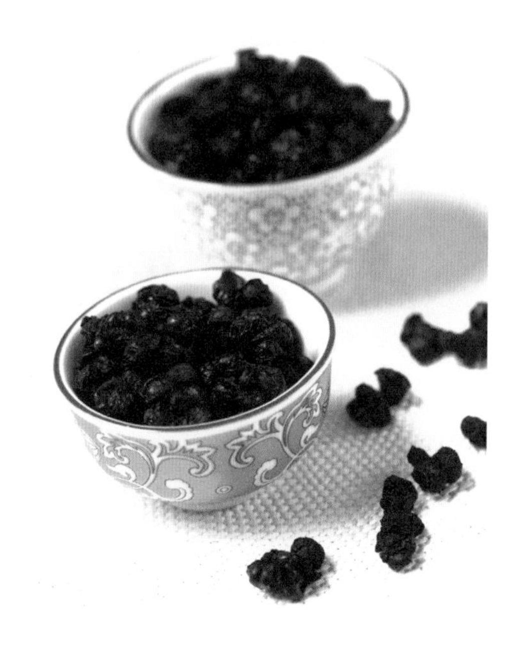

功效 敛阴滋肾，生津安神。适用于神经症所致失眠、头晕、心悸、健忘、乏力、烦躁等。也可用于肺虚喘咳、口干作渴、自汗盗汗、梦遗滑精、久泻久痢等。

远志酒

饮法
日服1次
每次服
15毫升

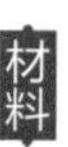

材料 远志10克，白酒500毫升。

制法 将远志研末，置容器中，加入白酒，密封，每日振摇1次，浸泡7天后滤渣，即可。

功效 安神益智，交通心肾。适用于心肾不交引起的多梦、惊悸失眠、健忘等。

桂圆酒

饮法
日服1次
每次服15克

材料 桂圆肉250克，白酒400毫升。

制法 将桂圆肉切碎，装入酒瓶中，加入白酒浸泡15～20天即可。

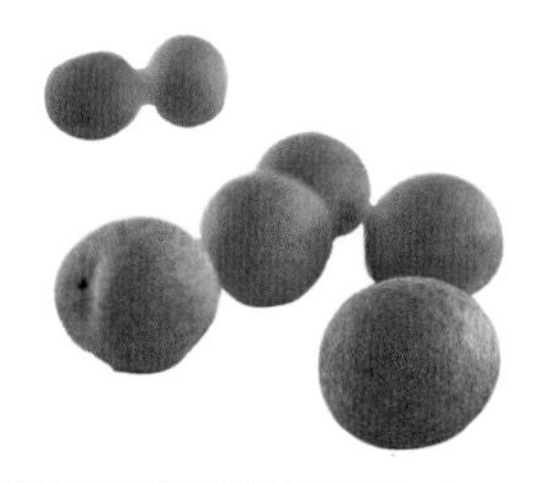

功效 养血安神。适用于神经衰弱、失眠、健忘、心悸等症。

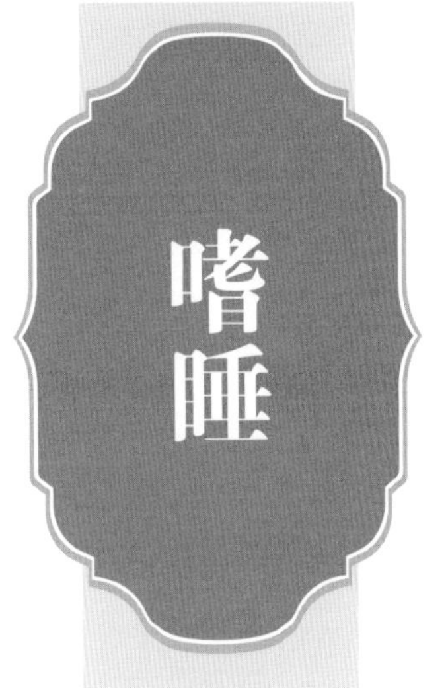

嗜睡

所谓『嗜睡』，通俗来说，就是『睡不醒』，嗜睡者整天处于昏昏欲睡的状态，严重影响了正常的工作和生活。嗜睡可以通过一些方法得到预防和改善，如多运动、多交流、做按摩等，还可通过一些药茶方来达到保健祛病的效果。

北五味子茶

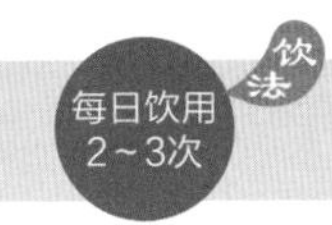

材料 北五味子4克，绿茶1克，蜂蜜25克。

制法 先将北五味子用小火炒至微焦，然后将北五味子、绿茶、蜂蜜用沸水冲泡5分钟即可。

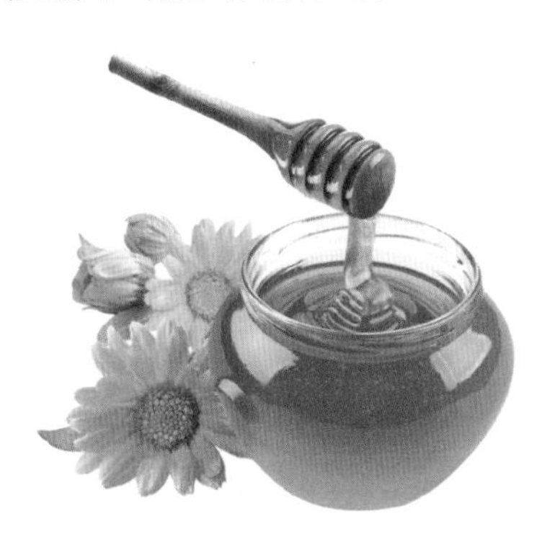

功效 适用于神经衰弱、困倦、嗜睡者。

苍芎茶

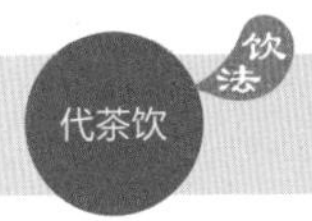

材料 绿茶、川芎、藁本、白芷各3克，苍术5克，细辛0.5克。

制法 将除绿茶外的所有茶材放入砂锅中煎煮，然后用煮出的汁液冲泡绿茶即可。

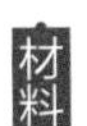

功效 川芎是活血止痛药，“上行头目，下调经水，中开郁结，血中气药”，对感冒引起的头痛、疲倦有作用；白芷能通鼻窍、祛风止痛、消肿排脓；苍术是化湿药，能祛燥湿、利尿、补气健脾、明目。此茶饮对于风寒感冒引起的头昏体乏有辅助疗效，可缓解头昏、嗜睡症状。

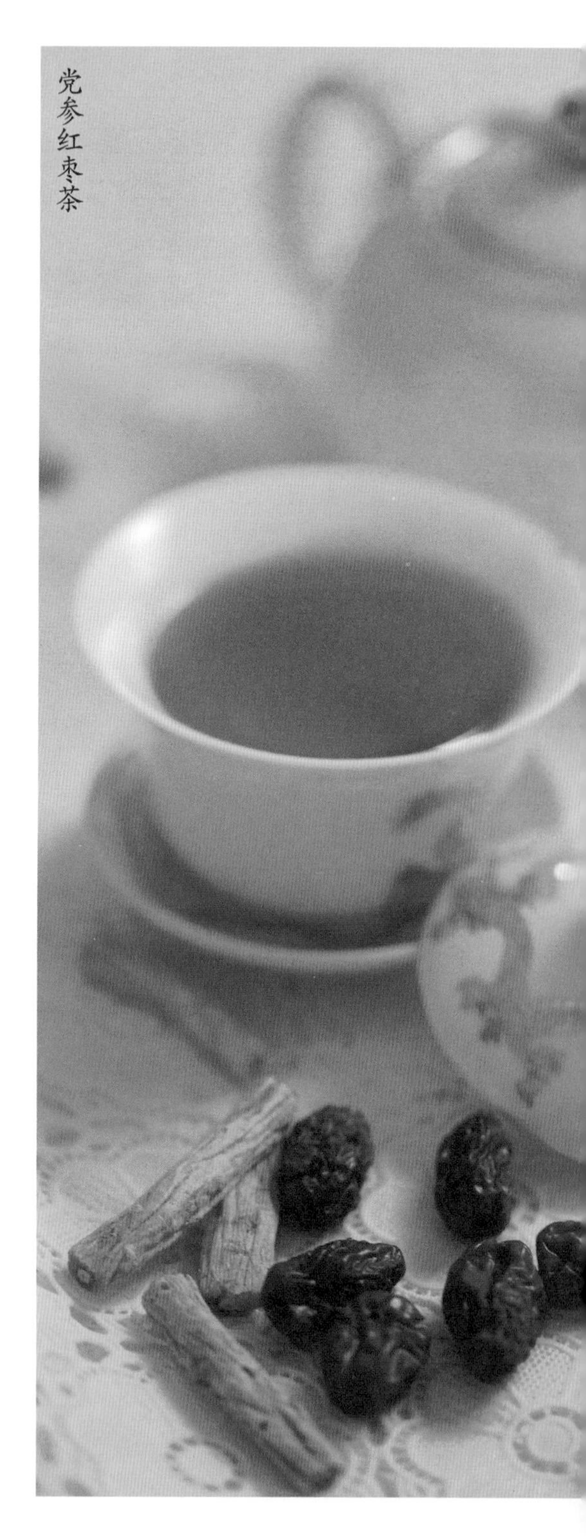

党参红枣茶

材料 红枣5颗，党参15克。

制法 ❶将党参洗净，切片备用。

❷将红枣洗净，与党参一起用沸水冲泡即可。

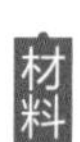

党参是补气药，能补肺健脾，可用于肺虚咳嗽、心悸、精神疲乏、食欲缺乏、倦怠自汗等；红枣有养血功效，能益气安神，用于倦怠乏力、消瘦、气虚等。此茶饮可温阳益气，较适合嗜睡、倦怠者饮用。

薄荷灵芝茶

材料 灵芝2克，薄荷、谷芽各5克，冰糖适量。

制法 ❶将谷芽用微火炒香；灵芝切成薄片，备用。

❷将谷芽、灵芝一起放入砂锅中，加适量水煮沸，然后再加入冰糖、薄荷续煮2分钟即可。

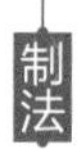

灵芝入心经能够补心血、益心气；而炒谷芽则有健胃整肠的功效，并可缓解便秘。另外，薄荷能解郁醒脑，更可提振精神。

头痛

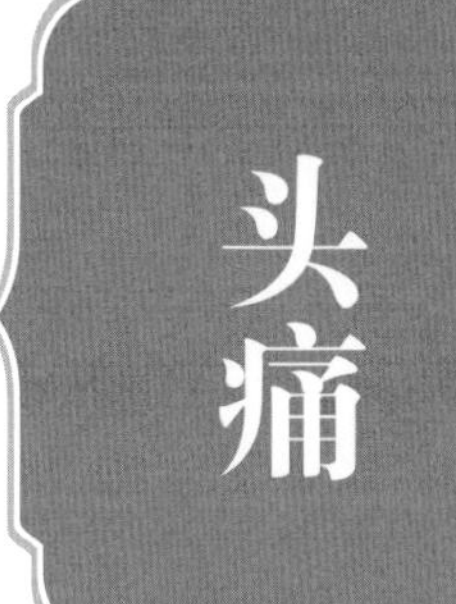

头痛是临床常见的一种症状。中医常将外感型头痛分为风寒头痛、风热头痛和风湿头痛。风寒头痛主要症状为头痛恶寒，鼻塞流涕；风热头痛常表现为头痛恶风、口渴咽痛；风湿头痛症状是头痛而重，胸闷困倦。生活中也常见偏头痛与紧张性头痛，偏头痛主要是头部血管扩张刺激到周围神经所引起的，紧张性头痛主要是头部血液循环不畅造成的。

向日葵盘饮

饮法
代茶饮
分2次服完

材料 向日葵盘（干品）60克。

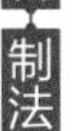

制法 向日葵盘捣烂，加水500毫升，用砂锅小火煎至150毫升即可。

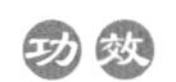

功效 适用于偏头痛。

核桃饮

饮法
每日2次
连服数日

材料 核桃仁15克，白糖适量。

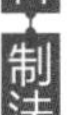

制法 核桃仁水煎取汁，加入白糖冲服。

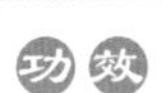

功效 适用于偏头痛。

白芷茶

饮法
代茶饮

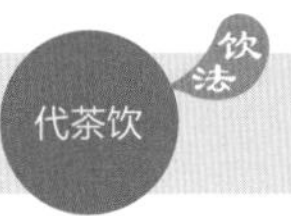

材料 白芷10克，白糖少许。

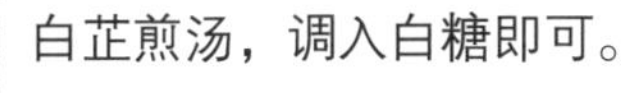
制法 白芷煎汤，调入白糖即可。

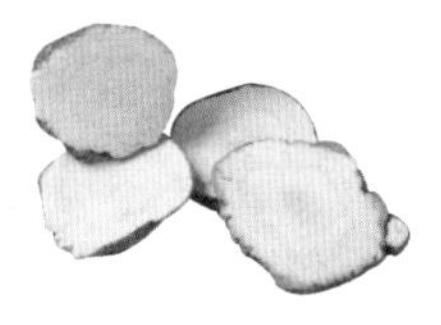

功效 除湿散寒。适用于外感风湿引起的头痛。

川芎茶

饮法
随量饮用

材料 川芎、茶叶各3克。

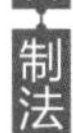

制法 川芎、茶叶用水煎熬。

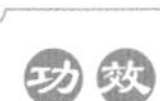

功效 适用于风寒头痛。

菊花白糖茶

材料 菊花30克，白糖50克。

制法 菊花入茶壶内，沸水浸泡片刻，加白糖搅匀。

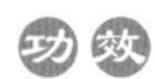

适用于风热头痛。

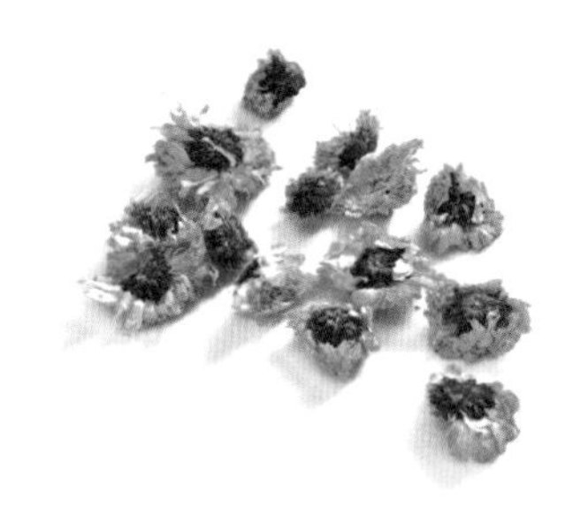

板蓝大青茶

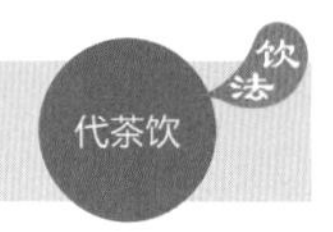

材料 板蓝根、大青叶各60克，绿茶30克。

制法 将所有材料共研成碎末，混匀，每次取用50克（最多可用70克），放入茶杯中，冲入适量沸水，闷泡15分钟左右。或用纱布包裹所有材料，碾压成碎末，每次饮用时直接以茶包入茶。

板蓝根和大青叶都具有清热解毒、凉血止血的功效，常搭配用于热性病症，具有抗病菌、消炎、调节免疫力等功效，适用于病毒性或细菌性感染疾病、热毒发斑、结膜炎、发热头痛、小便黄、舌红苔黄等。

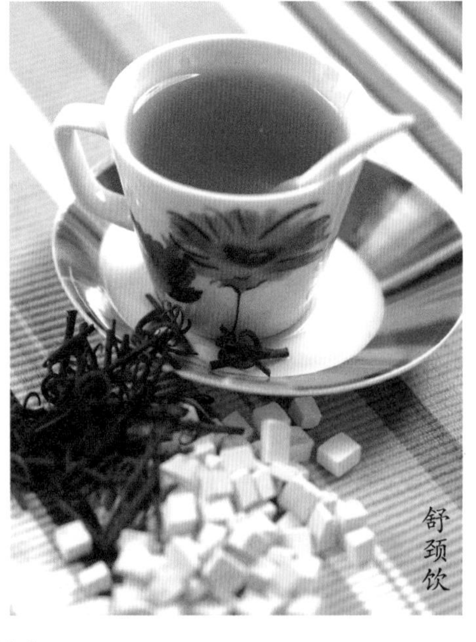

舒颈饮

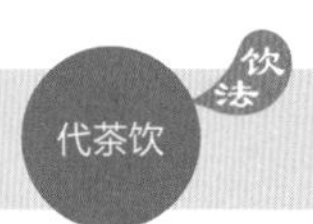

材料 钩藤、羌活各15克，炙甘草、葛根各10克，生姜3片。

制法 将全部茶材洗净，加水1000毫升，煎煮30分钟。

功效

清热疏风、祛湿通络、缓解酸痛。羌活味苦性温，入肝、肾、膀胱经，治风湿头痛；葛根可祛风解肌、通经活络。本方适用于紧张性头痛、颈痛者。

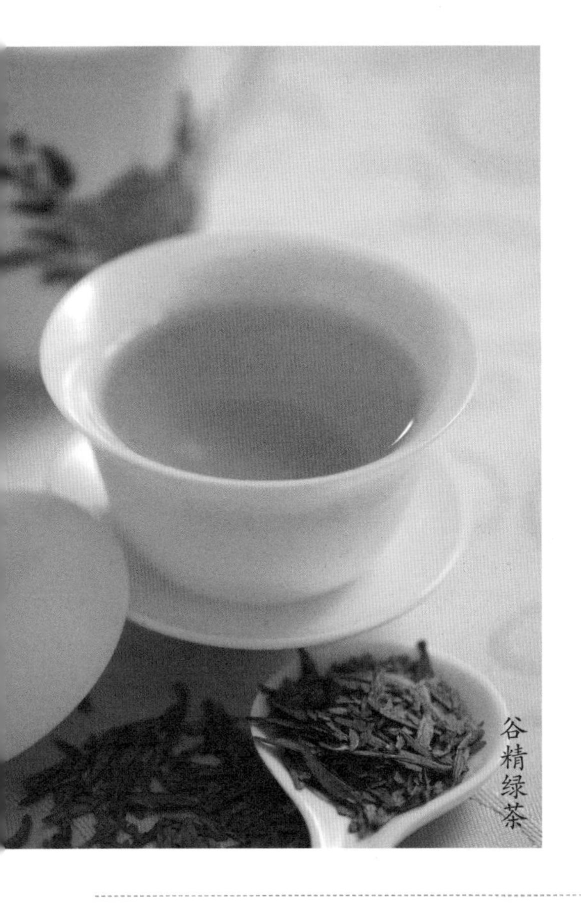

谷精绿茶

谷精绿茶

饭后服
每日服3次
饮法

材料 绿茶1克，谷精草5～15克。

制法 将绿茶、谷精草用沸水冲泡。

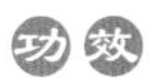

功效 缓解偏头痛。

杭菊茶

代茶饮
饮法

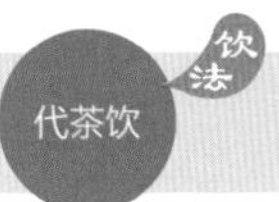

材料 杭菊花20克。

制法 杭菊花用开水100毫升冲泡。

功效 平肝阳，清肝火，散风热。适用于偏头痛。

川芎白芷茶

代茶频饮
饮法

材料 川芎、白芷各10克，茶叶6～10克。

制法 将川芎、白芷与茶叶一起研成细末，用沸水冲泡即可。

功效 可缓解诸风上攻、头昏眼花、偏头痛等。

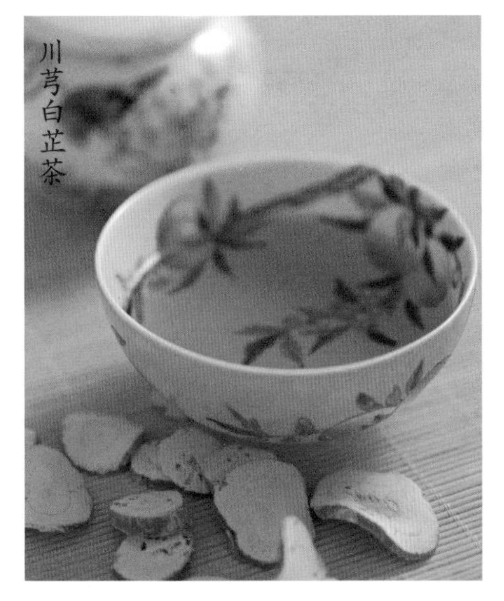

川芎白芷茶

香附川芎茶

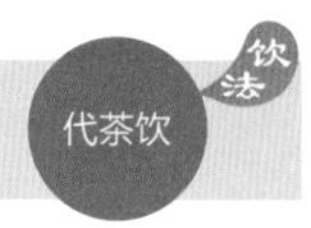

材料 香附15克，川芎、茶叶各7克。

制法 将以上茶材洗净后制成粗末，加入500毫升沸水冲泡，加盖闷10分钟，或煮5～10分钟。

功效 香附为莎草科植物莎草的根茎。药理研究发现，香附有显著的镇痛作用，与川芎、茶叶合用，效果更佳。本方适用于肝气郁滞所致慢性头痛。

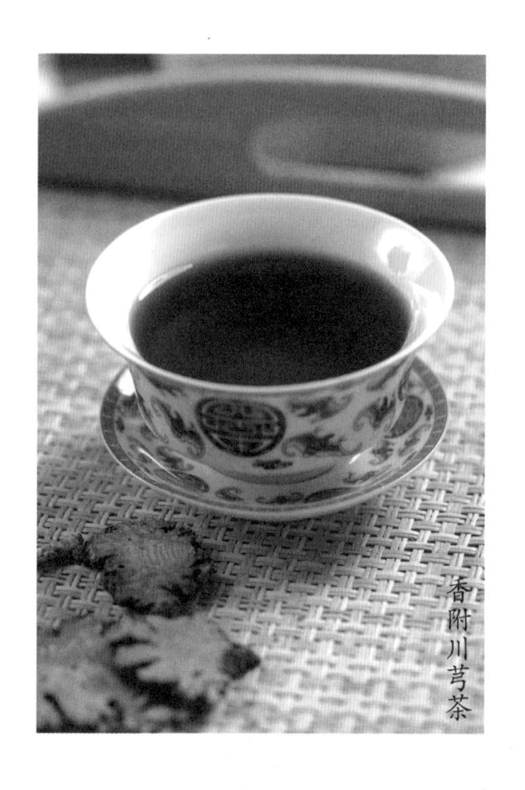

香附川芎茶

白菊花酒

材料 白菊花100克，白酒1000毫升。

制法 将白菊花放入布袋，置容器中，加入白酒，密封，浸泡7天即可。

功效 清肝明目、疏风解毒。适用于头痛、视物昏花、头发脱落、心胸烦闷等。

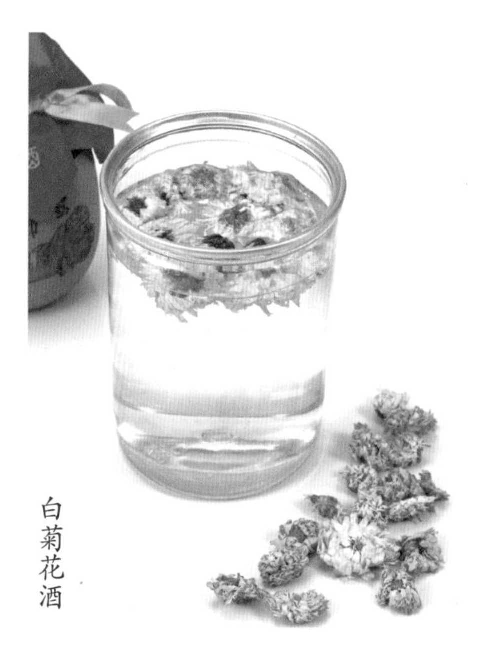

白菊花酒

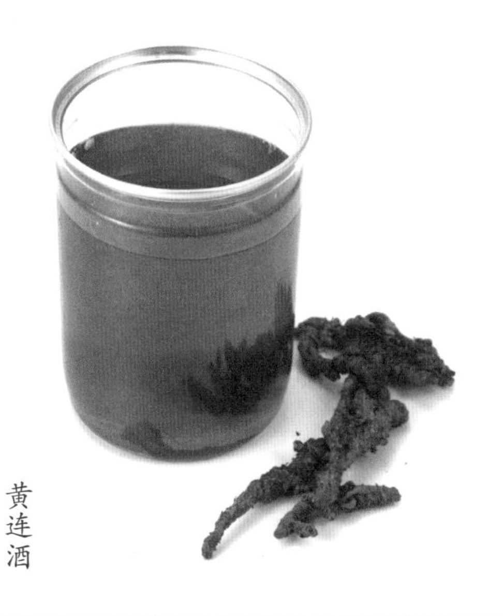

黄连酒

黄连酒

口服
不限时
饮法

材料 黄连30克，白酒180毫升。

制法 将黄连置容器中，加入白酒，煎煮至60克，滤渣即可。

功效 清热止痛。适用于头痛日久不愈者。

蔓荆子酒

每日3次
每次15毫升
饮法

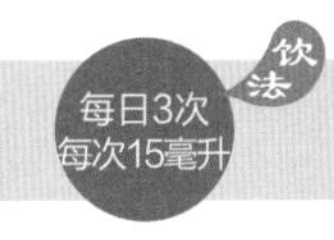

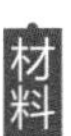

材料 蔓荆子90克，白酒500毫升。

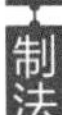

制法 将蔓荆子捣为粗末，浸泡于白酒中，7日后使用。

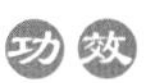

功效 适用于风热头痛。

豆豉葱酒

趁热服下
出微汗停服
饮法

材料 葱段30克，淡豆豉15克，黄酒50毫升。

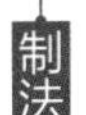

制法 淡豆豉加水，煎煮15分钟，放入葱段，续煮15分钟，把黄酒冲入即可。

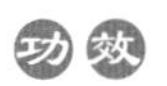

功效 解表散寒，缓解头痛。

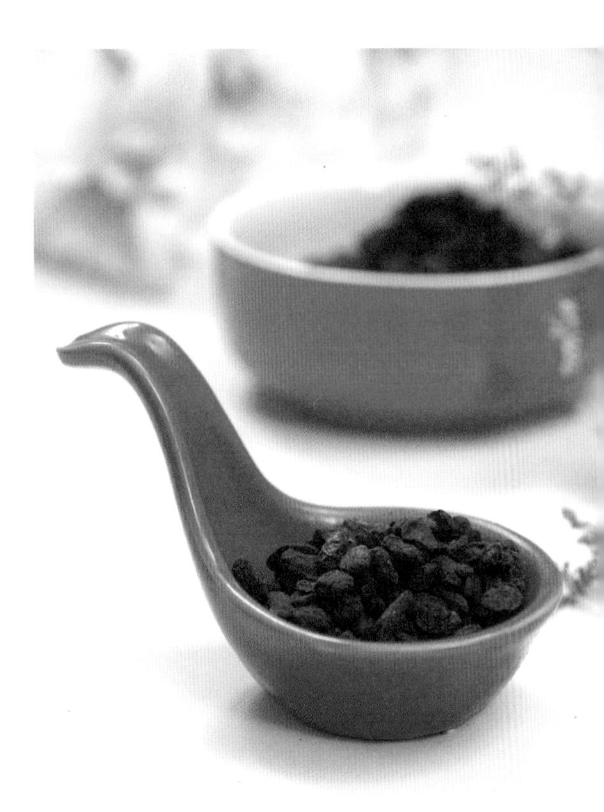

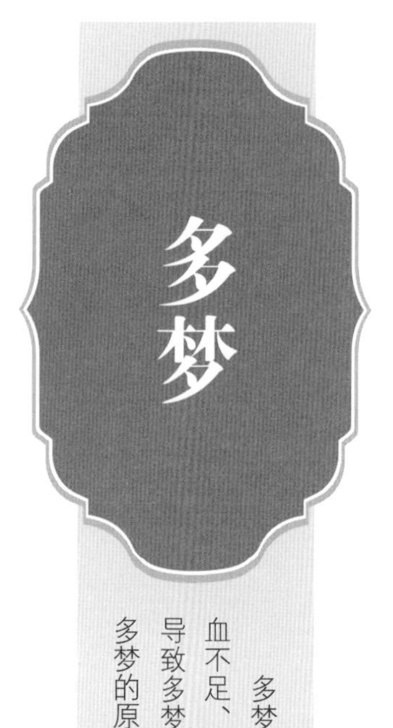

多梦表现为睡眠不实、梦扰纷乱，醒后感觉头昏脑涨、神疲乏力的症状。气血不足、情志损伤、阴血亏虚、痰热内扰肝胆、劳累过度、饮食失节等原因都会导致多梦。现代医学认为，神经衰弱、脑神经兴奋过度、睡姿不正确等也是导致多梦的原因。

刺五加茉莉花茶

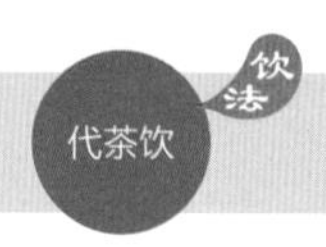

材料 绿茶、茉莉花各5克，刺五加3克。

制法 将以上茶材一同放入茶杯中，用沸水冲泡。

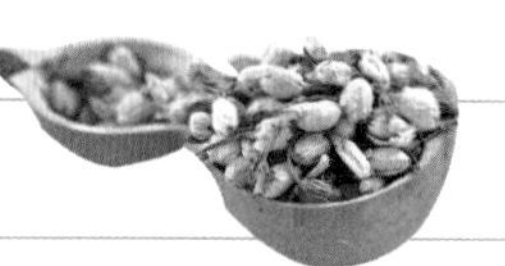

功效 具有安神益智的功效。

仙鹤草茶

材料 仙鹤草30克。

制法 仙鹤草水煎取汤。

功效 可改善眩晕耳鸣、失眠多梦等症。

莲心决明子茶

材料 决明子10克，莲子心5克。

制法 决明子用微火炒熟，
与莲子心放入杯中，用沸水冲泡。

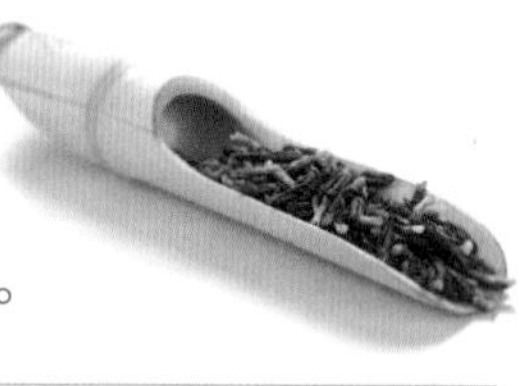

功效 此茶能有效缓解高血压所引起的怔忡、睡眠不实诸症。

人参五味红茶

材料 人参5克，五味子10克，红茶7克。

制法 ❶将人参、五味子清洗干净，捣烂，与红茶一起放入茶壶中。
❷倒入沸水冲泡5分钟，滤渣取汁。
❸或者将人参、五味子用纱布包好，再一起放入锅中煎煮30分钟，然后滤出汤汁趁热冲泡红茶饮用。纱布药包可续煎。

功效 此茶饮有补中益气、补五脏、明目、益智、补身强体的功效，适用于胸闷气短、失眠多梦、肺气虚衰者。

酸枣仁茶

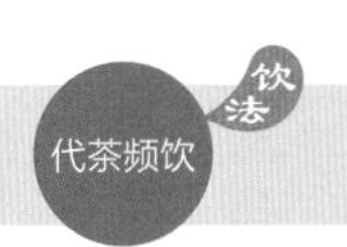

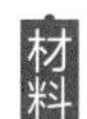

材料 酸枣仁20克，白糖少许。

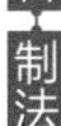

制法 将酸枣仁加白糖一起拍碎混合，放入保温杯中，用沸水冲泡，加盖闷15分钟。

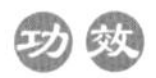

功效 宁心安神，补肝敛汗。

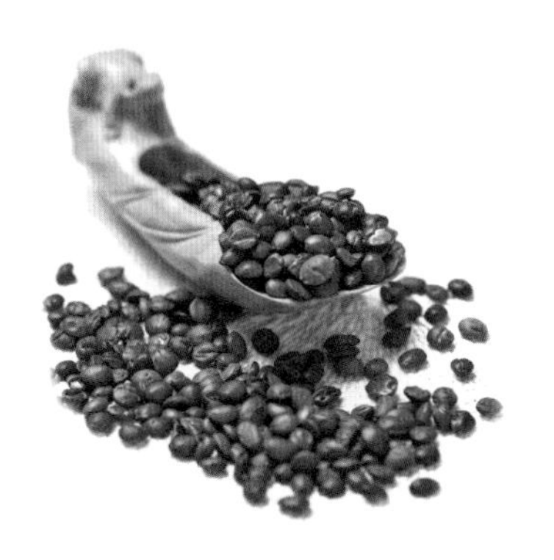

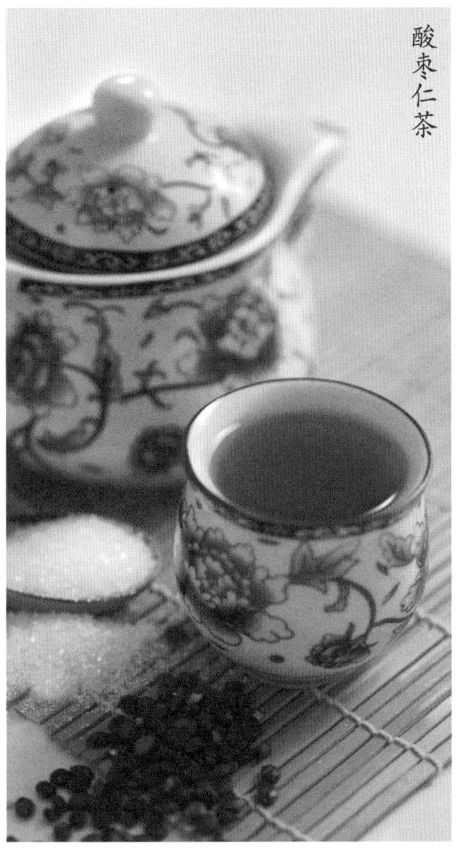

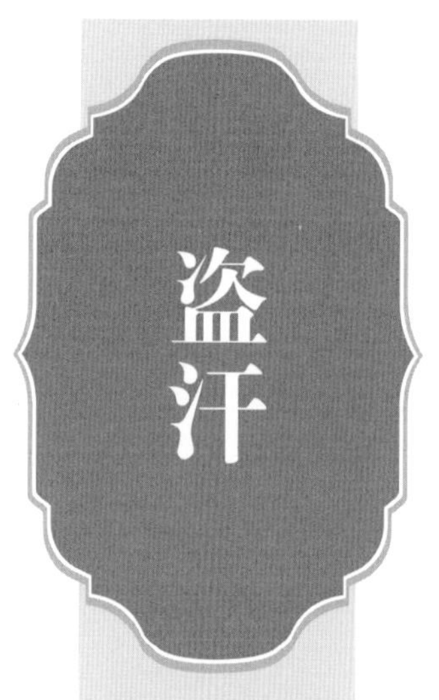

盗汗

盗汗是以入睡后汗出异常，醒后出汗即止为特征的一种病症。『盗』有偷盗的意思，中医用盗贼每日夜里出来活动的特征来形容此病症，即当人们入睡或刚一闭眼而将入睡之时，汗液像盗贼一样偷偷地泄出来。『汗为心液』，若盗汗长期不止，心阴耗伤会十分严重，应积极进行治疗。

浮麦麻根茶

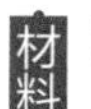

浮小麦30克，麻黄根6克。

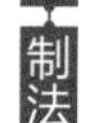

将两味茶材加适量水煎沸。

具有补虚养心、敛汗止汗的功效，适用于虚汗之症。

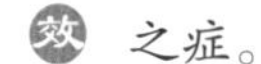

止盗汗茶

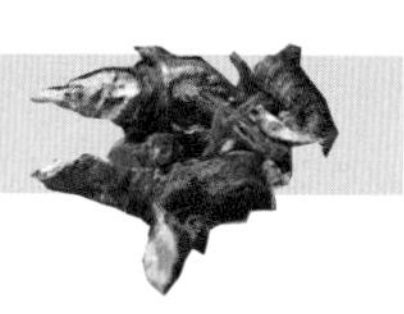

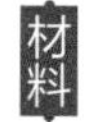

柴胡9克，胡黄连10克，糯稻根20克。

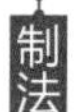

将以上茶材用水煎，头二煎分作2次服，可煎4次。

具有退热、滋阴凉血、疏泄肝气的功效，可辅助治疗烘热盗汗。

补虚止汗茶

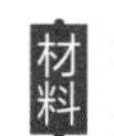

生黄芪20克，生地黄15克，当归12克，黄芩、黑豆衣、瘪桃干各9克。

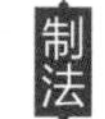

将以上茶材水煎取汁或用沸水冲泡，加盖闷10～15分钟，滤渣取汁备用。

具有补气滋阴的功效，适用于自汗、盗汗等症。

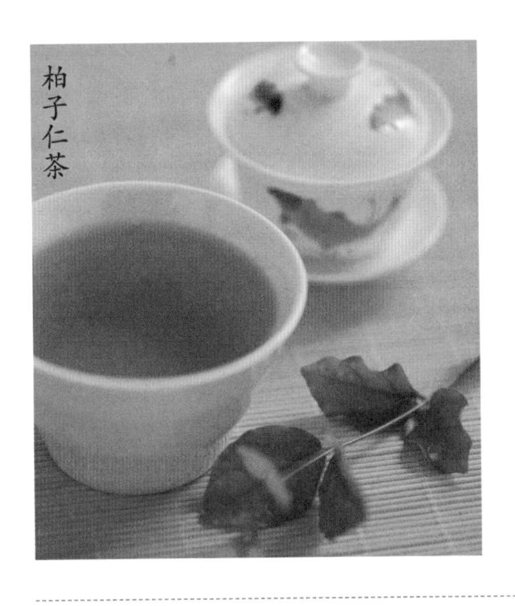

柏子仁茶

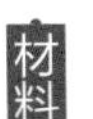

材料 柏子仁10～15克。

制法 将柏子仁捣烂，放入杯中，用沸水冲泡。

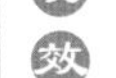

功效 具有养心安神、敛汗固表、润肠通便的功效，用于心血不足之盗汗、心悸、失眠、健忘、多梦等症。

麦门冬地黄茶

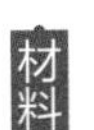

材料 生地黄、麦门冬各30克。

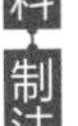

制法 将以上两味茶材共研粗末，放入保温杯中，冲入沸水，加盖闷泡30分钟。

功效 具有养阴润肺的功效，适用于盗汗者饮用。

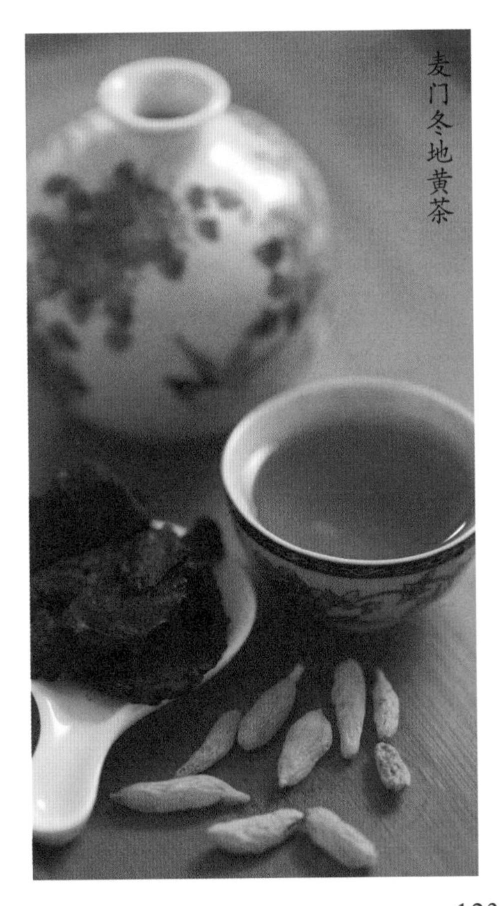

红枣乌梅饮

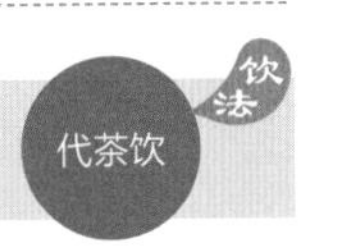

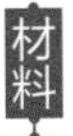

材料 红枣10颗，乌梅10颗，冰糖适量。

制法 将红枣、乌梅分别洗净，放入砂锅中，注入适量水煮沸，加入冰糖煮沸40分钟，出锅即可。

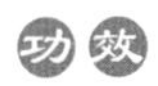

功效 适用于阴虚盗汗之症。

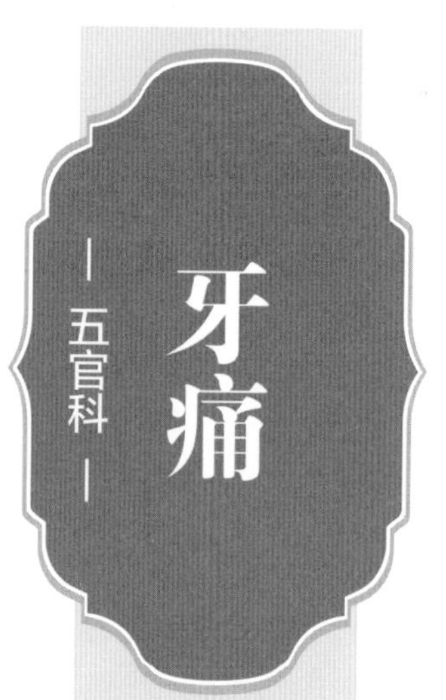

牙痛是指牙齿因各种原因引起的疼痛，为口腔疾病中常见的症状之一，表现为牙龈红肿、遇冷热刺激痛、面颊部肿胀等。牙痛大多由牙龈炎和牙周炎、龋齿或折裂牙而导致牙髓（牙神经）感染所引起。中医认为，牙痛是由于外感风邪、胃火炽盛、肾虚火旺、虫蚀牙齿所致。

细辛止痛茶

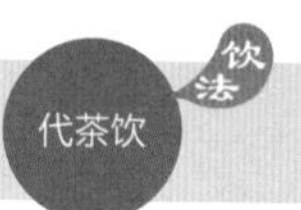

材料 露蜂房、细辛各5克。

制法 将以上茶材放入茶杯中，用开水泡，加盖闷泡15分钟左右即可。

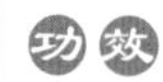

可止痛，散寒，祛瘀。

生地黄天门冬茶

材料 生地黄15克，天门冬10克。

制法 将以上两味茶材置于砂锅中，加适量水，煎沸20分钟，滤渣取汁。

功效 养阴滋肾，适用于肾虚火旺型牙痛，症见牙龈肿痛、口干口苦、大便干结者。

沙参细辛茶

材料 沙参30克，细辛3克。

制法 将沙参和细辛研成粗末，用纱布包好，放于保温容器中，冲入适量沸水，加盖闷15分钟左右。

功效 养阴清热，缓解牙痛。

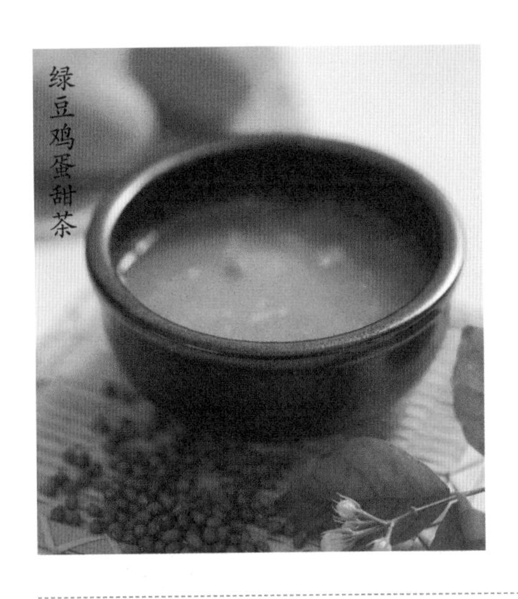

绿豆鸡蛋甜茶

材料 绿豆100克，鸡蛋1个，冰糖适量。

制法 将绿豆洗净，放锅里加适量水，煮至绿豆烂熟，加入冰糖煮开，至其化开，打入鸡蛋，搅匀即可。

功效 具有清热、止痛的功效，适宜风热牙痛者食用。

菊花甘草茶

材料 白菊花15克，甘草5克，绿茶2克。

制法 甘草加水煎沸10分钟后，趁沸加入白菊花、绿茶拌匀即可，滤渣取汁。

具有清热、解毒的功效，适用于鼻窦炎、牙痛等病症。

花椒酒

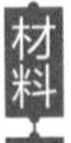

花椒10克，白酒（50°）250毫升。

制法 先将花椒捣成碎末，然后浸泡在白酒中，浸泡10日以上，最后过滤滤渣即可。

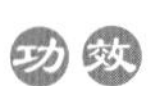

适用于龋齿牙痛。

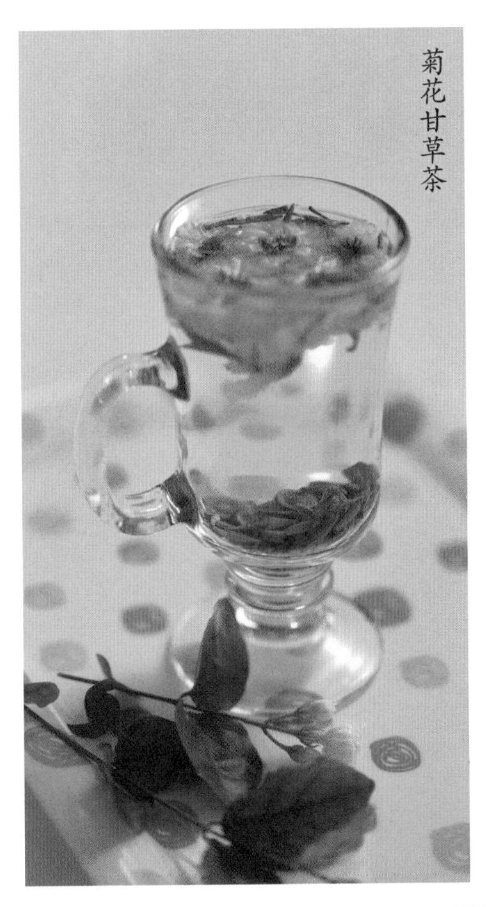

牙龈出血

牙龈出血是口腔科常见的症状之一，其致病原因很多，一般分为局部性和全身性两种。局部性原因引起的牙龈出血常见的是牙龈炎和牙周炎；全身性疾病引起的牙龈出血，如急性或慢性白血病、血友病、肝硬化、脾功能亢进等导致的凝血功能低下，都可能出现牙龈出血症状。

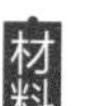

止牙痛茶

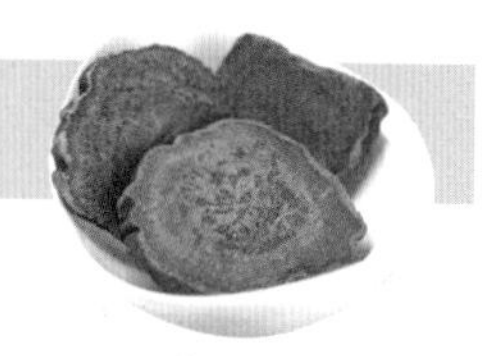

材料 大黄15克，生石膏30克。

制法 将以上两味茶材置入砂锅中，煎汁液即可。

功效 具有清热、泻火的作用，适用于胃火牙痛、牙床腐烂出血症。

双花茶

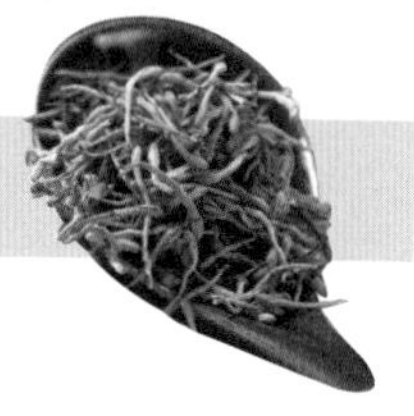

材料 金银花、野菊花各30克，白糖适量。

制法 将金银花、野菊花用水煎沸5分钟左右，或用沸水冲泡，待温后加白糖调匀。

功效 可清热生津、解毒消肿，适用于胃火炽盛所致的牙龈肿痛、龈沟溢脓等症。

荠菜茶

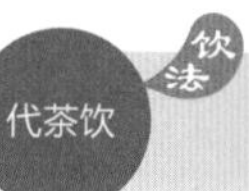

材料 荠菜20克。

制法

❶把荠菜洗净，切碎。

❷切碎的荠菜放入杯中，用沸水冲泡，加盖闷泡15分钟即可。

功效 荠菜中含有的特殊物质荠菜酸有止血作用，对各种出血均有一定的缓解功效。

芒果绿茶

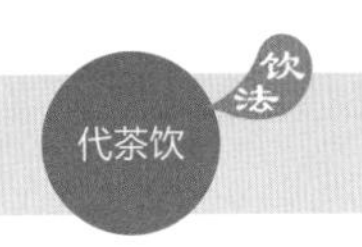

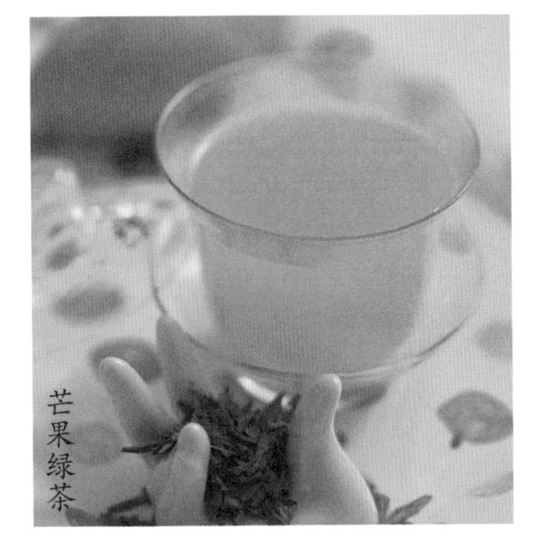

材料 芒果肉50克，绿茶5克，白糖25克。

制法 芒果肉以水煎制后取汁，用其汁液冲泡绿茶，最后加入白糖即可。

功效 可有效缓解牙龈出血。

西红柿茶

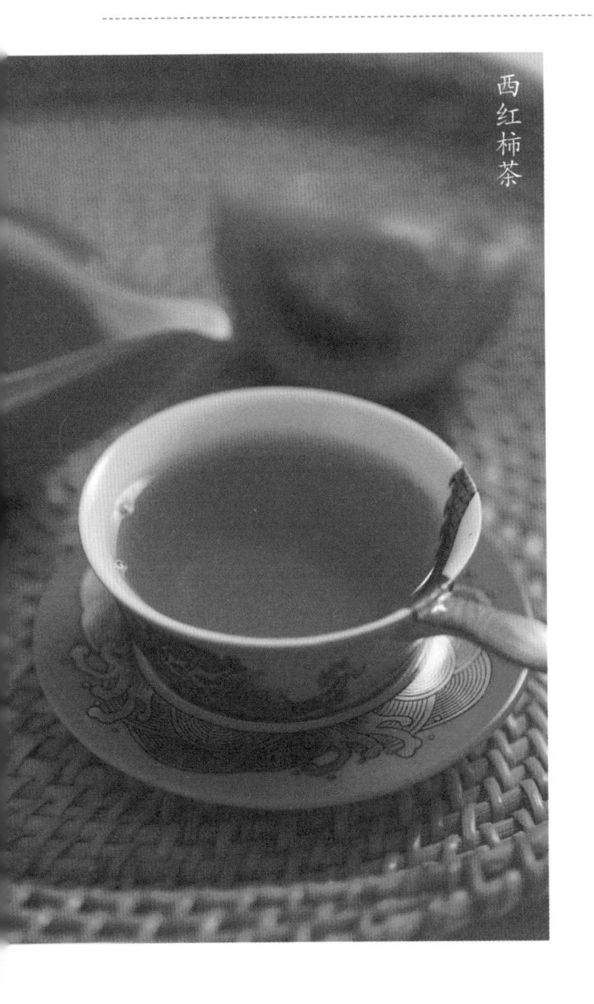

材料 西红柿100克，绿茶1克。

制法 将西红柿捣碎，加绿茶，用沸水冲泡服用。

功效 可缓解牙痛、牙龈出血。

石斛绿茶煎

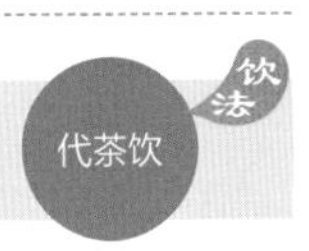

材料 鲜石斛10 克，绿茶4克。

制法 将鲜石斛洗净，切成节，放入茶壶内，加入绿茶，用沸水冲入茶壶内，再在小火旁边炖4~5分钟，每天冲泡1壶饮之。可根据病情决定饮用量的多少。

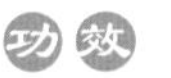
功效 清热养阴，可缓解牙龈出血。

鼻衄

鼻衄又称鼻出血，为临床常见病症之一，主要是由于肺、胃、肝火热偏盛，迫血妄行，以致血溢清道，从鼻孔流出，亦有少数由肾精亏虚或气虚不摄造成的。干燥的外部环境会使鼻黏膜干燥破裂，也会导致流鼻血。流鼻血多为单侧，也可为双侧；可间歇性反复出血，也可持续出血。

鲜藕汁饮

材料 鲜莲藕300克。

制法 ❶将鲜莲藕洗净，去皮，切成小块。
❷将藕块放入榨汁机中榨取汁液。

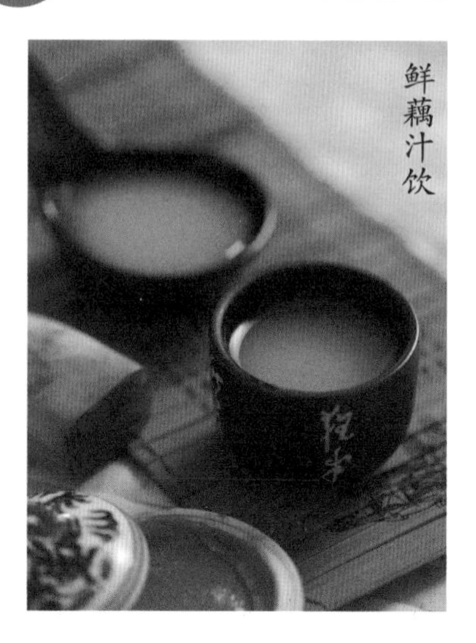

功效 具有清热解暑、凉血止血的功效，适用于火热偏盛所致鼻出血等症。

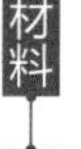

莲藕梨茶

材料 莲藕、柿饼、牛蒡子各15克，鸭梨半个。

制法 ❶将莲藕、柿饼、牛蒡子、鸭梨用水清洗干净，鸭梨切片备用。
❷将所有茶材用沸水冲泡10～20分钟，将汁液倒出来过滤即可饮用。也可将所有材料入砂锅中，加适量水煮沸，茶材与汁液同服。

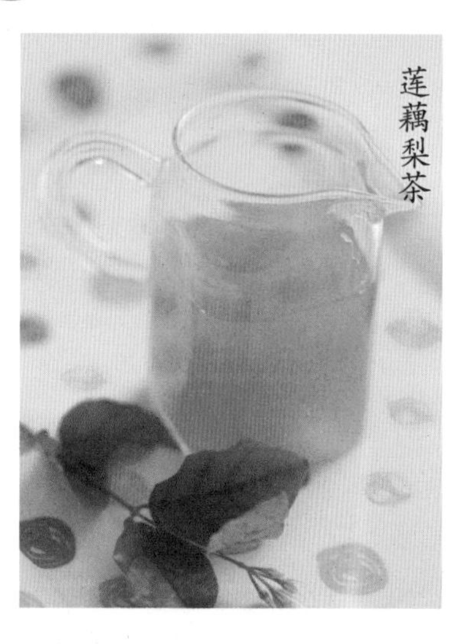

功效 具有清凉止渴、止血凉血的功效，用于改善流鼻血、便血、血崩等症状。

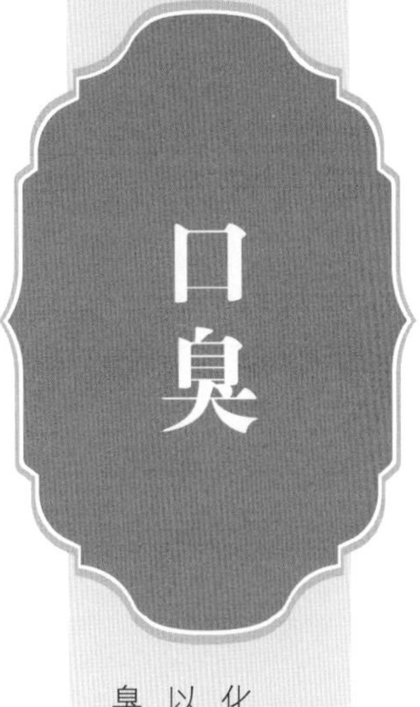

口臭

引发口臭的原因大多为口腔疾病，如牙龈炎、牙周炎、龋齿等。口腔是消化道的起始端，并且与呼吸道相通，所以消化系统和呼吸系统的一些疾病同样可以造成口臭，如消化功能紊乱、肠胃炎、腹泻、便秘等，患者可有不同程度的口臭。另外，支气管扩张、肺部感染的患者也可发生口臭。

生地黄莲心茶

饮法：每日1剂 连用数日

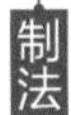

材料：生地黄9克，莲子心、甘草各6克。

制法：上述三味茶材加水一同煎煮，滤渣取汁。

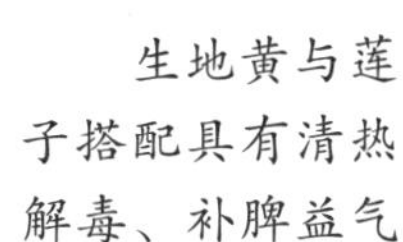

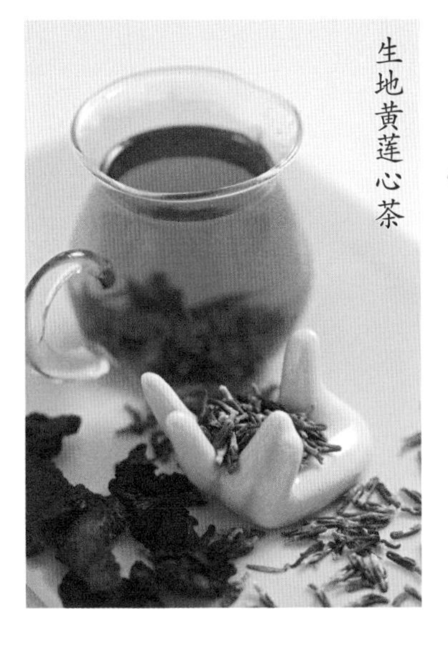

生地黄莲心茶

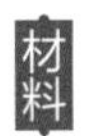

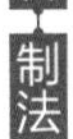

功效：生地黄与莲子搭配具有清热解毒、补脾益气作用的甘草一同饮用，可清心泻火、改善口臭。

桂花红茶

饮法：代茶频饮

材料：桂花3克，红茶1克。

制法：将以上茶材置于保温杯中，用适量沸水冲泡，加盖闷10分钟后即可。

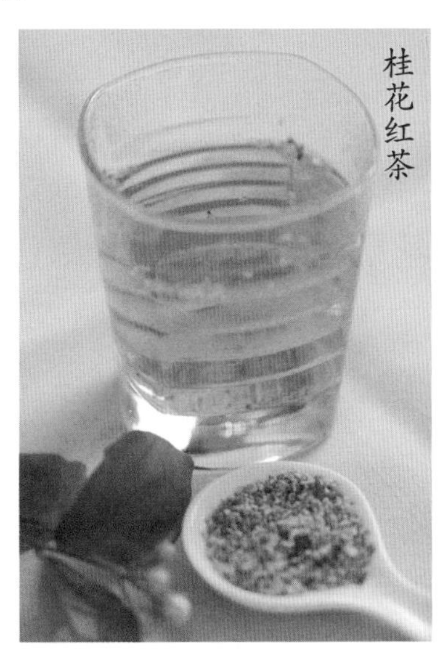

桂花红茶

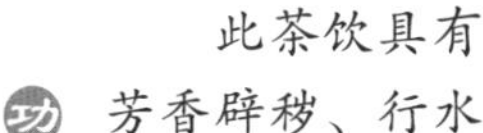

功效：此茶饮具有芳香辟秽、行水化湿、解毒除臭的功效。

口腔溃疡

口腔溃疡又称『口疮』或『复发性口腔溃疡』，是一种比较常见的口腔黏膜疾病，多由受伤感染或全身抵抗力下降而诱发。中医认为主要是由脾胃积热或心火上炎而致。此症以口颊、舌边、上腭、齿龈等处发生溃疡为主要特征。

柏子仁茶

饮法：代茶饮 每日1剂

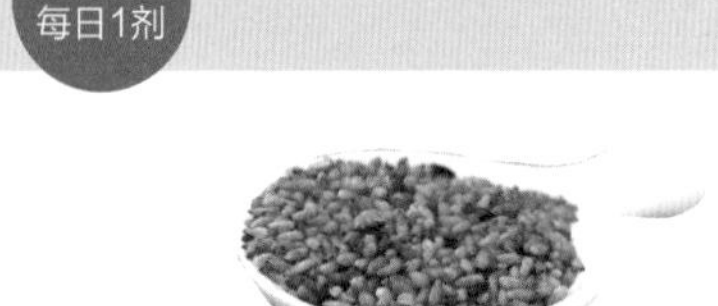

材料 新柏子仁30克。

制法 柏子仁开水冲泡。

功效 可养心气、润肾燥。

清心茶

饮法：代茶温饮 每日2剂

材料 竹叶10克，生地黄15克，绿茶适量。

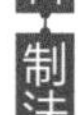

制法
❶生地黄用水洗净。
❷将三味茶材共入砂锅中，加入适量水，煎沸20分钟左右，滤渣取汁。

功效 生地黄具有凉血清热、养阴止血、润燥通便等功效，常被用于阴虚内热、肠燥便秘、温病津伤等；竹叶是清热类中药，能除烦、清心、利尿、止渴。饮用此茶对口舌生疮、心胸烦热、口干喜饮、小便短赤、舌红苔少等症有缓解作用。

注意事项：

◎脾胃湿热、大便溏稀者不宜饮用。

◎选购生地黄时，以块大、体重、质软而韧、不易折断、断面棕黑色或乌黑色、有光泽、具黏性、无臭、味微甜者为佳。

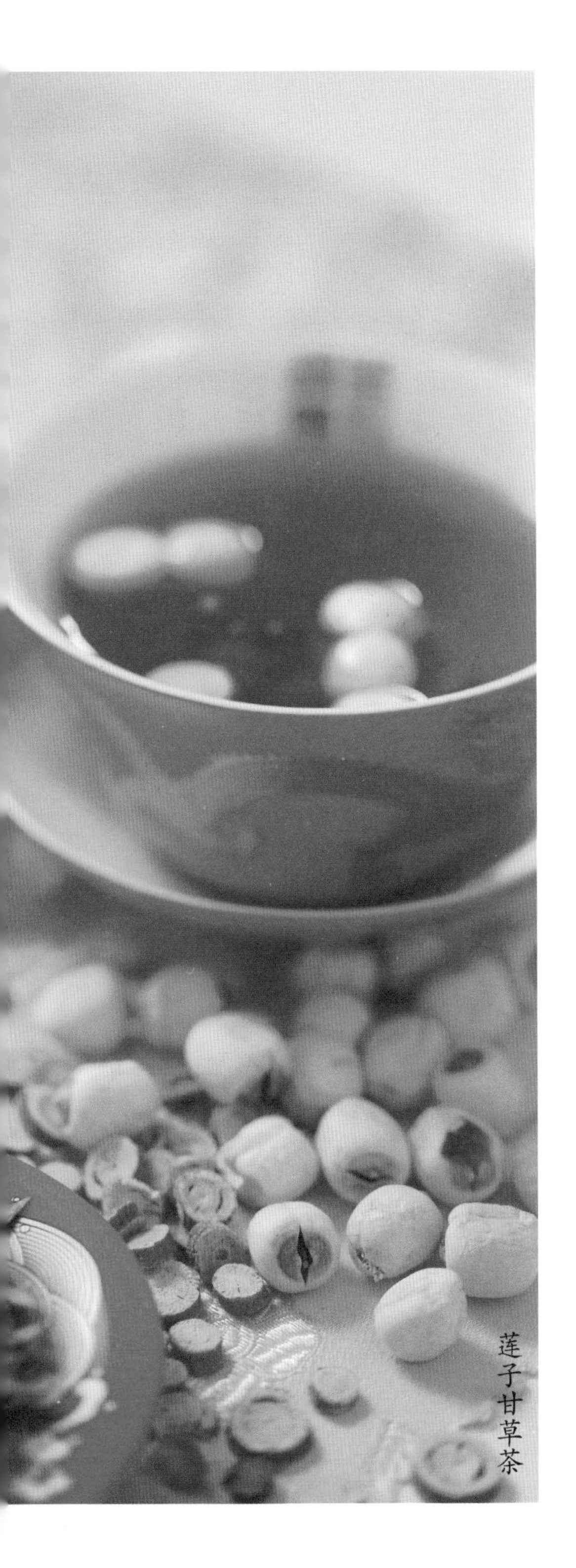

莲子甘草茶

莲子甘草茶

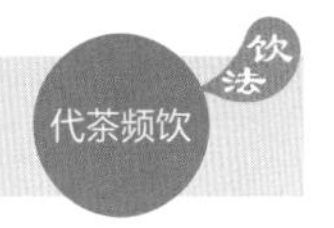

材料 莲子15克，甘草2克，优质绿茶5克。

制法 将以上茶材一同用沸水冲泡。

功效 可缓解口腔溃疡症状。

甘草茶

材料 甘草5片或甘草粉1匙。

制法 将甘草或甘草粉放入保温杯中，冲入沸水浸泡至甘草味出即可。

功效 清热泻火，改善口腔溃疡。

西瓜翠衣茶

材料 西瓜皮30～45克。

制法 将西瓜皮加适量水煎煮，滤渣取汁饮用。

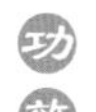

功效 具有清热除烦、生津除燥的功效，适用于复发性口腔溃疡及咽喉肿痛等症。

老黄瓜茶

材料 老黄瓜1根，白糖20克。

制法 ❶将老黄瓜洗净切片，水煎取汁。

❷在黄瓜汁中加入白糖，搅拌均匀即可。

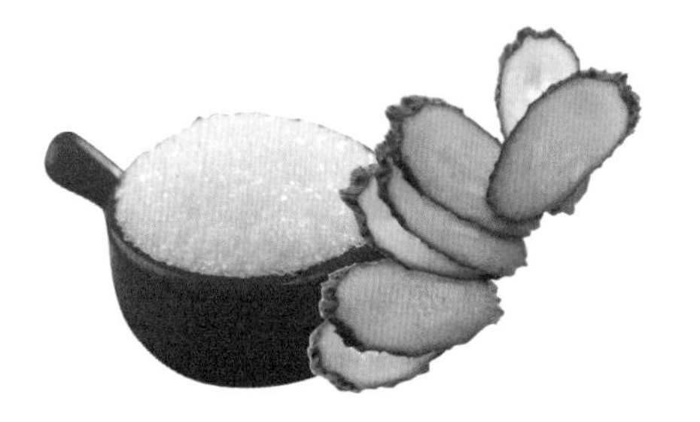

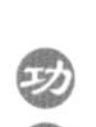

功效 具有清热解毒、利尿消肿的功效，主要用于实火型口腔溃疡。

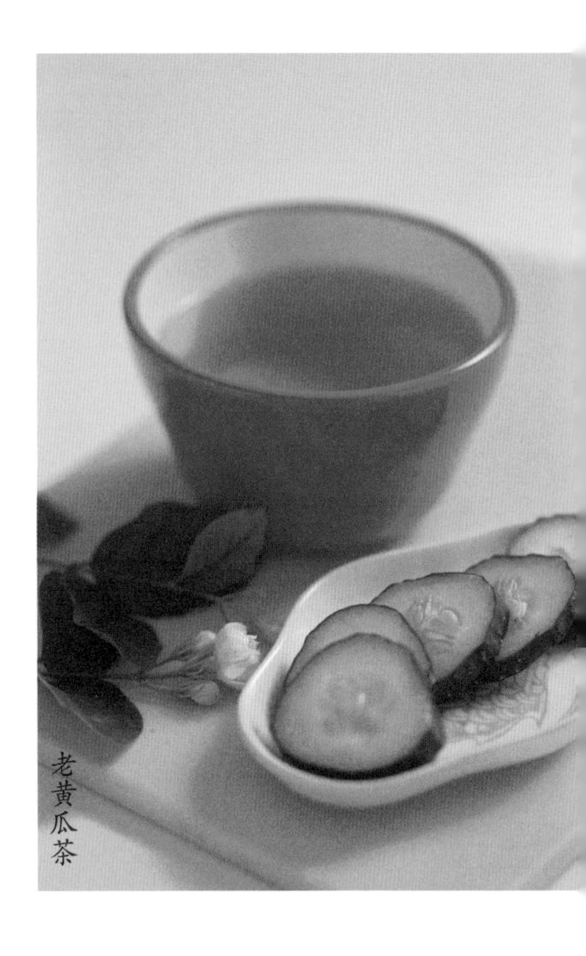

老黄瓜茶

生地黄青梅饮

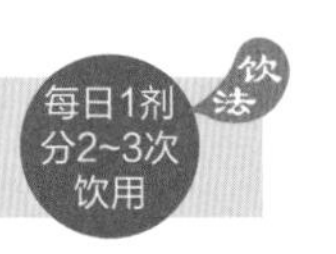

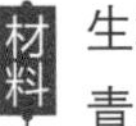

材料 生地黄15克，石斛10克，甘草2克，青梅30克。

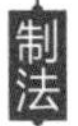

制法 将以上茶材加水煎煮20分钟，滤渣取汁。

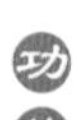

功效 具有生津止渴、养阴清热、降火敛疮等功效，适于口腔溃疡患者饮用。

女贞叶茶

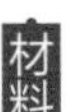

材料 鲜女贞叶7片。

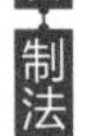

制法 女贞叶用水煎煮。

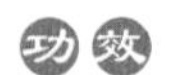

功效 除热解毒，缓解溃疡不适。

慢性咽炎

慢性咽炎临床表现为咽部不适、发干、异物感或轻度疼痛、干咳、恶心、咽部充血呈暗红色、咽后壁可见淋巴滤泡等。慢性咽炎患者，因咽分泌物增多，常有清嗓动作，吐白色痰液。中医认为，本病多因肾水不足，虚火上炎，灼伤肺阴，熏燎咽喉所致，或因吸烟及喜食酸辣刺激性食物等诱发。

胖大海茶

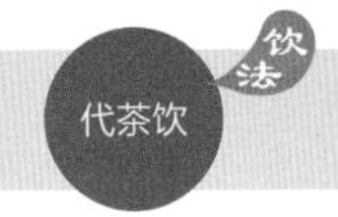

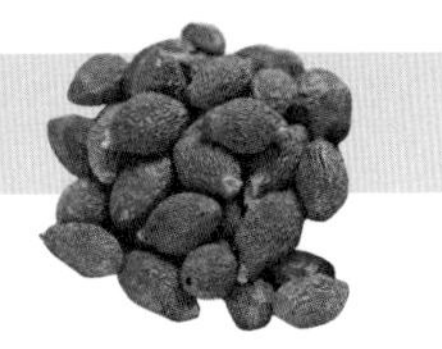

材料 胖大海4枚。

制法 胖大海放入杯中，冲入开水，盖上盖泡开。

功效 清热、润肺、利咽。适用于咽喉炎、音哑、急性扁桃体炎、目赤、牙痛等病症。

罗汉果雪梨饮

材料 雪梨1个，罗汉果1个。

制法 雪梨去皮、核，切碎块；罗汉果洗净，二者同放锅中，加适量水，煎30分钟即可。

功效 具有清热滋阴、润喉消炎的作用。适用于急慢性咽炎，有阴虚内热之症的咽痛、咽干、音哑、咽喉部异物感、咳痰不爽等。

罗汉果茶

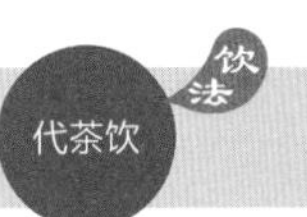

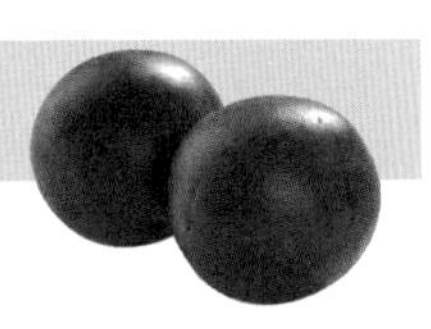

材料 罗汉果适量。

制法 将罗汉果打碎后放入杯中，再以开水冲泡。

功效 适用于慢性咽炎。

乌绿合欢茶

材料 乌梅、合欢花、绿茶各5克，枸杞子7.5克。

制法 将全部茶材洗净后以沸水冲泡。

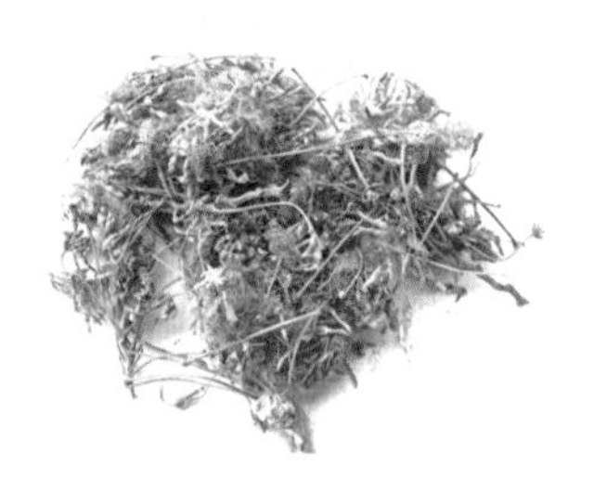

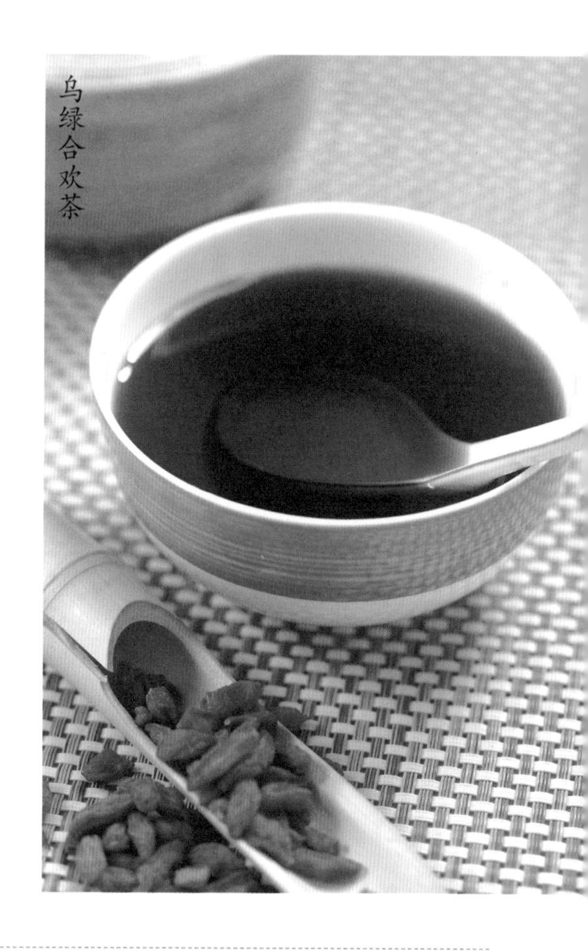

功效 疏肝理气，养心安神。乌梅、绿茶、合欢花均能疏肝解郁，养心安神；枸杞子滋肾，以涵木养肝，亦能安神。故本方适用于肝气郁结型慢性咽炎。

檀香橄榄茶

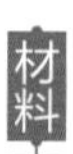

材料 檀香橄榄3～5枚，绿茶1克。

制法 将檀香橄榄与绿茶同放入杯中，冲入开水，加盖闷5分钟后饮用。

功效 适用于慢性咽炎、咽部异物感者。

橙子冰糖酒

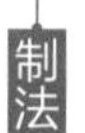

材料 大个橙子3个，冰糖150～200克，白酒（35°）900毫升。

制法 先将橙皮连同里面的白筋一同剥掉，将果肉切成厚圆片，然后把果肉和其他材料一起放入宽口径的瓶子里，1个月后去掉果肉即可留汁饮用。

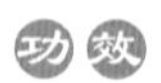

功效 能有效缓解咽喉不适。

痛经

—妇科—

痛经是女性在经期及前后，出现的周期性的小腹或腰部疼痛，为妇科常见疾病之一。多见于青春期少女、未婚及已婚未育者。严重者会出现恶心、呕吐、冷汗淋漓、手足厥冷甚至昏厥，给工作及生活带来很大影响。

泽兰叶茶

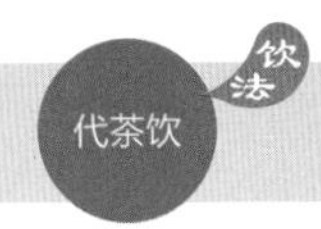

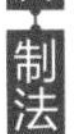

材料　绿茶1克，泽兰叶（干品）10克。

制法　将以上茶材用适量沸水冲泡，加盖闷泡5分钟左右即可饮用。

功效　活血化瘀，通经利尿。用于月经提前或延后、经血时多时少、经期小腹胀痛等症及原发性痛经。

姜枣通经茶

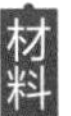
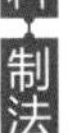

材料　生姜10克，红枣7颗，花椒3克，红糖适量。

制法

❶将生姜清洗干净，切成细丝备用。

❷将生姜丝与花椒、红枣一同放入砂锅中，加入适量水煎煮，至红枣熟软时，滤渣取汁。

❸最后加入红糖搅拌均匀即可饮用。

功效　此茶有散寒、止痛、暖胃的功效，加入红糖后可活血化瘀，有效缓解痛经症状。

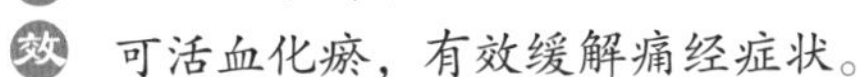

桃仁茶

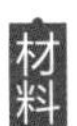
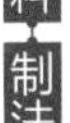

材料　桃仁10克，冰糖20克。

制法

❶将桃仁洗净，去皮、尖，冰糖捣碎。

❷将桃仁、冰糖一同放入杯中，冲入沸水，加盖闷泡30分钟左右即可。

功效　具有破血行瘀、清热润肠的功效，适合血热瘀结型痛经者饮用。

姜枣红糖茶

材料 干姜、红枣、红糖各30克。

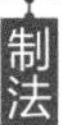
制法 ❶干姜清洗干净，切片；红枣清洗干净，去核。

❷将干姜片、红枣放入茶壶中，冲入沸水，加盖闷泡5分钟左右即可。

功效 温经散寒，和血通经，适合寒性痛经者饮用。

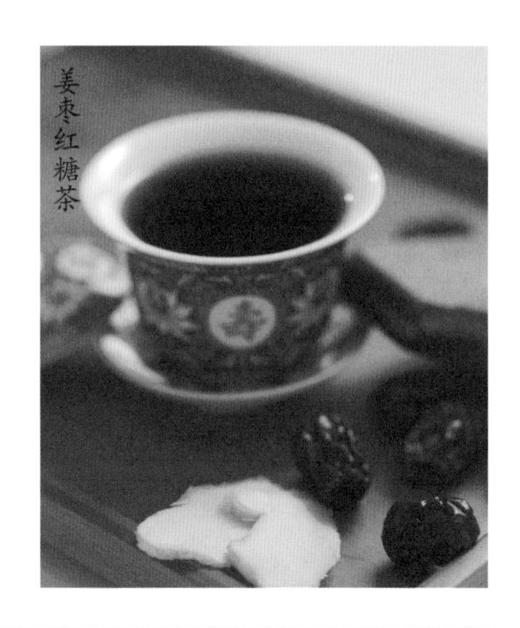
姜枣红糖茶

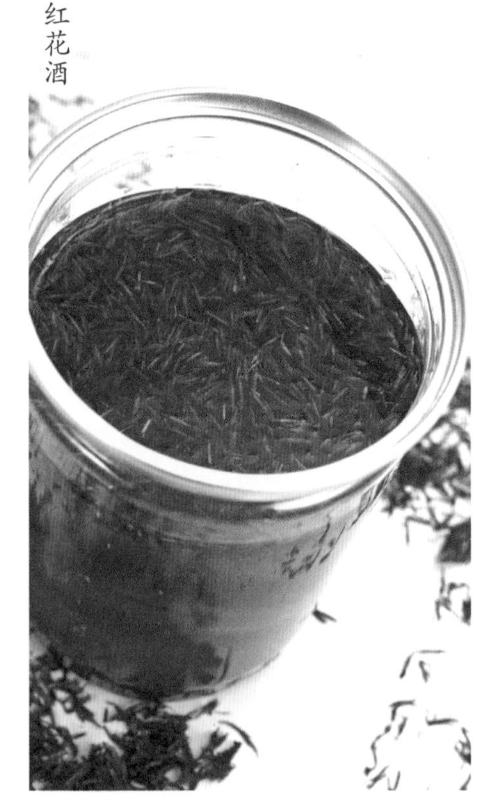
红花酒

红花酒

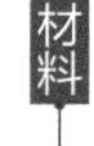
材料 红花（干燥）10克，白糖50克，绍兴酒450毫升，35° 的蒸馏酒450毫升。

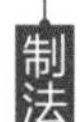
制法 ❶分别称好红花和白糖的分量。

❷将称好的红花和白糖放入玻璃瓶内，倒入绍兴酒和蒸馏酒，密封放置在阴凉处，1周之后，待其熟成，过滤到窄口瓶内。

功效 红花含有红花黄色素、红花苷、棕酸、硬脂酸、儿茶酚等物质，具有非常显著的活血化瘀的功效。另外，红花还能降低血清总胆固醇、甘油三酯、磷脂等血脂水平，可以改善血脂高的状况。

月经不调

月经不调是月经周期或出血量异常的一种疾病，为妇科常见病之一。主要表现为月经提前、延后、无定期、月经过多或过少等症。引起月经不调的病因是多方面的，主要由外感六淫、内伤七情，以及饮食、起居、环境的改变等因素引起。

莲花茶

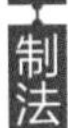

材料 莲花6克，绿茶3克。

制法 将以上两味茶材研为细末，用沸水冲泡，加盖闷3分钟左右即可。

功效 清心凉血，活血止血，适用于月经过多、瘀血腹痛及呕血、吐血等症。

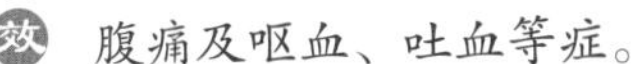

当归益母茶

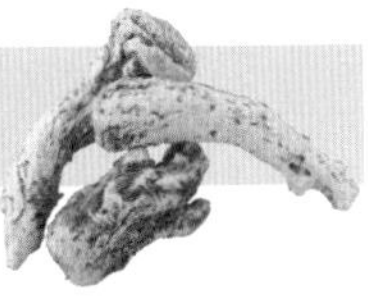

材料 当归15克，益母草30克。

制法 将以上两味茶材共制粗末，放入杯中，用沸水冲泡，加盖闷泡30分钟左右。

功效 具有补血活血、调经止痛的功效，适用于气滞血瘀、偏于血瘀型的闭经等症。

二仁茶

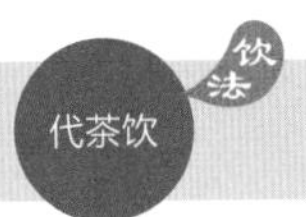

材料 桃仁、火麻仁各5克。

制法 将以上两味茶材共捣烂，放入茶杯中，用沸水冲泡，加盖闷泡15～20分钟，滤渣取汁即可。

功效 具有养血化瘀、理气调经的功效，能缓解血虚瘀阻引起的月经不调。

白糖茶

材料 绿茶25克，白糖10克。

制法 将绿茶和白糖放入杯中，用900毫升的沸水冲泡。

功效 具有理气调经的功效，适用于月经骤停，伴有腹痛、腹胀等症。

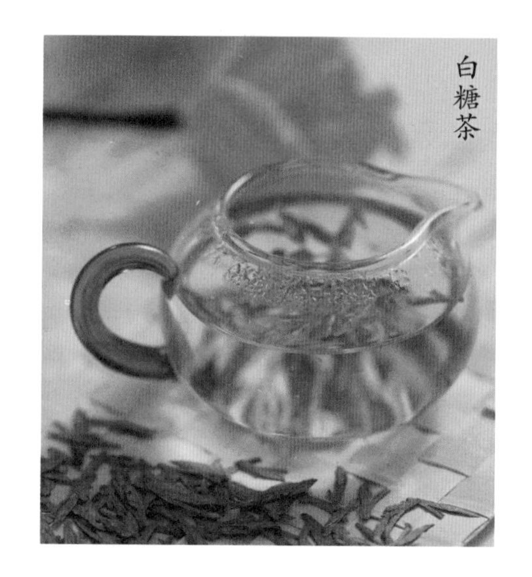

红花茶

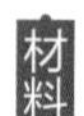

红花茶

材料 红花5克，红茶3克。

制法 两味茶材用沸水冲泡。

功效 活血祛瘀，调经止痛，适用于闭经者饮用。

归元酒

材料 当归30克，桂圆肉180克，干菊花30克，枸杞子60克，白酒1500毫升，米酒500毫升。

制法 将以上前四味药材放入布袋，置容器中，加白酒和米酒，浸泡21天。

功效 解毒散瘀、活血通经。

黑豆米酒鸡蛋饮

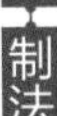

材料 黑豆60克，米酒120毫升，鸡蛋2个。

制法 将黑豆、鸡蛋同煮至蛋熟，去壳再煮，煮至豆熟，兑入米酒，豆、汤、蛋同服。

功效 具有养血化瘀、理气调经的功效，能缓解血虚瘀阻引起的月经不调。

茴香桂枝酒

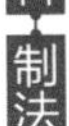

材料 小茴香30克，桂枝15克，白酒600毫升。

制法 将小茴香与桂枝洗净，晾干，研为细末，然后置于容器中，加入白酒，密封浸泡。每日摇晃2次，6日后滤渣取液。

功效 此酒饮具有温经散寒的功效。主治月经延后，对月经量少、暗红、腹部冷痛、怕冷、面色发白等症状有一定疗效。

枸杞子杜仲酒

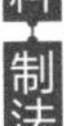

材料 枸杞子、杜仲各60克，白酒500克。

制法 将枸杞子和杜仲置于容器中，加入白酒，密封，浸泡5天即可。

功效 适用于月经忽前忽后、量少色淡、腰膝酸软、小腹疼痛、夜间尿多、大便不实等。

丹参酒

饮法
日服2次
每次15毫升

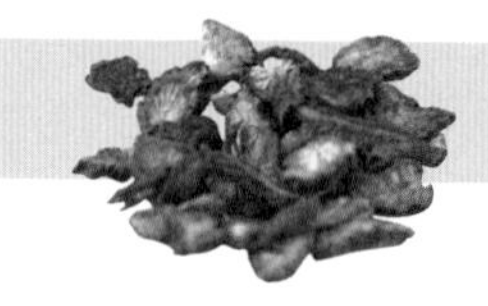

材料 丹参60克，白酒1000毫升。

制法 将丹参洗净切片，晾干，入布袋，置容器中，加入白酒，密封，浸泡15天。

功效 具有养血化瘀、理气调经的功效，能缓解血虚瘀阻引起的月经不调。

五加皮当归酒

饮法
每日2次
每次15毫升

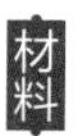

材料 五加皮12克，胡桃仁、红枣各6克，当归5克，白芍4克，甘草3克，川芎2克，黄酒1000毫升。

制法
❶将以上药材洗净，切碎，放在容器中，加入黄酒，密封，隔火煮1小时。
❷待冷却后埋入土中1周后取出。
❸仍然密封，每天摇晃1~2次，20天后滤渣留液即可。

功效 此酒可活血化瘀、益气养血。对改善月经先后无定期、腰膝酸软、面黄肌瘦、食欲不振、乏力、头晕气短等症状有明显效果。

山楂佛手小豆蔻酒

饮法
日服2次
每次15~
30毫升

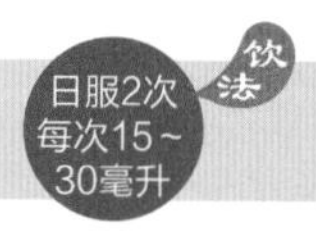

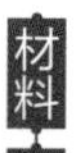

材料 山楂、佛手、小豆蔻各30克，米酒500毫升。

制法 将前三味泡入米酒内，密封保存，7日后即可饮用。

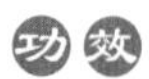

功效 理气止痛，活血化瘀。适用于血瘀所致的月经量少。

更年期综合征

更年期综合征是以自主神经功能紊乱及情感障碍为主的综合征，发病年龄在45~55岁。更年期的女性，由于卵巢功能减退，垂体功能亢进，分泌过多的促性腺激素，出现月经变化、面色潮红、心悸、失眠、乏力、抑郁、易激动、注意力难集中等问题。

百合红糖饮

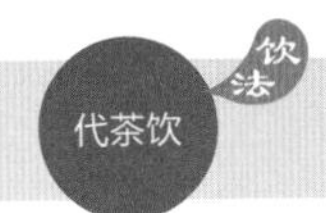

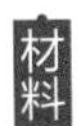

材料 百合60克，红糖适量。

制法 百合加红糖、水共煎。

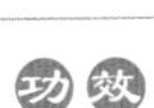

功效 清心安神、活血散寒。

杞枣茶

材料 枸杞子、桑葚、红枣各20克。

制法 将以上三味茶材入水煎，或用沸水泡饮。此茶切忌用铁锅煎煮。

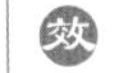

功效 此茶适用于更年期头晕目眩、困倦乏力及面色苍白者。

山楂荷叶茶

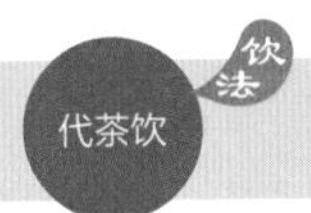

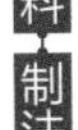

材料 山楂25克，荷叶20克。

制法 山楂、荷叶一同加适量水煎制取汁。

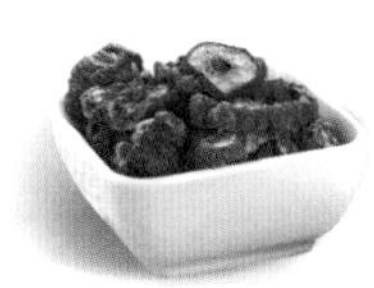

功效 降压调脂。适用于更年期高血压、高血脂以及单纯性肥胖症等。

更年期降火茶

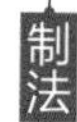

材料 苦丁茶3克，莲子芯1克，枸杞子10克，干菊花3～5朵。

制法 将以上茶材一起放入茶杯中，以沸水冲泡，加盖闷10分钟左右即可。

功效 适用于心肝火旺型更年期综合征。

青皮红花茶

材料 青皮、红花各10克。

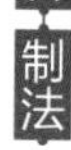

制法 青皮晾干，切成细丝；将青皮丝与红花一起放入砂锅，加水浸泡30分钟后，再煮30分钟，用洁净纱布过滤，取汁。

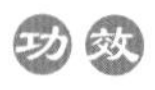

功效 可活血化瘀、消积、化滞。

豆麦茶

材料 黑豆、浮小麦各50克，莲子、黑枣各7个，冰糖少许。

制法 将黑豆、浮小麦、莲子、黑枣洗净，放入杯中，以1000毫升沸水，加盖闷泡10分钟，或煮5～10分钟，滤渣后加冰糖调味。

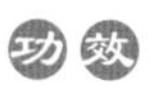

功效 缓解头痛、稳定心绪。

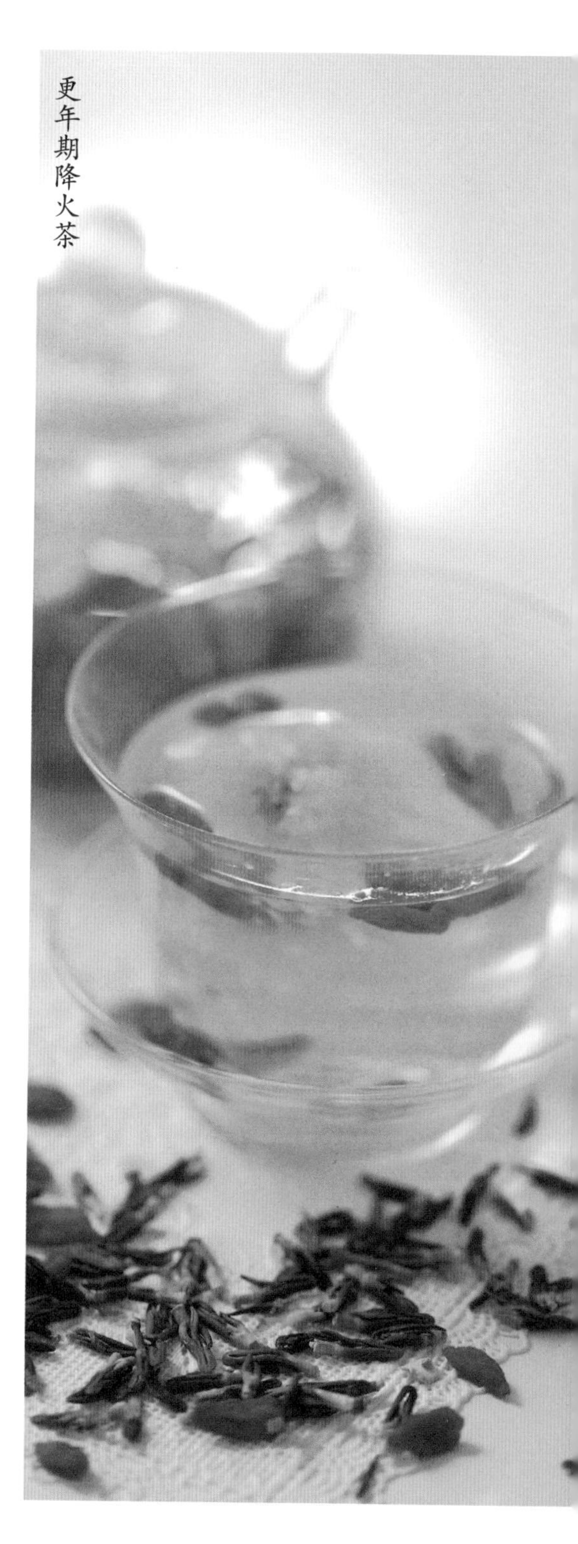

养肝舒缓茶

饮法
代茶饮用
每日1剂

材料 玫瑰花3 ~5克，当归30克。

制法 将所有茶材一同放入开水中熬煎15分钟左右，去渣取汁。

功效

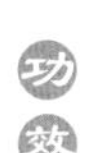

消除疲惫、补血活血、疏肝解郁的功效，尤其适合更年期女性饮用。

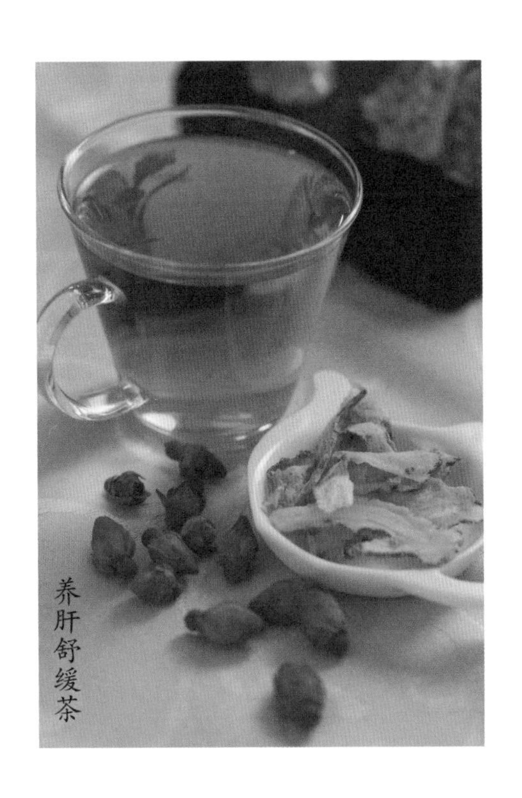

养肝舒缓茶

肉桂酒

饮法
直接饮用

材料 干燥肉桂25克，25° 的蒸馏酒900毫升。

制法 将肉桂洗净并切成适当大小，然后放进玻璃瓶内，倒入蒸馏酒，密封放置在阴凉干燥处。3周后，待其熟成，将其过滤到窄口玻璃瓶内即可。

功效

肉桂有通血脉的功效。有月经不调、肾阳不足的女性可适当饮用此药酒。

肉桂酒

关节疼痛

— 骨科 —

关节疼痛是外感风寒湿邪或肝肾虚损所致。常呈现反复发作、逐渐加重的特点。其致病机制主要为气血痹阻不通，筋脉关节失去濡养。在临床表现方面，除疼痛外，还常伴有麻木、酸楚及活动障碍等症状。

防风薏苡仁饮

材料 薏苡仁30克，防风10克。

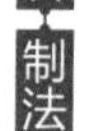

制法 将薏苡仁与防风一起水煎，取药汁约200毫升。

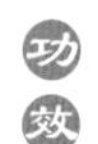

功效 适用于风邪偏盛型类风湿性关节炎，症见关节疼痛、走窜不定、恶风怕冷、身体疼痛、困倦乏力等。

二风酒

材料 寻骨风200克，防风100克，黄酒3000毫升。

制法 将寻骨风、防风两味药材洗净，放入布袋，置容器中，加入黄酒，密封，浸泡7天后滤渣，即可。

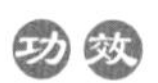

功效 祛风活络、止痛逐痹。适用于关节疼痛等症。

白花蛇酒

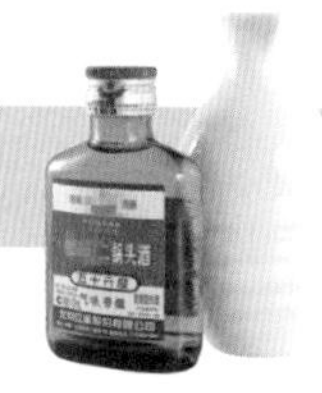

材料 白花蛇1条，白酒500毫升。

制法 取蛇肉置容器中，加入白酒，密封，浸泡10天即可。

功效 祛风湿，起瘫痪，定痉病，疗惊痫。适用于风湿疥癞、骨节疼痛、半身不遂、口眼歪斜、肌肉麻痹、破伤风、小儿惊风等。

跌打损伤

跌打损伤后不宜揉动，因刚刚跌打损伤后患部深处有渗血，但还不多，局部还未肿胀，可是一经揉动，便会增加局部出血量，使之高肿起来。

辣椒酒

用法
外用
擦于患处

材料 辣椒12克，白酒500克。

制法 将辣椒洗净切碎，置容器中，加入白酒，密封，浸泡15天后滤渣，即可。

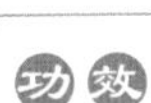

功效 除寒散湿，适用于跌打损伤等。

神曲酒

用法
外用
擦于患处

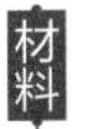

材料 神曲1块，黄酒1碗。

制法 神曲用火烧红，淬于黄酒内，去神曲，留黄酒。

功效 适用于跌损腰痛者。

白酒鸡蛋清外用方

用法
外用
敷于患处

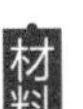

材料 白酒10毫升，鸡蛋3个（取蛋清）。

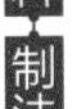

制法 将鸡蛋打碎，取蛋清置容器中，加入白酒，搅匀入温水内炖至半熟，搅如糊状，晾凉，即可。

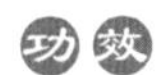

功效 消肿止痛。适用于烧伤、烫伤等。

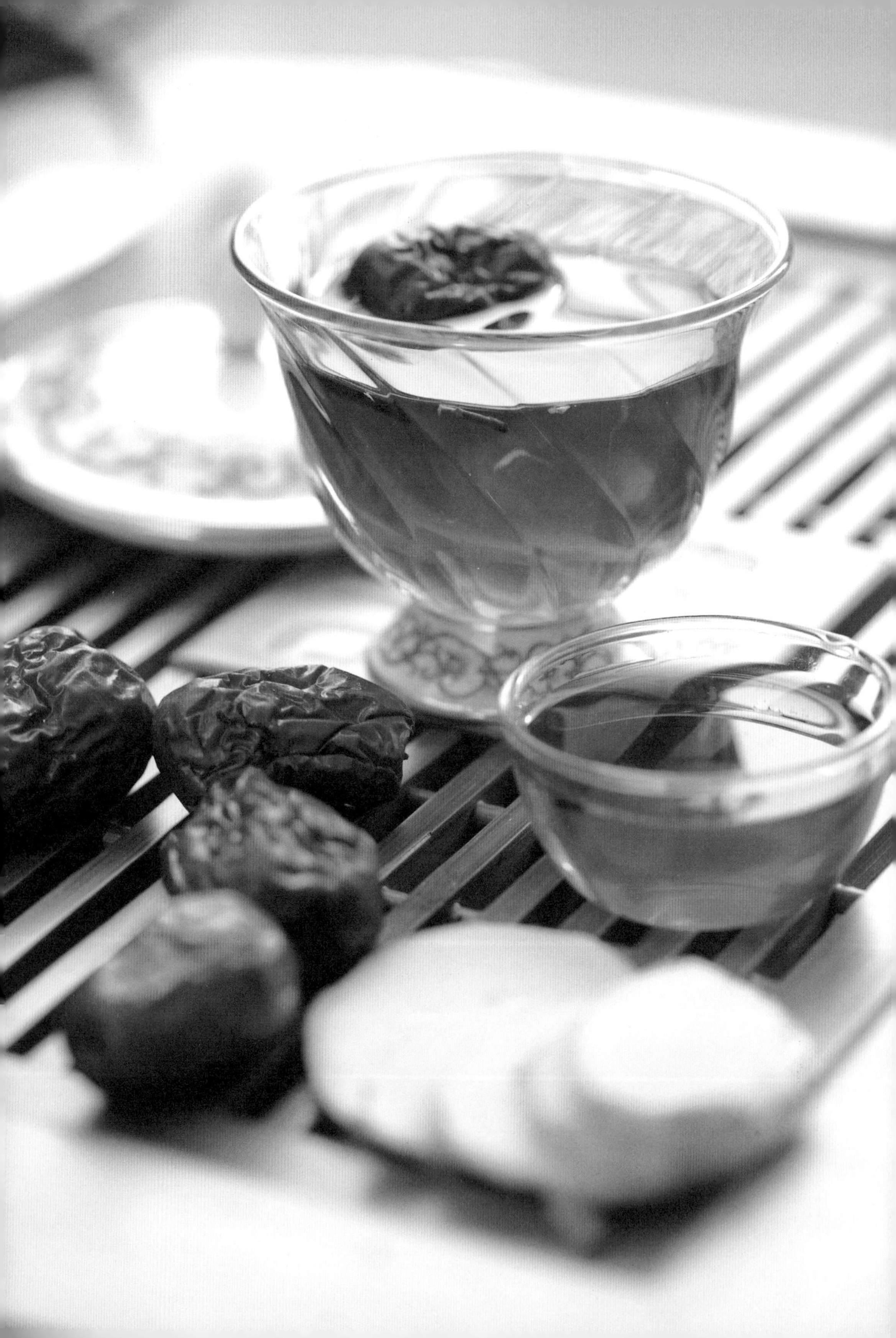

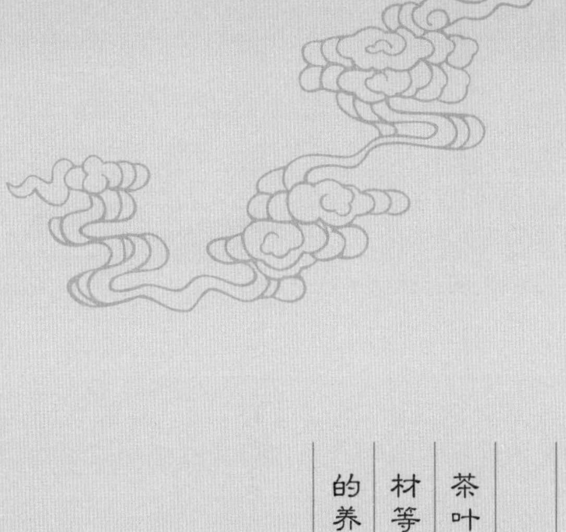

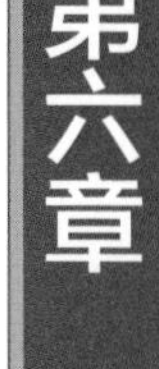

第六章

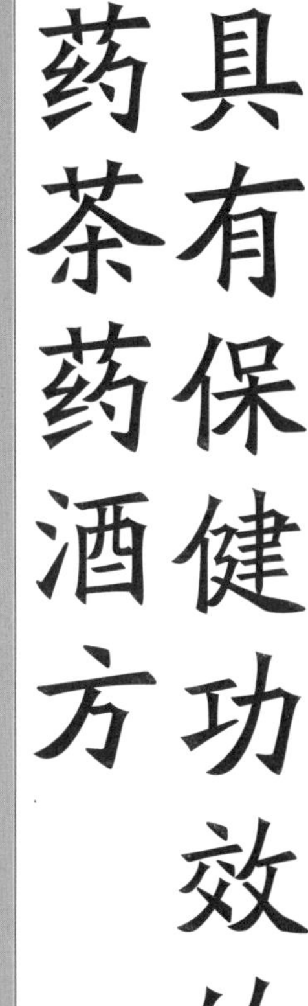

具有保健功效的药茶药酒方

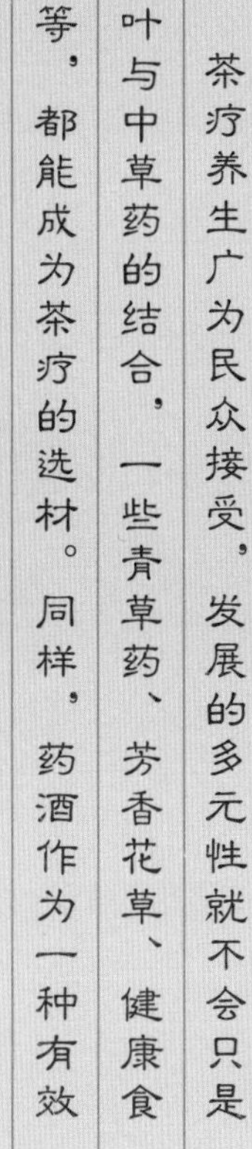

茶疗养生广为民众接受，发展的多元性就不会只是茶叶与中草药的结合，一些青草药、芳香花草、健康食材等，都能成为茶疗的选材。同样，药酒作为一种有效的养生保健饮品也走进了千家万户。

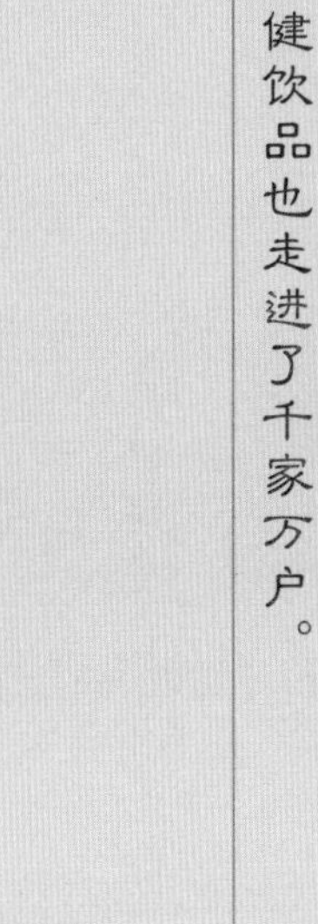

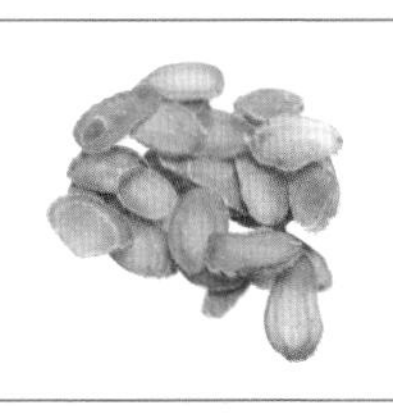

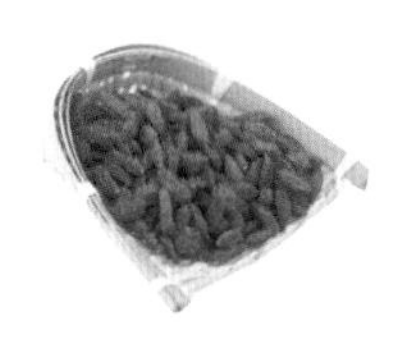

美白护肤

随着岁月的流逝，大多数女性的身体会逐渐发福，不再纤瘦。生活或工作的压力还会使一些女性脸色苍白，肌肤黯淡无光。女人要想成为不败的花朵，需要水的滋养，尤其是具有调养功效的茶水。所以，从现在开始，精心调配属于自己的养颜、美体药茶、药酒吧！

珍珠绿茶

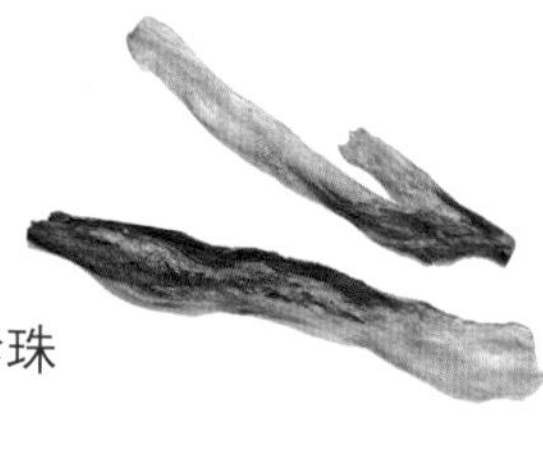

材料 珍珠粉15克，绿茶4克。

制法 ❶将绿茶放入茶壶中，加入适量水冲泡，加盖闷泡3分钟左右。

❷将茶叶滤去，并在茶汤中加入珍珠粉调匀饮用。

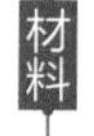

此茶具有促进肌肤细胞再生的功效，还有解毒清热、抗皮肤氧化的作用，可减少皮肤皱纹的产生，使肌肤保持水润和弹性。

养颜美人茶

材料 玫瑰果、玫瑰茄各2克，薄荷2～3克（鲜品5片），洋甘菊1克。

制法 ❶将玫瑰果、玫瑰茄、薄荷和洋甘菊用水过滤、洗净。

❷过滤后的茶材放入杯中，加入沸水冲泡，加盖闷泡3~5分钟即可饮用。

❸或者用纱布袋将所有茶材装起来，制成茶包，然后放入杯中冲泡，可续冲。这种方法操作更加简单，携带也更方便。

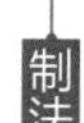

此茶饮可补肝养血、美白肌肤、舒缓神经。玫瑰果和玫瑰茄中都含有大量的维生素C，是柠檬的数十倍，长期饮用可预防皱纹的产生，使肌肤光滑、富有弹性，并能有效淡化肌肤斑点、抗老化，是美容养颜的佳品。

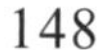

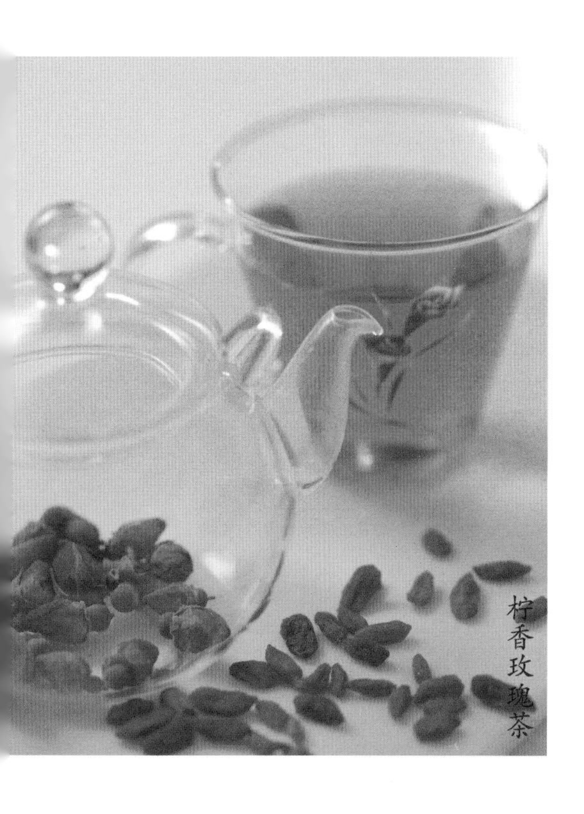

柠香玫瑰茶

材料 玫瑰花5朵，枸杞子半匙，柠檬汁1大匙，冰糖适量。

制法 ❶温壶后，将玫瑰花和枸杞子放入茶壶内。

❷向茶壶中注入300毫升左右的热水，冲泡3～5分钟使之入味。

❸加入柠檬汁，再以适量冰糖调味即可。

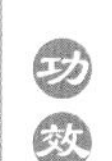

温润的玫瑰花茶，入口有一种柔和的香甜味道，芳香行气，养肝和血，常喝有调理气血、疏肝养肝的功效，女性饮用还能调节月经不调、美容养颜。

牛奶红茶

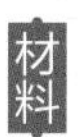

材料 鲜牛奶100克，红茶3克，盐适量。

制法 ❶红茶用沸水冲泡后，过滤取汁。

❷鲜牛奶煮沸，盛碗里，加入茶汁。

❸最后加适量盐，调匀即可饮用。

功效 红茶和牛奶都是滋补佳品，常喝牛奶有美白效果。此茶饮具有营养滋补、润泽皮肤的功效，可令人健美，皮肤红润。早餐搭配面包时饮用，不仅不会发胖，还有促进新陈代谢、健脾和胃的功效。

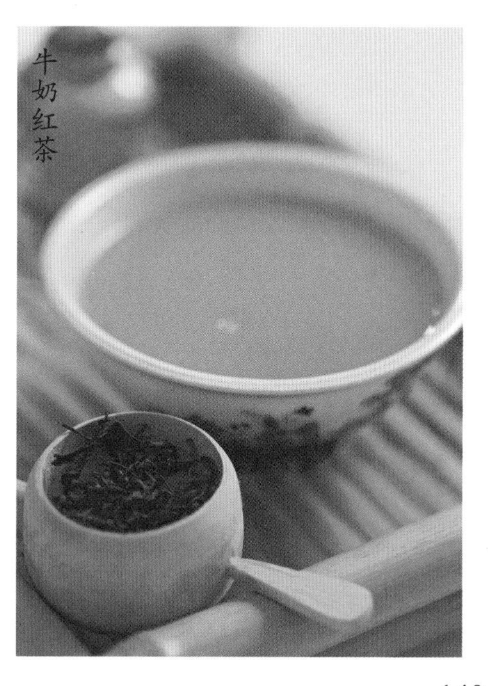

芍药花茶

材料 干芍药花瓣1茶匙，蜂蜜或红糖适量。

制法 将芍药花瓣用沸水冲泡，闷泡约10分钟即可。可依个人口味调入适量蜂蜜或红糖饮用。

功效 芍药花具有养血柔肝、散郁祛瘀、改善面部黄褐斑和皮肤粗糙的作用，对于内分泌紊乱引起的雀斑、皮肤暗沉等有疗效。长期饮用此茶能促进细胞新陈代谢，提高机体免疫力，延缓皮肤衰老。

芦荟蜂蜜茶

材料 新鲜芦荟200～250克，蜂蜜4小匙。

制法
❶将新鲜芦荟洗净，用刀去除绿色部分的叶皮，留下透明的叶肉切成小丁。
❷将切成小丁的芦荟放入小锅中，加入200毫升清水煮沸后放凉。
❸最后依个人口味调入蜂蜜拌匀，即可饮用。

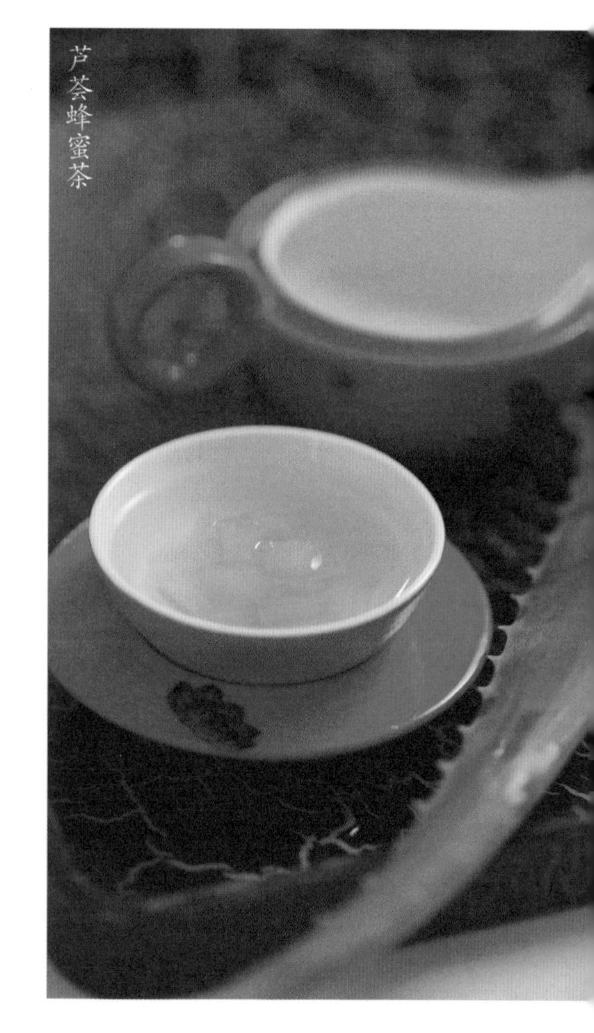

功效 芦荟有消炎抗菌的功效，能够保护皮肤黏膜，预防粉刺、雀斑，增强皮肤弹性，滋润皮肤，缓解皮肤老化。搭配蜂蜜长期饮用，能给肌肤补充水分，让肌肤水灵灵、白嫩嫩。

玫瑰绿茶

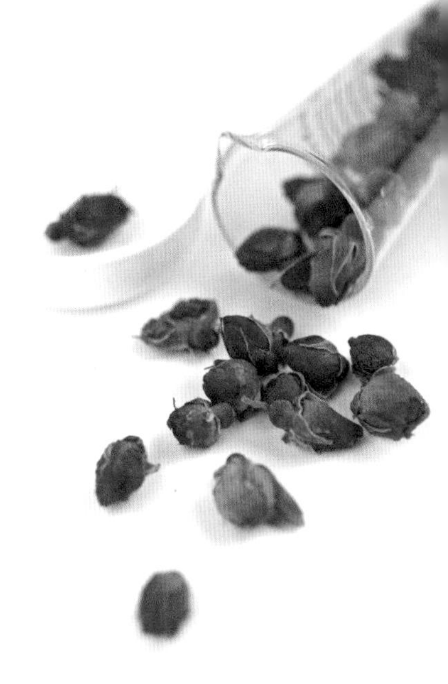

材料 玫瑰花10克，绿茶5克，柠檬片3片，枸杞子1小匙，蜂蜜适量。

制法 ❶将玫瑰花和绿茶用水过滤，然后加入柠檬片和枸杞子，一起用沸水冲泡。

❷约10分钟后调入蜂蜜即可饮用。

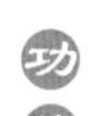

功效 玫瑰花有养肝活血、滋润肠道、美容护肤的功效，搭配柠檬、枸杞子，能帮助改善肤色，舒缓情绪，对女性非常有益。

黑芝麻糖酒

材料 黑芝麻、黄酒、白糖各适量。

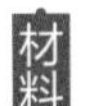

制法 黑芝麻微炒，研末；黑芝麻与黄酒各3汤匙，调匀，加入碗中用水炖，水沸15分钟后，加适量白糖调味即可。

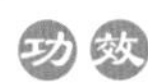

功效 补肝肾、润五脏、生津。可缓解皮肤干燥。

桃花酒

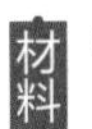

材料 桃花、酒各适量。

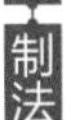

制法 采摘刚开的桃花阴干，然后浸入盛酒的瓶中，浸泡15天后即可饮用。

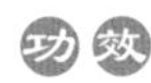

功效 活血、润肤、养颜。适用于颜面失养、面色少华、色斑等。

薏苡仁酒

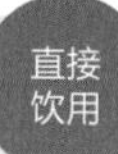

加冰块饮用

养生功效

薏苡仁含有丰富的蛋白质、维生素和铁等营养成分，具有健脾渗湿、除痹止泻、清热排脓等作用。此外，薏苡仁还有消除水肿与虚胖，改善黑斑、皱纹、皮肤粗糙、痘痘等功效。

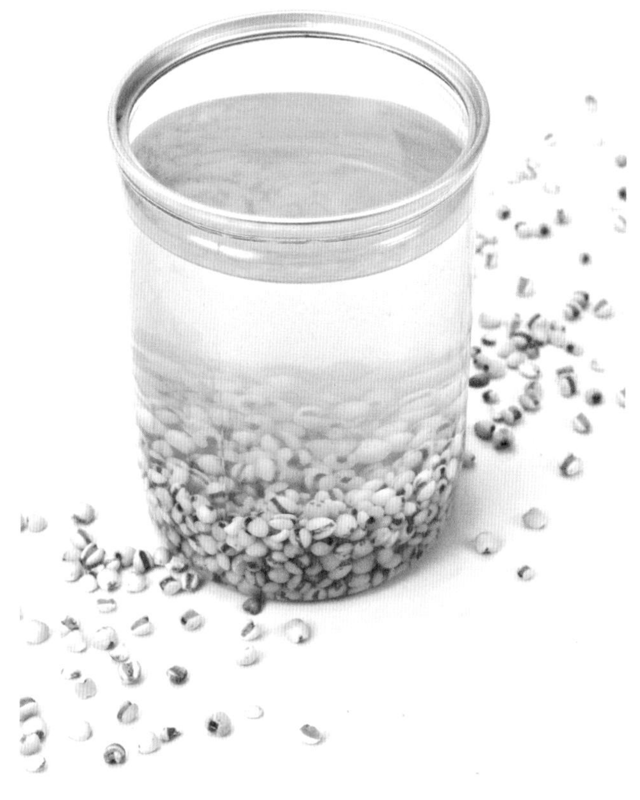

中医主张

薏苡仁性凉，味甘、淡，归脾、胃、肺经，是中药里常见的药材，常被用于治疗痘痘。《本草纲目》中说：薏苡仁“健脾，益胃，补肺，清热，祛风，祛湿，增食欲，治冷气，煎服利水。”可见，薏苡仁不仅具有治病功效，还是不可多得的美容佳品。但是，小便量多、大便燥结、津液不足者应忌用。此外，孕妇、消化功能较弱的儿童及老弱病人也应慎用。

制作方法

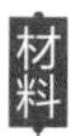

薏苡仁60克，25° 的蒸馏酒720毫升。

制法

❶称好所需薏苡仁的分量。

❷将薏苡仁倒入锅中，炒至其变成金黄色。

❸待薏苡仁冷却后，放入玻璃瓶内，倒入蒸馏酒，密封放置在阴凉处，大概1个月后，待其熟成之后过滤移至窄口瓶里。

减肥瘦身

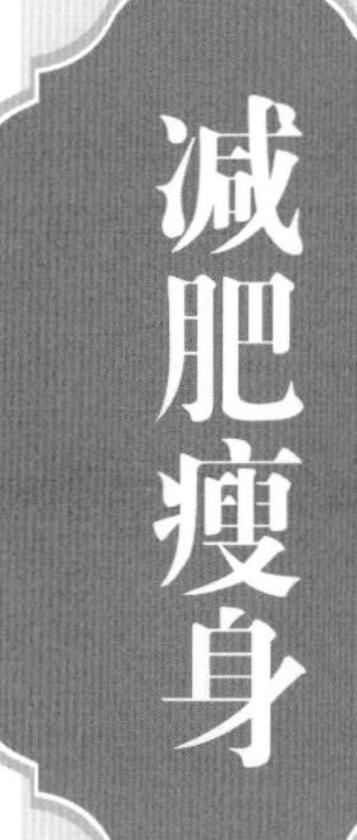

肥胖带给我们的不仅是外貌的烦恼，其最大的隐患还在于对健康的影响。由于过多的脂肪堆积，脂肪沉淀在血管内，会使血管硬化狭窄，因此容易患各种心血管疾病。另外，由于代谢方面的问题，还容易出现便秘症状。

金银花瘦身茶

饮法
代茶频饮

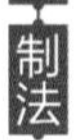

材料 金银花、菊花各20克，山楂50克，蜂蜜适量。

制法 ❶将金银花、菊花、山楂一同放入砂锅中，加2000毫升水煎煮30分钟，滤汁。

❷再在砂锅中加水煮1次，滤汁。

❸将两次滤出的汁液置火上煮沸，依个人口味调入适量蜂蜜即可。

功效 山楂是消食类中药，能消食化积，对肉食积滞引起的腹胀非常有效，搭配清热解毒药金银花、菊花，对降压、祛脂、通便、减肥都有效果，适合肥胖者饮用。

注意事项： 如果是脾胃虚弱导致的不消化，而不是积食或胃酸分泌过多者，要慎用山楂。

消脂减肥茶

饮法
每日1剂
饮用2次

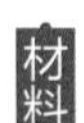

材料 绿茶5克，大黄2克。

制法 将绿茶、大黄一同放入茶壶中，用沸水冲泡。

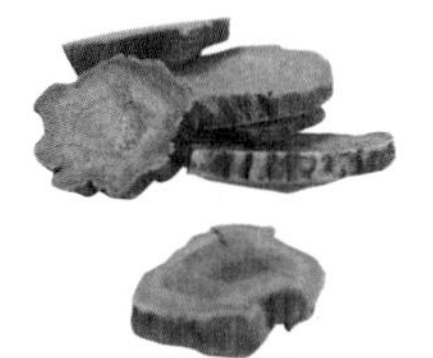

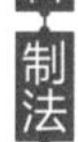

功效 大黄是泻下药，具有清热祛火、凉血解毒、清涤肠胃的功效，搭配绿茶能起到很好的清热、泻火、通便、祛脂、消积作用，适用于高血脂及肥胖症，常饮此茶还可延缓衰老。

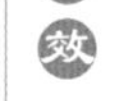

注意事项：

◎本品苦寒，易伤胃气，脾胃虚弱者慎用。

◎孕妇或者女性月经期、哺乳期忌用。

柠檬茶

材料 柠檬片、蜂蜜各适量。

制法 将柠檬片放入茶壶中，用沸水冲泡待用。饮用时依个人口味调入适量蜂蜜即可。

功效 柠檬富含维生素C，能帮助消化，预防感冒，振奋精神，防止皮肤暗沉，是消脂、减肥的佳品，适合肥胖人群饮用。

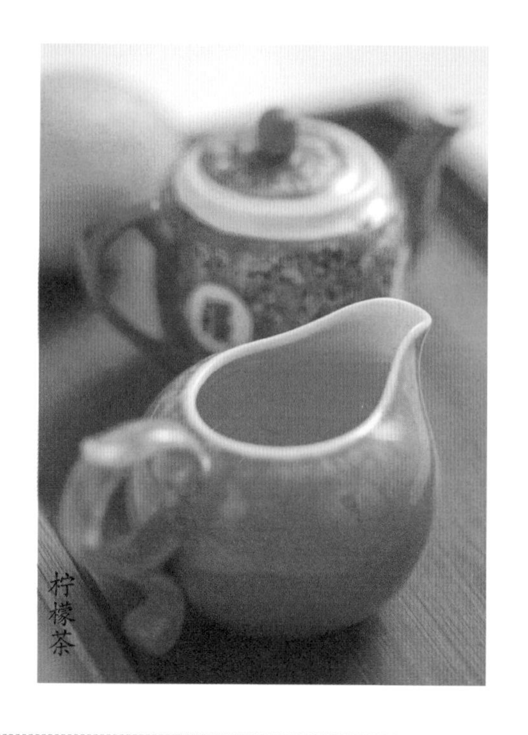
柠檬茶

香蕉绿茶

香蕉绿茶

材料 香蕉1根，优质绿茶5克，蜂蜜适量。

制法 ❶将绿茶用热水冲泡好后，滤汁待用。

❷香蕉剥皮研碎，加入绿茶汁中，调入适量蜂蜜搅匀即可饮用。

功效 可起到利尿、消肿、通便等作用。

注意事项： 胃痛腹凉、脾胃虚寒者应少饮此茶。因为香蕉性寒，绿茶性也属寒凉，二者共用，会加剧虚寒的症状。

薏苡仁柠檬茶

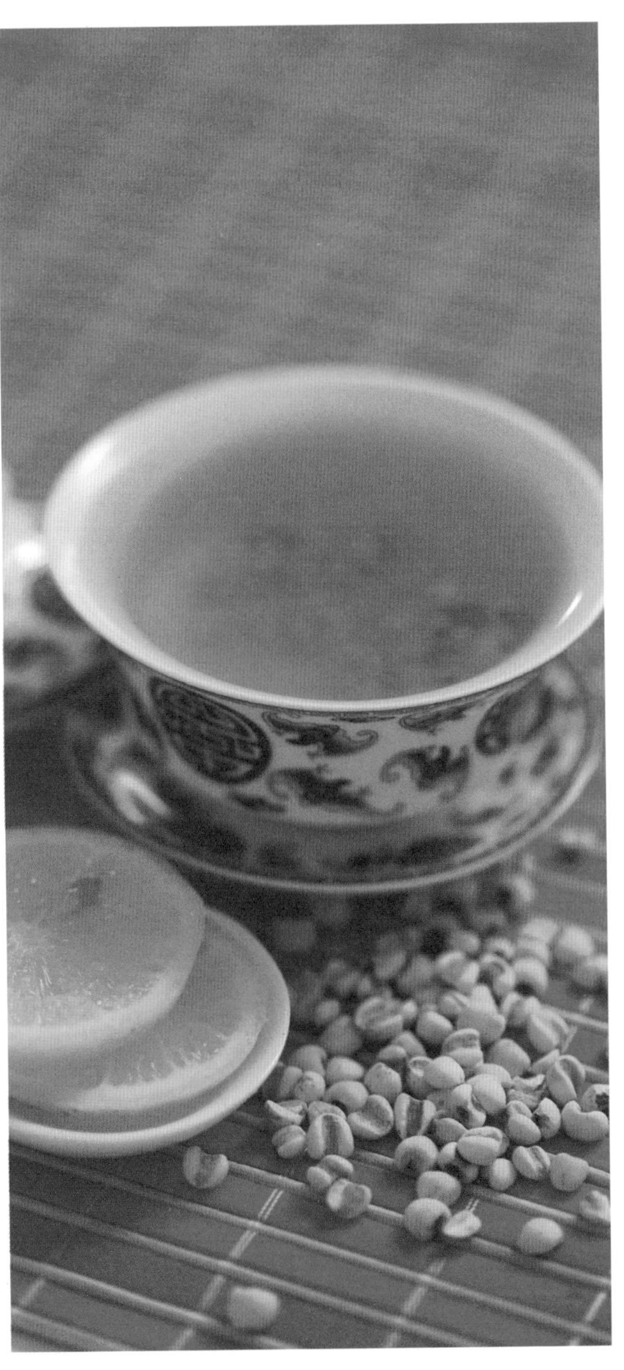

养生功效

薏苡仁的热量非常低，纤维含量高，抗饥饿；同时薏苡仁还可以消除水肿。柠檬是维生素C含量很高的水果，长期食用柠檬，可淡化色斑，光彩照人。

中医主张

薏苡仁可健脾利湿；柠檬可开胃消食，生津止渴。

制作方法

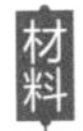

材料 薏苡仁50克，柠檬1/2个，冰糖适量。

制法 ❶将薏苡仁清洗干净，柠檬切片备用。

❷薏苡仁放入砂锅中，加入适量水，大火煮沸转小火煮，至薏苡仁熟软后关火。

❸放入冰糖，放凉后再放柠檬片即可。

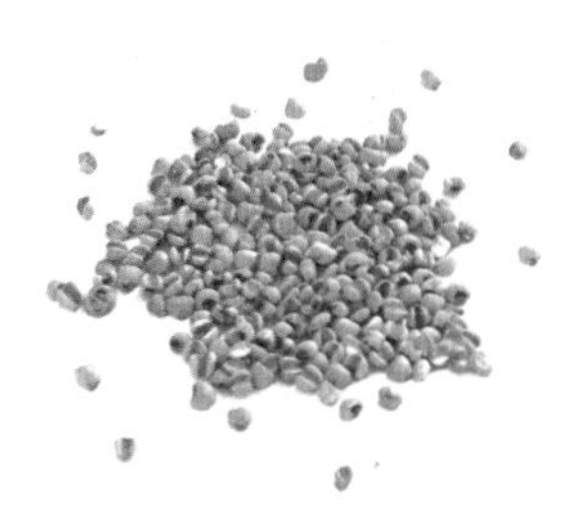

山楂银菊茶

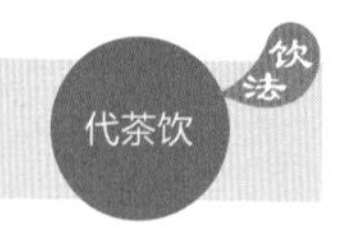

材料 山楂、金银花、菊花各15克。

制法 金银花、菊花洗净，将山楂拍碎，以1000毫升水煮开。

功效 山楂可化瘀、消积，久服有降低胆固醇的作用；金银花、菊花均清凉降压。故本方有化瘀消脂、清凉降压的功效，适用于肥胖症、高脂血症、高血压等症。

桂花山楂茶

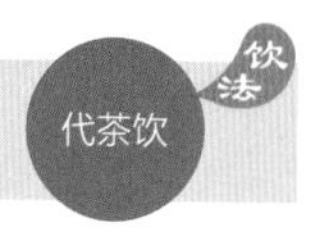

材料 桂花12克，山楂6克，党参3克，盐少许。

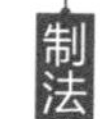

制法 将以上茶材洗净，加入适量沸水冲泡，加少许盐。

功效 益气健脾、消食降脂、可减体重。适用于气虚肥胖者。

荷叶决明茶

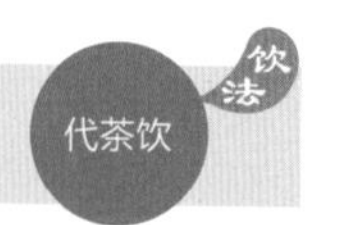

材料 荷叶10克，决明子25克，蜂蜜5毫升。

制法 将以上茶材用水洗净，加1500毫升的水煮沸后，小火续煮10分钟，稍凉后加入蜂蜜。

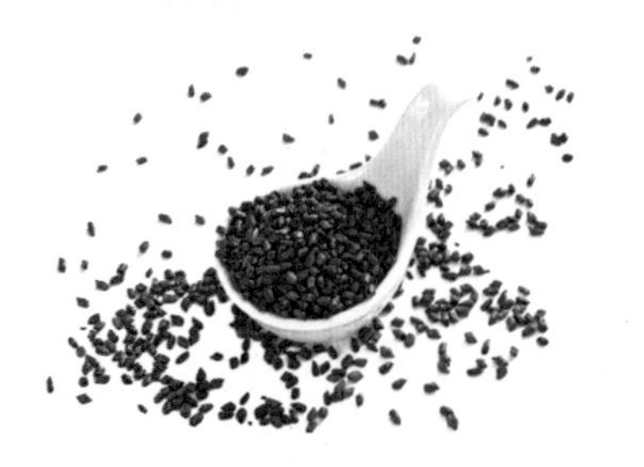

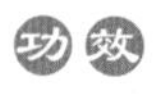

功效 润肠、轻身、消脂。

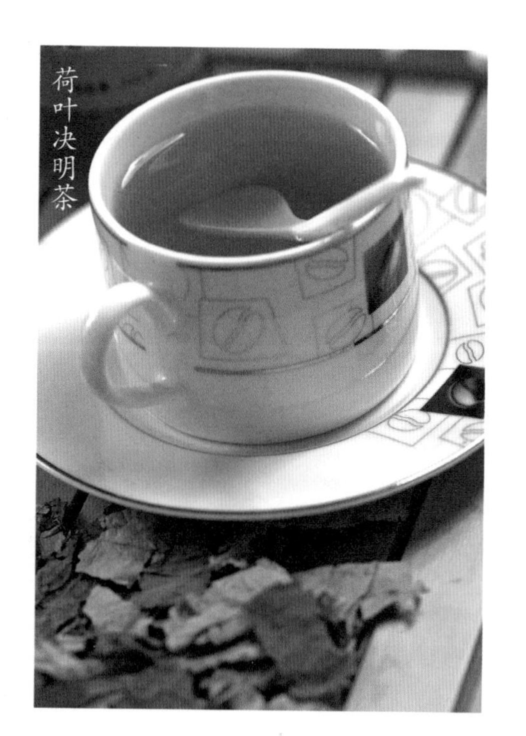

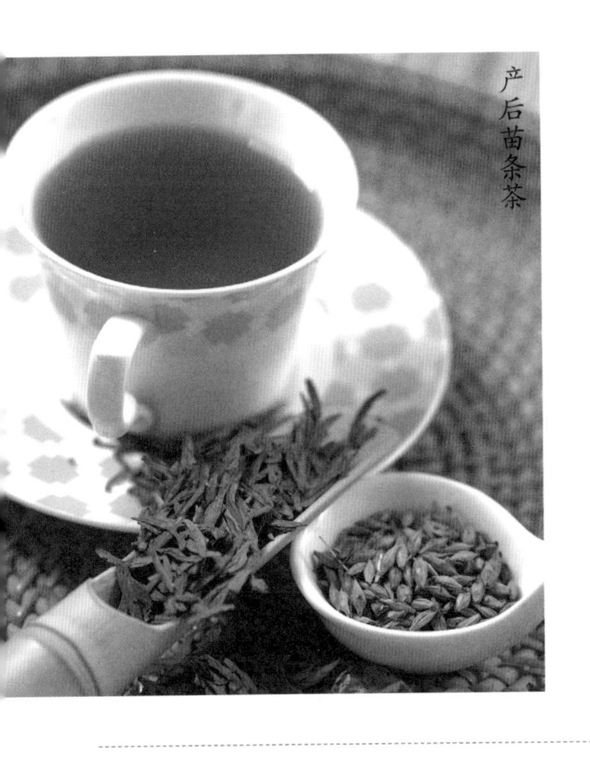

产后苗条茶

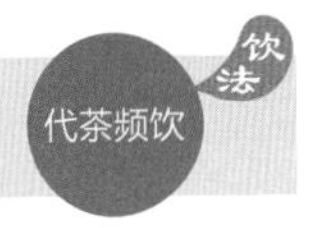

材料 山楂15克，黄芪、炒麦芽各25克，薏苡仁50克，茯苓10克，茶叶适量。

制法 将全部茶材快速洗净， 加水煮沸后，转小火煎煮约15分钟。

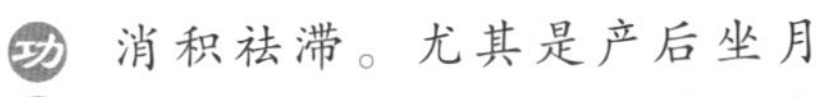

功效 补气、利水、健脾祛湿、消积祛滞。尤其是产后坐月子，可以喝此茶，可加速体内脂肪代谢，又不会伤元气。

三花茶

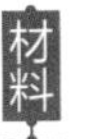

材料 桂花、玫瑰花各15克，洛神花5克。

制法 将全部茶材洗净，加水1000毫升煮沸后，转小火煎煮约15分钟。

功效 玫瑰可理气解郁，入肝、脾经，具有理气解郁、活血散瘀的功效，对肝胃气痛、肝风头痛等，有疏肝解郁的疗效。配上性温，具有化痰、散瘀功效的桂花，能温中散寒、暖胃止痛，并可作辟除口气、痰湿内蕴之用。再加上洛神花的清凉、退火、降脂作用，更能达到预防肥胖的效果。

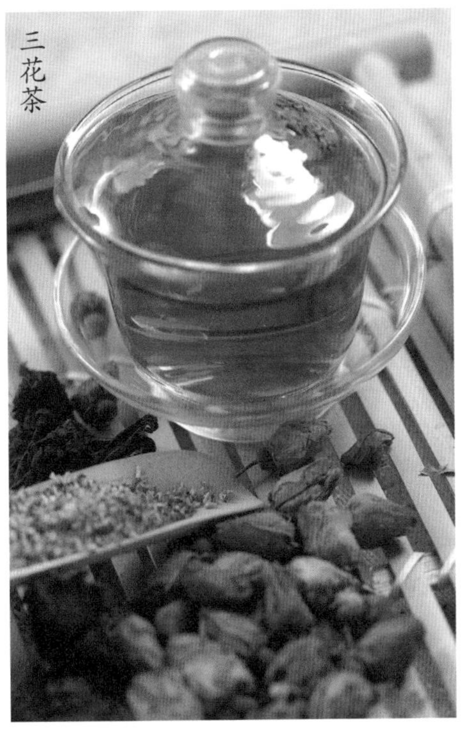

乌发亮发

中医认为，发为血之余，肾之华在发，故头发的荣枯脱落与气血有很大关系。气血充沛，肾精充足，则头发光亮生辉，黑如染墨；反之，则脱落发白，焦枯不荣。想要养出一头漂亮的头发，可以选择一些药茶、药酒方来调理。

黑发茶

饮法

早、晚
空腹食用

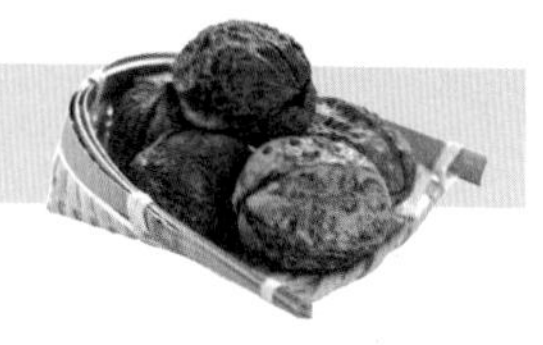

材料 核桃、大米各适量。

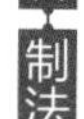

制法 将核桃去壳研成膏，再用清水将大米煮成粥，加入核桃膏搅匀即可。

功效 润肤养颜、乌须黑发。

桑葚亮发茶

饮法

代茶饮
每日1剂

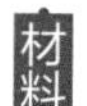

材料 桑葚30克，冰糖10克。

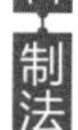

制法 将桑葚与冰糖置于茶杯中，用沸水冲泡，每剂可反复冲泡3～4次。

功效 此茶可滋补肝肾、生津润肠、护肤美颜、黑发乌须。适用于因肝肾阴虚而致的皮肤粗糙、颜面无华、须发早白、眩晕目暗等。

黑芝麻红茶

饮法

每日2次
代茶频饮

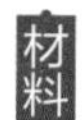

材料 黑芝麻30克，红茶6克。

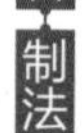

制法 ❶将黑芝麻微火炒熟，研碎，与茶叶混合均匀，然后分成两包。

❷用沸水冲泡，加盖闷泡10分钟即可。

功效 补肝肾、滋五脏、益精血、润肠燥。适用于头晕眼花、耳鸣耳聋、须发早白、肠燥便秘等。

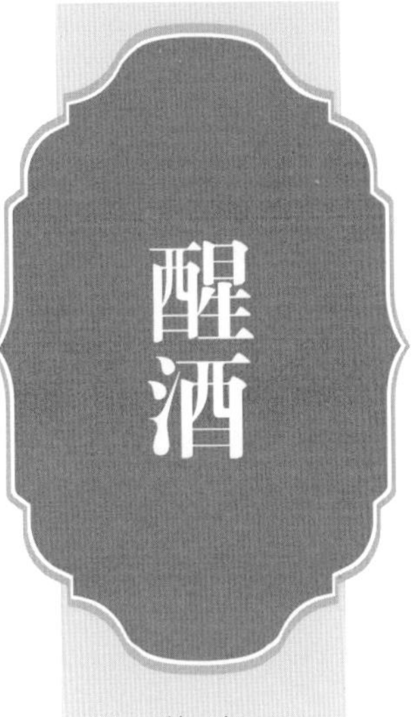

醒酒

由于工作或业务需要，有些人尤其是男性，经常外出喝酒、吃饭，而有的人每逢酒桌必酩酊大醉，每逢饭桌必大吃特吃。长期烟酒过量、饮食不规律会使人体的抵抗力下降。要想预防疾病的发生，除了从日常生活、饮食、起居方面进行调理外，饮用一些药茶、药酒也可起到保健的功效。

高效解酒茶

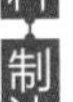

材料 绿茶50克，菊花20克，葛花、山楂、藿香各10克。

制法 ❶将以上茶材共研成末，装入袋中（每袋1.5克）。
❷每次饮用时，用沸水冲泡1袋即可饮用。

功效 此茶饮能缓解酒后头晕头痛、口渴心烦、恶心呕吐等症。醉酒后喝上几杯浓茶来解酒，这样会加重心脏的负担，对身体健康造成更大的伤害。所以，在绿茶中加入一些理气、解毒、益肝的茶材，能更有效地中和酒精，保护肝脏。

葛花饮

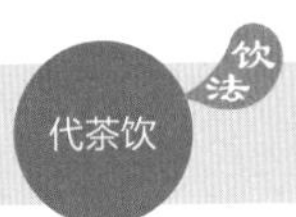

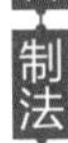

材料 葛花10克。

制法 葛花用开水冲泡。

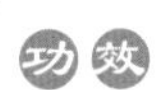

功效 有解酒效果。

金橘绿茶

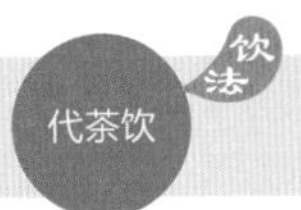

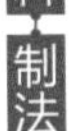

材料 金橘干、绿茶、冰糖各适量。

制法 金橘干与绿茶放入杯中，以沸水冲泡。加入冰糖调味即可。

功效 有效帮助解酒醒酒，清除体内的酒毒与酒气。

龙胆橄榄茶

饮法
代茶温饮
药渣可再
煎服用

材料 龙胆草10克，青橄榄5个，冰糖适量。

制法 青橄榄切片，与龙胆草一同放入砂锅中，加适量水煎沸20分钟左右，滤渣取汁。饮用时加入适量冰糖调味即可。

功效 龙胆草是清热药，性寒，味苦，具有泻肝胆火、清热燥湿等功效，搭配青橄榄一起饮用，能起到解酒防醉的作用，适合肝火炽盛以及酒后烦躁者饮用，症见心烦易怒、口干口苦。

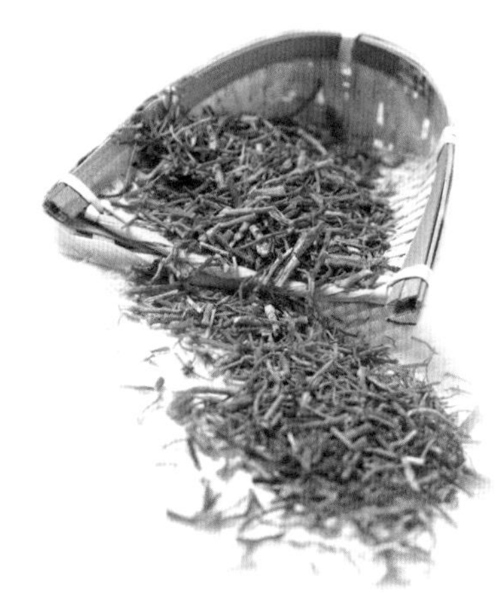

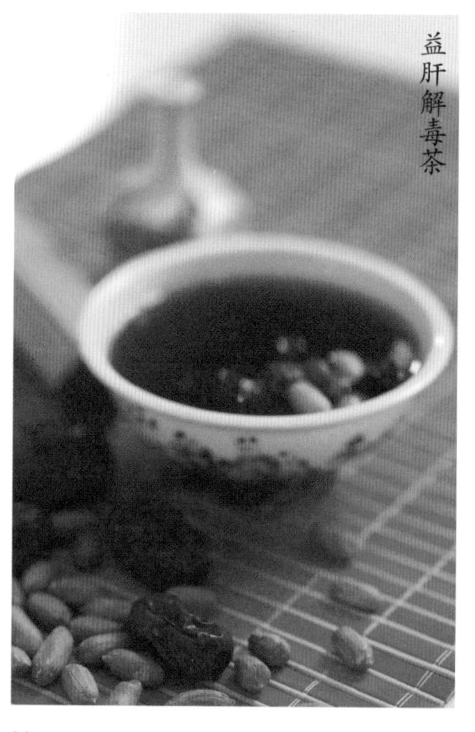

益肝解毒茶

益肝解毒茶

饮法
温饮
每日饮用
2~3剂

材料 红豆50克，花生仁25克，红枣15克，红糖适量。

制法 ❶将红豆、花生仁洗净，沥干备用；红枣洗净，用温水浸泡约10分钟后备用。

❷锅中加入适量水、然后放入红豆、花生仁，小火煮至熟软即可。再加入红枣、红糖，续煮30分钟左右。

功效 此茶饮具有清热解毒，缓解慢性肝炎症状，化解肝内脂肪沉积的作用，适宜于经常在酒桌上大吃大喝，饮食无规律的人群饮用。

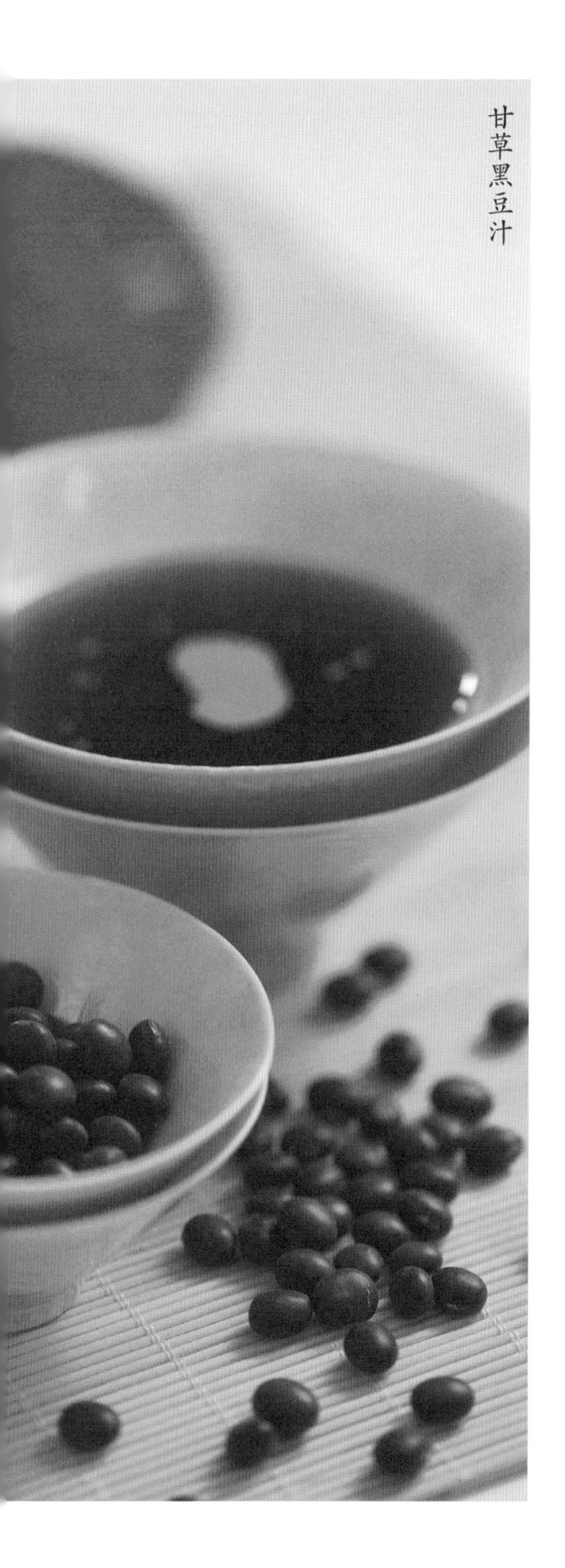

甘草黑豆汁

材料 甘草15克，黑豆30克，绿茶5克。

制法 把以上茶材都放入砂锅中，加水煎煮即可。

功效 黑豆性平，味甘，具有祛风除热、解毒利尿、补肾养血的功效；甘草是补气药，有清热解毒、补益脾气的作用。此茶饮不仅具有醒酒、解酒的功效，还有养肝、护肝的作用，故非常适合酒醉伤脾胃者饮用。

生白萝卜汁

材料 生白萝卜适量。

制法 生白萝卜捣汁。

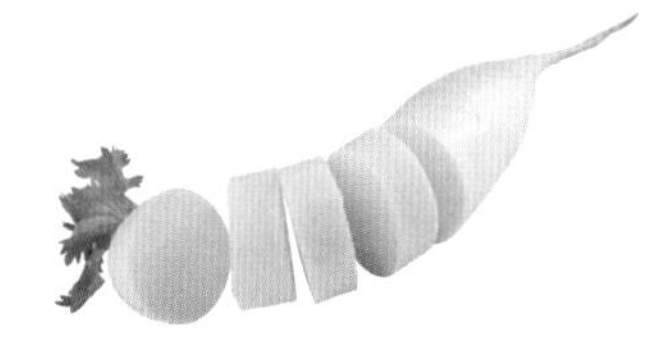

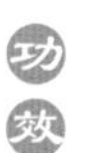

功效 清热解毒，下气宽中，利尿解渴，有解酒的作用，适宜于经常应酬者饮用。

养肝明目

人体各部位的生理活动，皆与肝有密切的关系。因为肝有储藏血液和调节血量的生理功能，故有『肝为血海』的说法。中医认为，目为肝所主，肝开窍于目，肝藏血，目得血而能视。《黄帝内经》载：『肝受血而能视。』可见，肝与我们的眼睛关系密切，我们可以通过养肝来明目。

桑银茶

材料 霜桑叶12克，金银花、车前草各15克。

制法 将全部茶材洗净，以沸水500毫升冲泡，加盖闷泡10分钟左右即可。

功效 金银花是清热解毒的常用药，还能降低血脂与胆固醇；车前子清肝明目，用于目赤肿痛；霜桑叶有凉血明目的作用。此茶饮具有疏风清热、清肝明目的功效。

菊花蜜饮

材料 菊花50克，蜂蜜适量。

制法 菊花加水20毫升，稍煮后保温30分钟，过滤后加入蜂蜜，搅匀。

功效 清肝明目、生津止渴。

杭白菊茶

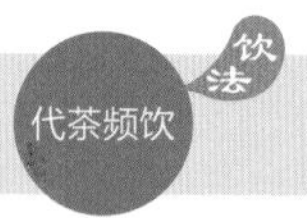

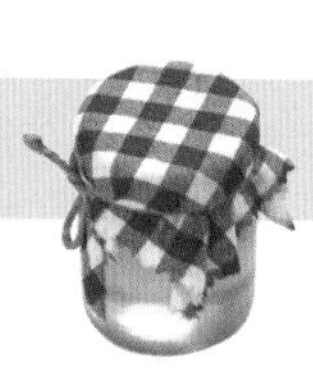

材料 干燥杭白菊1茶匙，红糖或蜂蜜适量。

制法 杭白菊用沸水冲泡，最后用红糖或蜂蜜调味。

功效 杭白菊能清肝明目，适用于肝火旺盛、视物模糊、头晕目眩等症；红糖或蜂蜜都是滋养品。此茶饮非常适合女性饮用，具有养肝明目、清热解毒的功效。

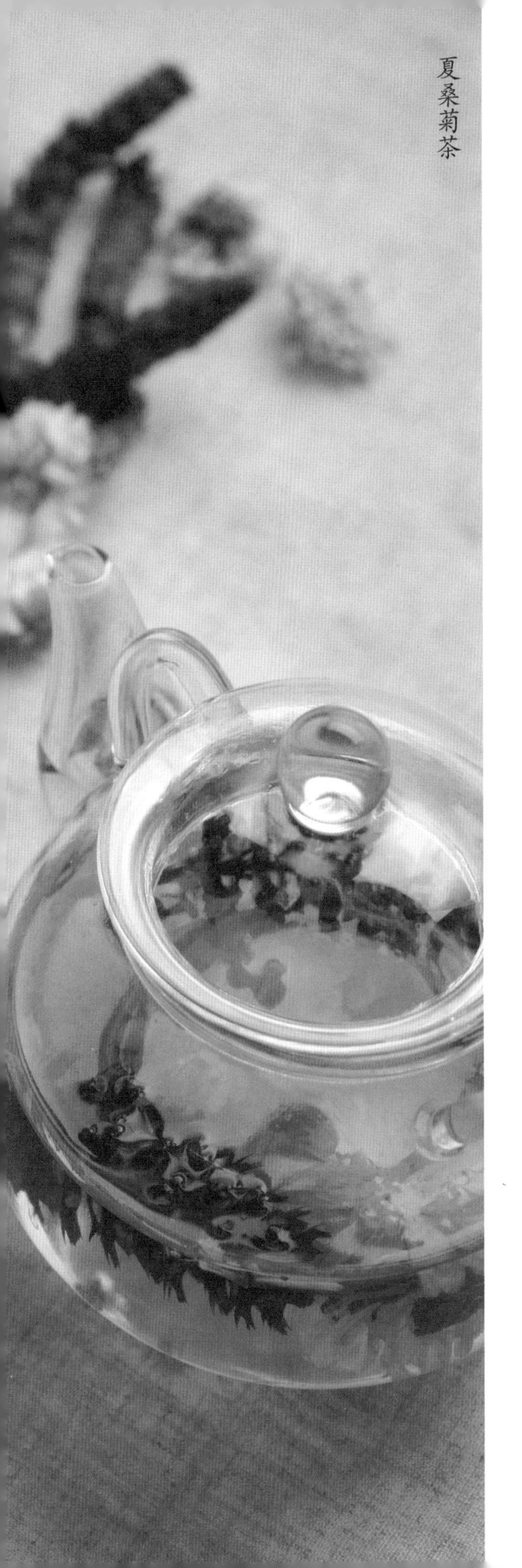

夏桑菊茶

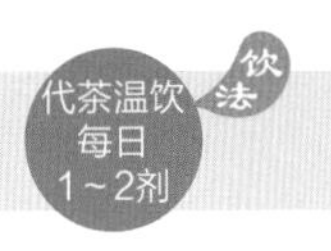

材料 夏枯草12克，桑叶、白菊花各10克。

制法 将以上茶材放入杯中，用沸水冲泡，加盖闷泡10～15分钟。

功效 夏枯草具有清肝明目、消肿散结的功效，可用于目赤肿痛、头昏眼花等症，搭配发散风热的桑叶和清热解毒的白菊花，可作为清肝明目的佳品，适用于肝火内盛，症见眼睛红肿、视物不清、口干口苦、便干尿黄、舌红苔黄。

龙井白菊茶

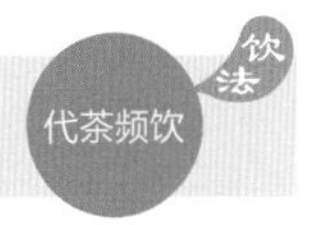

材料 龙井茶3克，杭白菊10克。

制法 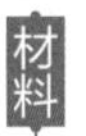把龙井茶和杭白菊放入茶壶中，用少量热水冲泡，清洗茶材，并倒掉茶汁。

❷把清洗好的茶材用450毫升的沸水冲泡，静置2分钟即可饮用。

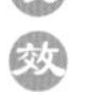

功效 杭白菊具有散风热、清肝明目、解毒之功效，可用于预防风热感冒、头痛眩晕、目赤肿痛等疾病，搭配龙井茶具有滋养眼睛的功效，可起到明目和缓解视疲劳的作用。

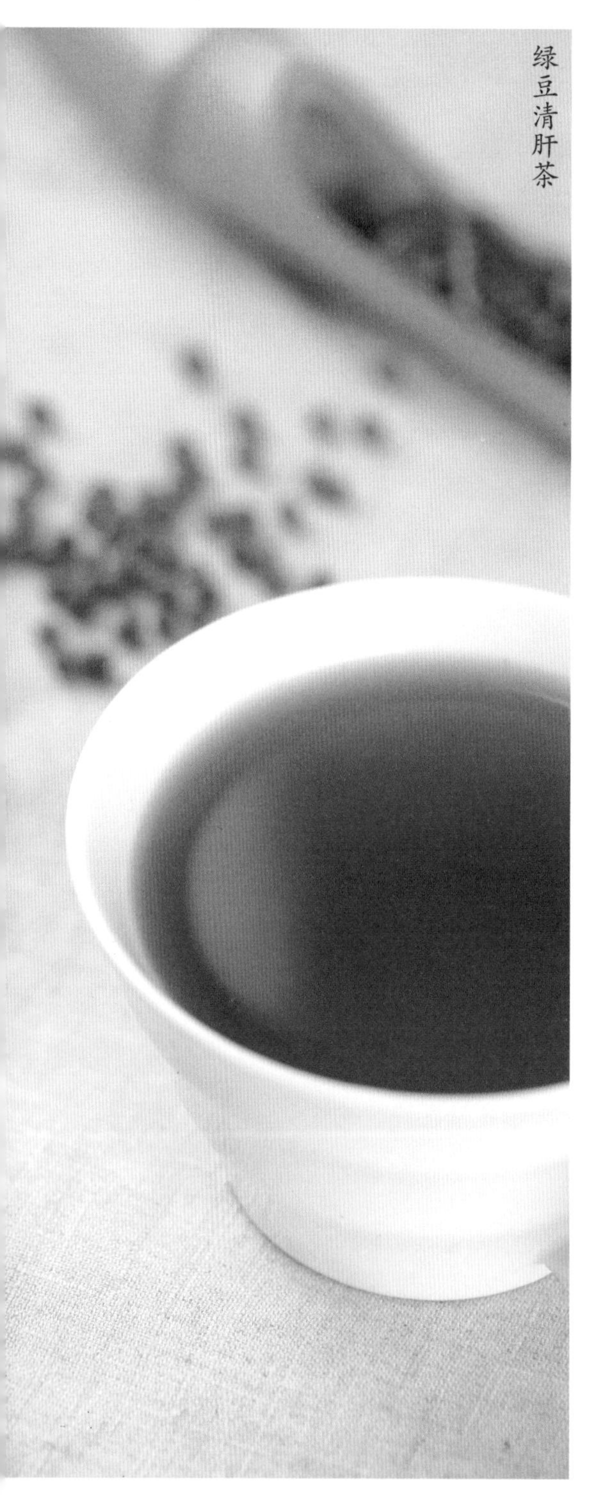

绿豆清肝茶

材料 绿豆20克，蒲公英10克。

制法 将以上茶材放入砂锅中，加适量水煎沸后，滤渣取汁。

功效 绿豆性偏寒，是防暑散热的佳品，具有清热解毒、预防便秘的功效，可用于高血压、动脉粥样硬化的辅助治疗；蒲公英能缓解肝火旺盛引起的目赤肿痛。此茶饮具有清热解毒、利水的功效，适用于热毒内盛以及酒后烦躁不安者。

决明子茶

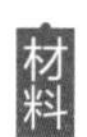

材料 决明子100克。

制法 将决明子用微火炒一下，放入杯内用开水冲泡，可加适量白糖。喝完后可再续冲2～3杯。

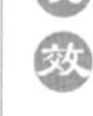

功效 决明子具有清热明目、滋润肠道的功效，可用于目赤肿痛、头晕目眩、大便燥结等症。坚持1个疗程，可有效缓解便秘，降压明目。

苦瓜茶

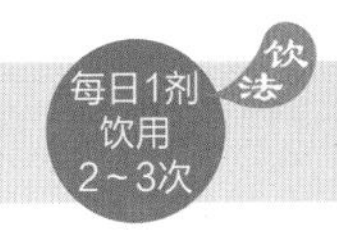

材料 干燥的苦瓜片5克，红糖或蜂蜜适量。

制法 将干燥的苦瓜片放入茶杯中，加入沸水冲泡，闷泡10分钟左右。最后依个人口味调入红糖或蜂蜜即可。

功效 苦瓜性寒，味苦，具有清热、明目、解毒的功效，内含的苦瓜素能减少摄取的奎宁和糖；苦瓜苷则具有很好的降糖作用，对糖尿病患者很有益处。此茶饮适用于高血压、糖尿病患者，若不搭配红糖或蜂蜜，单味入茶则效果更佳。

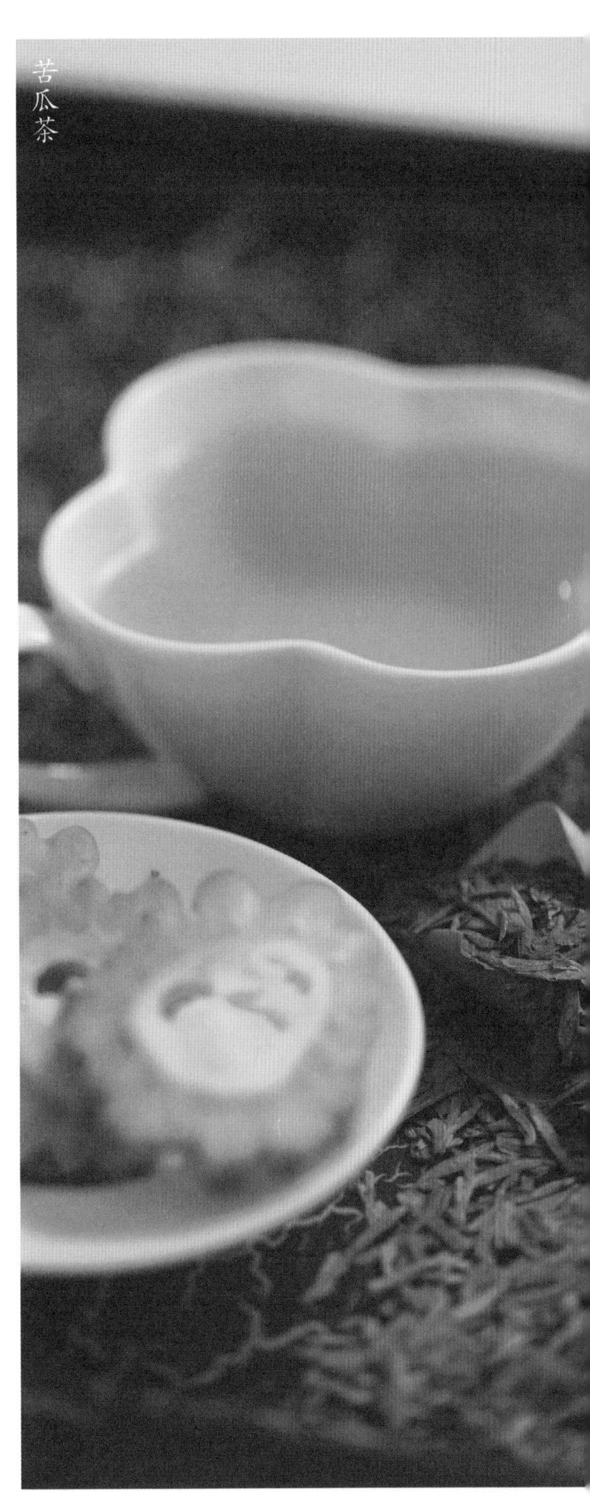

枸杞子菊花饮

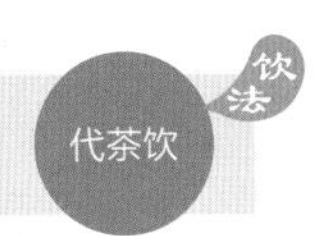

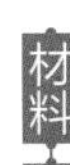

材料 枸杞子10克，菊花5朵。

制法 枸杞子、菊花加适量开水冲泡。

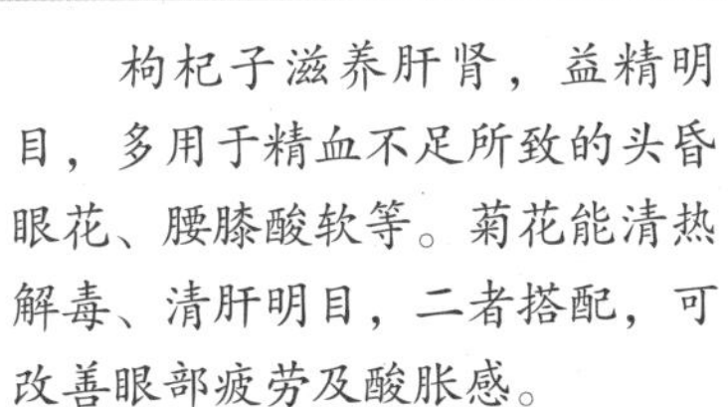

功效 枸杞子滋养肝肾，益精明目，多用于精血不足所致的头昏眼花、腰膝酸软等。菊花能清热解毒、清肝明目，二者搭配，可改善眼部疲劳及酸胀感。

养肝益精茶

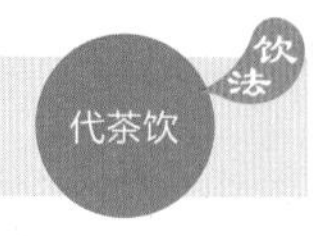

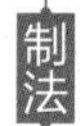

柴胡、川芎、芍药、车前子各10克，菟丝子、枸杞子各15克。

将全部茶材洗净，加水1500毫升煮沸，再转小火煮15～20分钟。

功效　此茶饮有养肝补肾、益精明目的功效。菟丝子性味甘辛平，入脾肝肾三经，可补益肝肾、明目，加上枸杞子功效更佳。

温肾养肝止泪饮

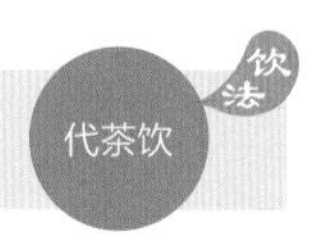

材料　菊花、肉苁蓉各10克，巴戟天、枸杞子各15克。

制法　将全部茶材洗净，加水1000毫升煮沸，再转小火煮15～20分钟。

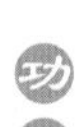

温肾养肝、止泪明目。肉苁蓉性味辛甘平，入肾经，补命门相火，益精血，加上巴戟天甘辛微温，可补肾阳，故适合肝肾阳虚、容易流泪者。

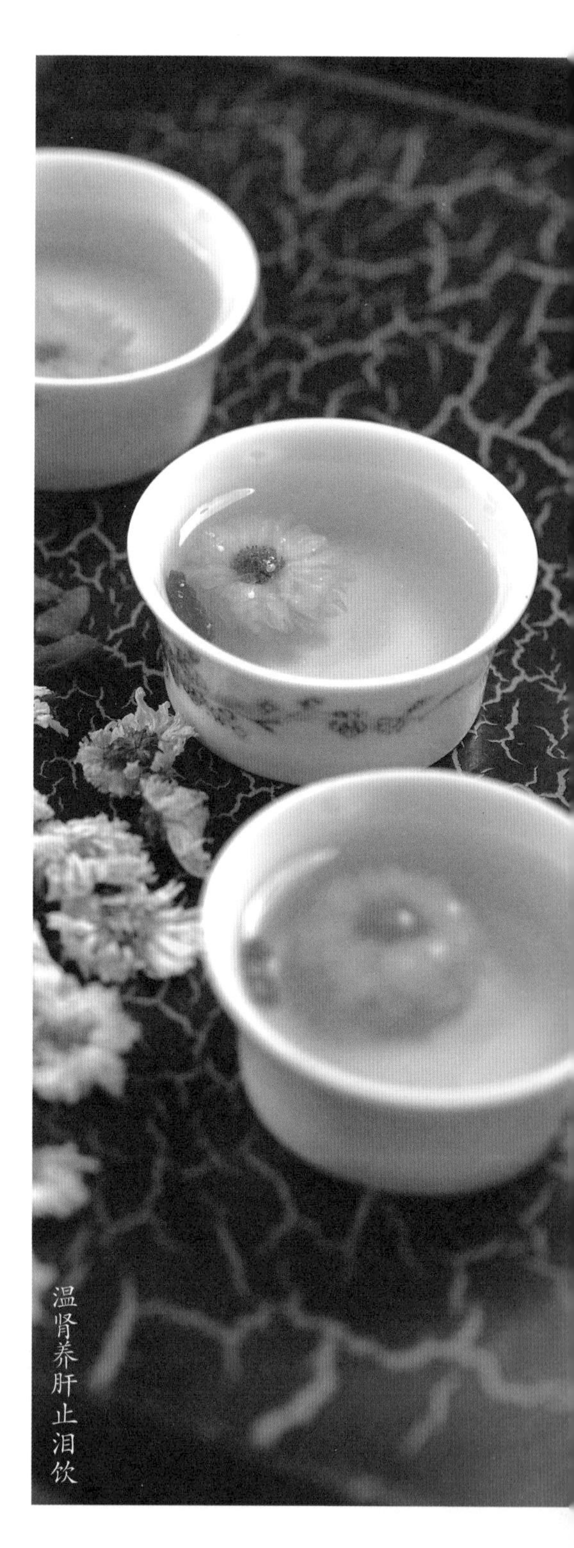

温肾养肝止泪饮

桑菊茶

材料 桑叶2克，菊花2～5朵，冰糖适量。

制法 将桑叶、菊花一同置于杯中，然后用沸水冲泡5分钟左右。泡好后用冰糖调味即可。或者将桑叶、菊花一起用纱布包起来做茶包冲饮，可多次续冲。

功效 具有解表散热、清肺润喉、清肝明目的作用。

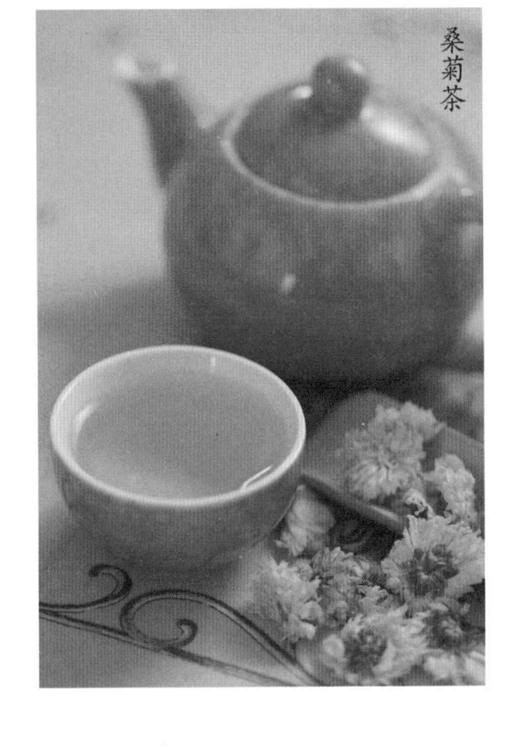

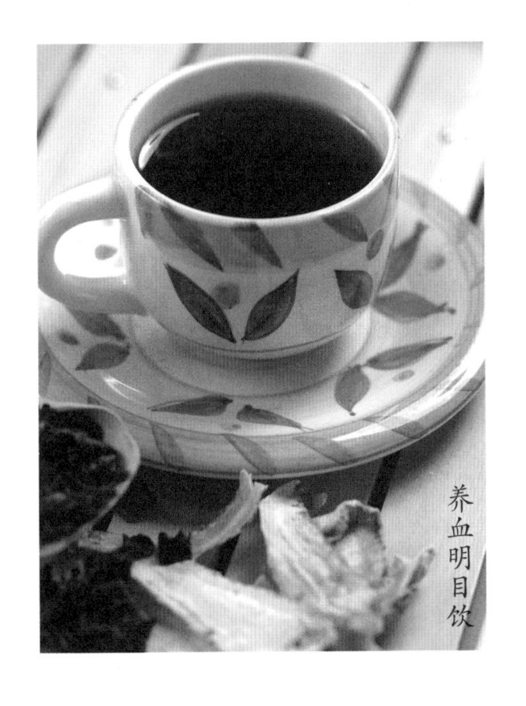

养血明目饮

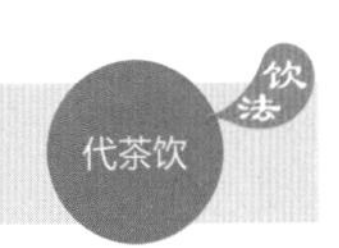

材料 当归、山萸肉各15克，生地黄、泽泻、牡丹皮各10克，五味子5克。

制法 将全部茶材洗净，加水1000毫升煮沸，再转小火煮15～20分钟。

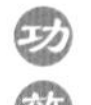

功效 此茶饮可滋补肝肾，养血明目。当归养血，生地黄凉血，加上泽泻甘淡、微咸，入膀胱经，可利小便，泻肾经之火邪，有利湿行水的功效。湿热既除，则清气上行，止头晕，故有聪耳明目之功效。

杞菊决明子茶

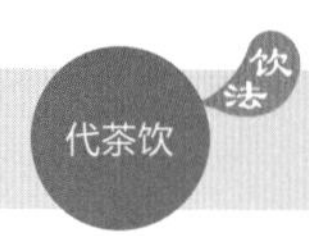

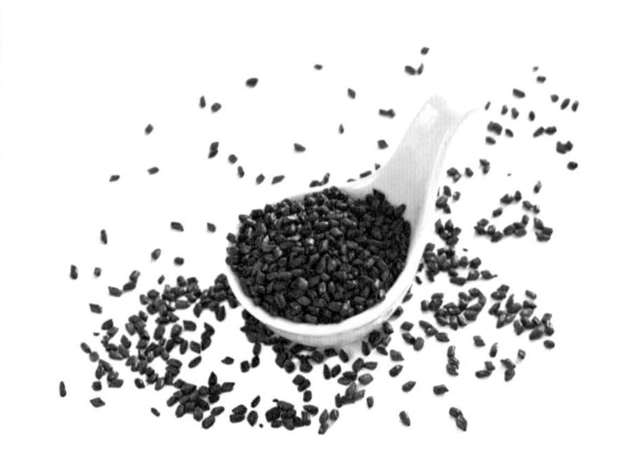

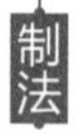

材料 决明子100克，菊花、枸杞子、冰糖各适量。

制法 ❶将决明子洗净后用小火炒至微黄，待冷却后储存于密封罐中。

❷每次取一小茶匙决明子，与菊花、枸杞子一起置于杯中，用热水冲泡。

❸饮用时依个人口味添加适量冰糖即可。

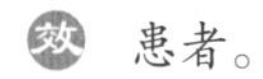

功效 此茶具有清肝明目、润肠通便、清热的功效，适用于目赤肿痛、便秘等患者。

夏枯草枸杞茶

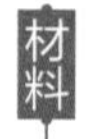

材料 夏枯草、枸杞子各10克，决明子30克，绿茶适量。

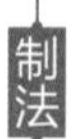

制法 ❶将夏枯草、枸杞子、决明子一起用水过滤，放入锅内，加入500毫升的水煎煮，20分钟左右滤渣取汁待用。

❷过滤的汤汁趁热加入绿茶冲泡，3~5分钟后即可饮用。

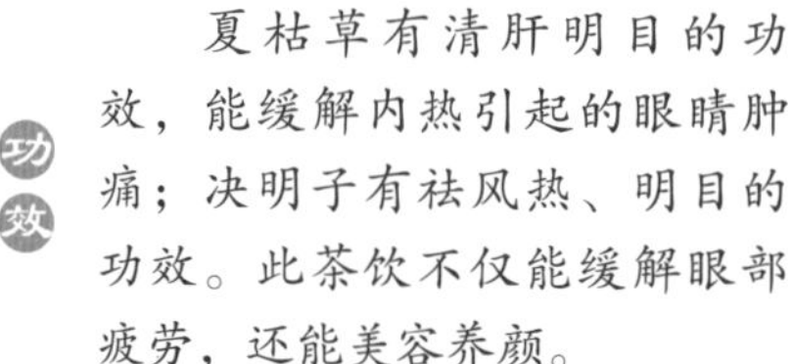

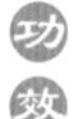

功效 夏枯草有清肝明目的功效，能缓解内热引起的眼睛肿痛；决明子有祛风热、明目的功效。此茶饮不仅能缓解眼部疲劳，还能美容养颜。

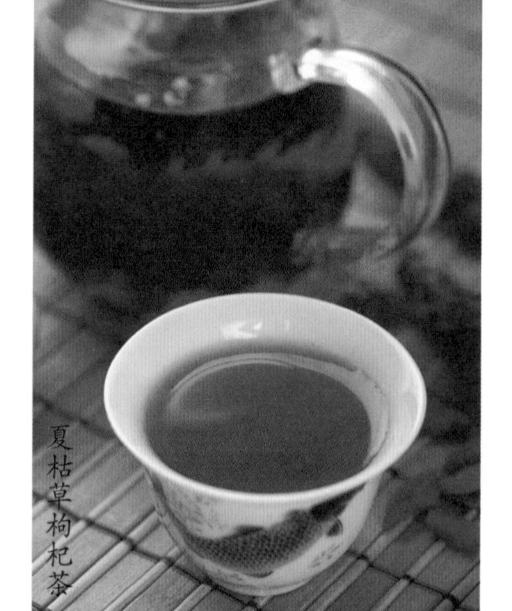

菊花酒

养生功效

菊花具有疏风、清热、明目、解毒等功效，可以起到预防高血脂、抗菌、抗炎、抗病毒的作用。同时，菊花还有扩张冠状动脉，提高心肌耗氧量的作用。

此外，菊花制剂还有降压、镇静的作用。

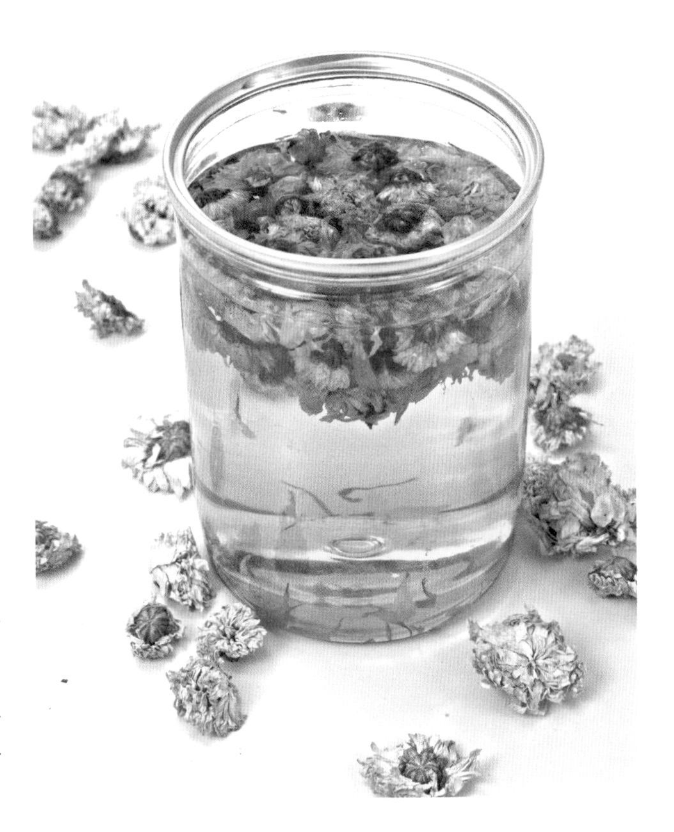

中医主张

菊花在中药材中比较常见，主要用于疏散风热、清热解毒明目。此外，菊花能平抑肝阳，对于头晕及发热等症状有一定的效果，特别是对眼睛疲劳、眼睛充血或经常用眼者来说，饮用这种养生酒可起到缓解视觉疲劳的效果。

制作方法

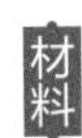

材料　菊花（干燥）15克，25° 的蒸馏酒900毫升。

制法　❶称好所需菊花的分量。

❷将菊花放进玻璃瓶内，倒入蒸馏酒，密封放置在阴凉干燥处，1周后，待其熟成，再将汁过滤到窄口瓶内。

枸杞酒

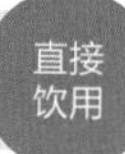

加冰块
或红枣酒
饮用

《养生功效》

枸杞子中的枸杞多糖能提高巨噬细胞的吞噬能力，对身体免疫功能具有调节作用。

另外，其含有的玉米黄素，具有保护视网膜、预防眼睛疾病及缓解眼睛疲劳的功效。

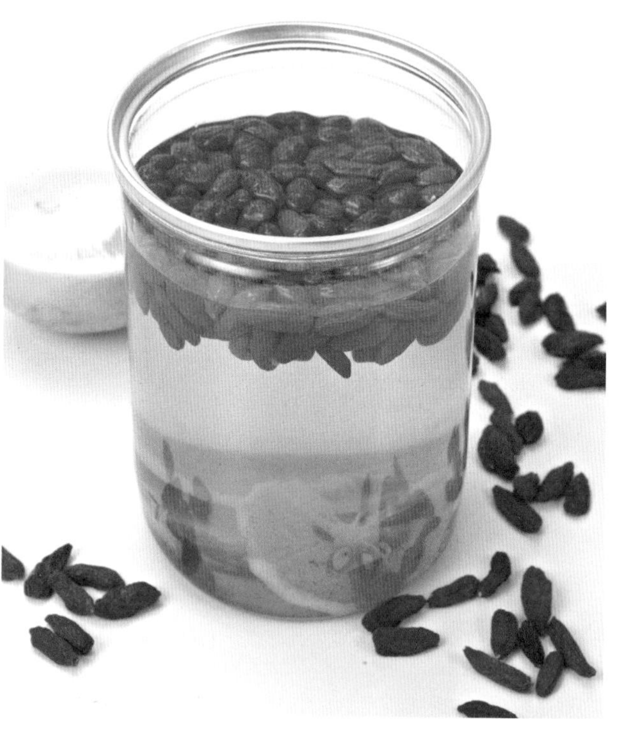

《中医主张》

在中药里，枸杞子能滋补肝肾改善与“肝虚”有关的眼睛问题，常被广泛用于养生酒中，更是被视为预防老化的妙药。

《制作方法》

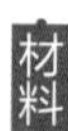

枸杞子30克、柠檬半个、25° 的蒸馏酒360毫升。

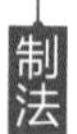

❶将枸杞子、柠檬分别洗净。

❷柠檬切片。

❸将枸杞子与柠檬片放在玻璃瓶内，倒入准备好的蒸馏酒，然后密封，放置在阴凉处。

❹2.5个月左右，待其熟成后，再过滤到窄口玻璃瓶内。

蓝莓酒

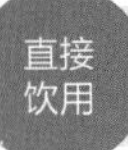

加冰块
饮用

《养生功效》

蓝莓中含有丰富的花青素，是维护眼睛健康、预防视力受损的重要营养素。其功能在于保护眼睛内的微血管，进而促进血液循环。经常用眼的人，都需要补充花青素解决眼疲劳问题，而蓝莓是很好的花青素来源。

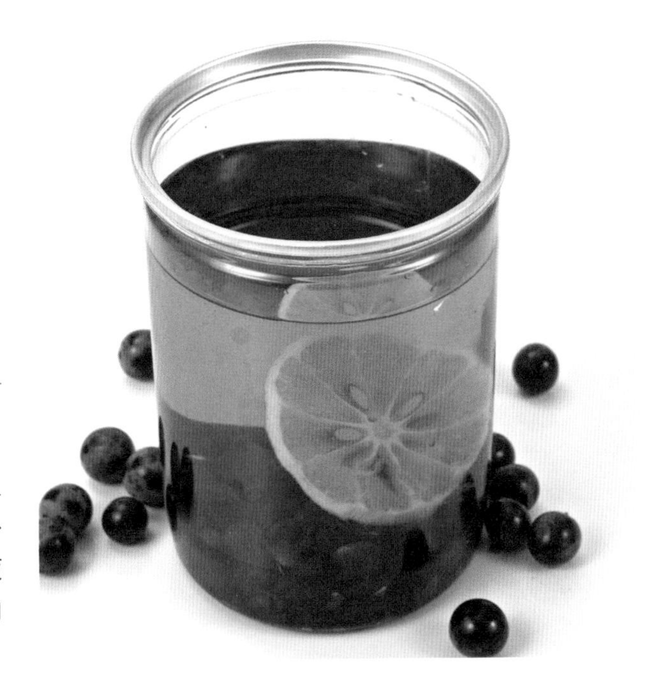

《中医主张》

蓝莓有助于养肝明目，可有效缓解眼睛疲劳和充血等症状。同时，蓝莓也可补肾益精，可帮助人体消除疲劳，强身健体。身体虚弱的人非常适合饮用蓝莓酒。

《制作方法》

材料 蓝莓（新鲜）300克，柠檬1个，白砂糖50克，35° 的蒸馏酒600毫升。

制法

❶将蓝莓洗净后沥干水分。

❷分别称好所需蓝莓和白砂糖的分量，将柠檬洗净后切片。

❸将蓝莓、柠檬片、白砂糖放进玻璃瓶内，倒入蒸馏酒，密封放置在阴凉干燥处。

❹2个月后，待其熟成，再将汁过滤到窄口玻璃瓶里。

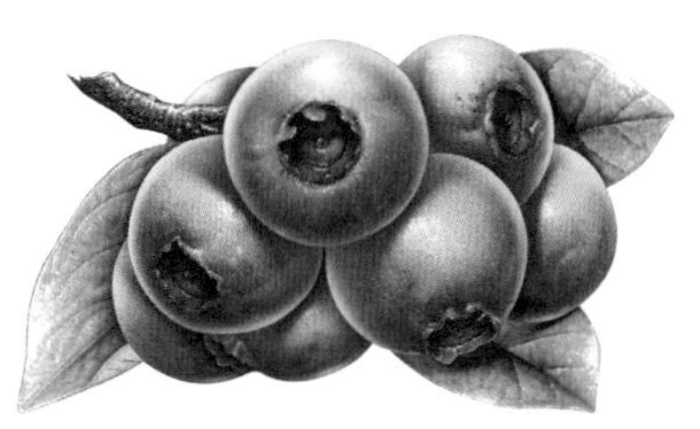

理气

理气即帮助缓解气滞、气逆，疏理气机。当人们发生气滞或气逆时，主要表现为脏腑气机不畅，如脾胃不顺、腹胀腹痛、恶心呕吐、便秘、善太息、月经不调、胸闷胸痛等。通常引起这些症状的原因较多，如忧思多虑、饮食不节、寒热失调等。

玫瑰薰衣草茶

材料 玫瑰花15克，薰衣草10克，柠檬草5克，蜂蜜适量。

制法 ❶将玫瑰花、薰衣草、柠檬草放入杯中，加沸水冲泡。

❷大约20分钟后调入适量蜂蜜即可饮用。

❸或用棉布袋（中药店有售）将玫瑰花、薰衣草、柠檬草一起包起来，每次饮用时取出一包加沸水冲泡20分钟。

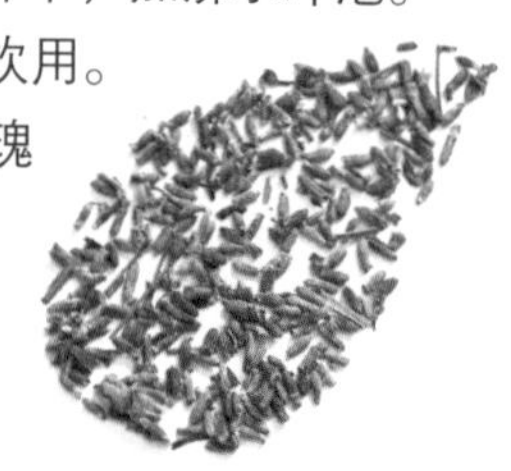

功效 玫瑰花芳香行气、味苦疏泄，具有行气解郁、安神助眠、和血止痛的功效；薰衣草可以帮助安眠、调节心绪、舒解忧郁。

香橼茶

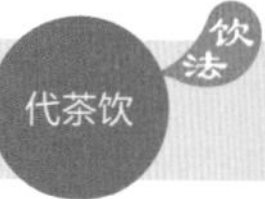

材料 香橼15克。

制法 将陈香橼洗净，切制成粗末，煎水。

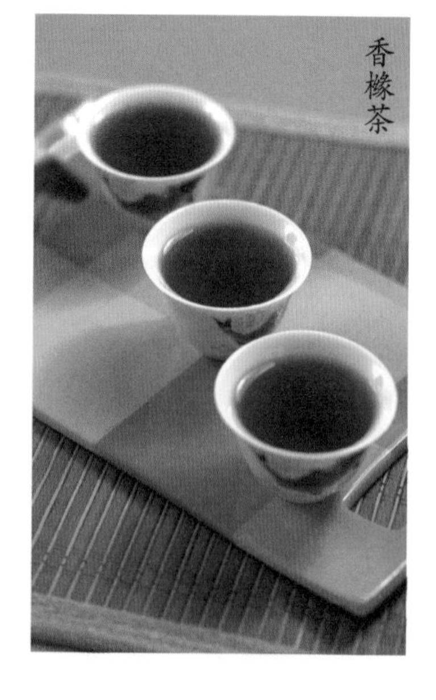

功效 理气解郁、消痰利膈。香橼为芸香科植物，味辛、微苦、酸，性温，入肝、脾、肺经，理气舒肝，和胃化痰。适用于慢性胃炎所引起的胃脘胀痛、嗳气。

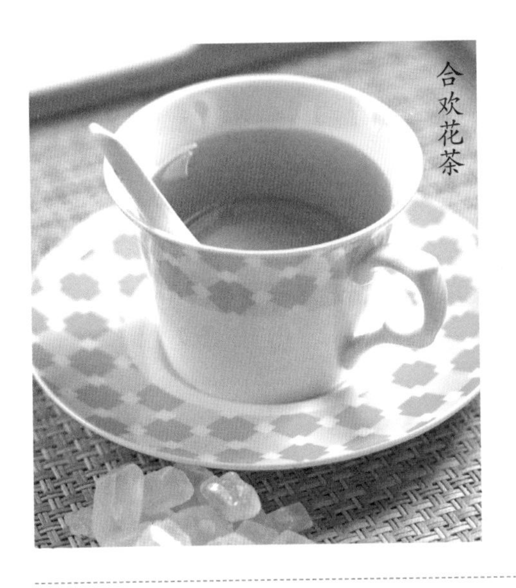

合欢花茶

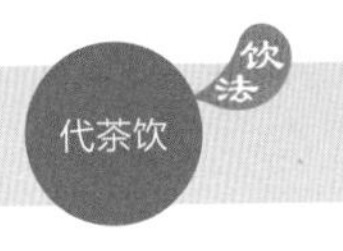

材料 合欢花15克，冰糖适量。

制法 将合欢花洗净后放入茶杯，用沸水冲泡，加入冰糖。

养心健脾、解郁理气。适用于神经紧张、胸闷不舒服等。常饮本茶饮可使身心舒畅、头脑清晰。

玫瑰平胃茶

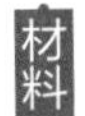

玫瑰花、半夏、甘草、厚朴各5克，生姜10克。

制法 药材洗净，以沸水冲泡。

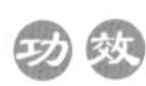

适用于肝胃气痛。

山楂玫瑰茶

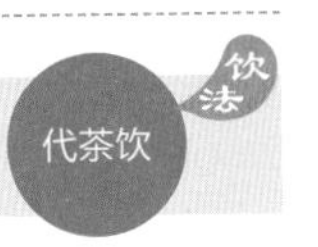

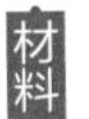

玫瑰花9克，山楂15克。

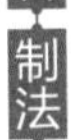

玫瑰花洗净，山楂洗净切片，将二者放入杯中，冲入沸水，5～10分钟后即可饮用。

疏肝理气、活血化瘀。适合面部痤疮、皮肤瘙痒、色斑及中医辨证为气滞血瘀者饮用。

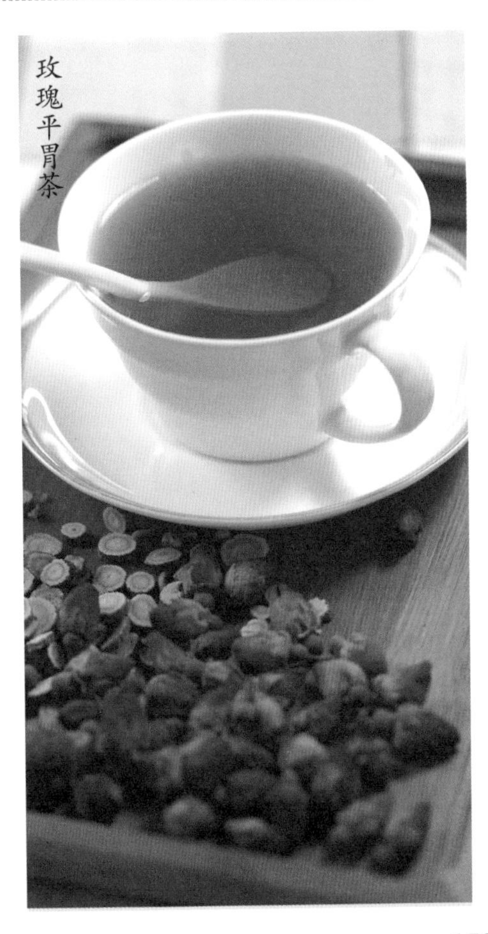

助眠安神

睡眠质量差的人经常会被多梦困扰，睡眠不实，梦扰纷乱，醒后出现头昏脑涨、神疲乏力的症状。而导致这些症状的原因很多，如气血不足、情志损伤、阴血亏虚、痰热内扰肝胆、劳累过度、饮食失节等。现代医学认为，神经衰弱、脑神经兴奋过度、睡姿不正确等也是导致多梦、睡眠不好的原因。

龙甘酸五茶

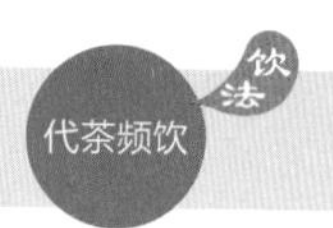

材料 生龙齿15克，花茶2克，炙甘草5～7克，五味子、酸枣仁各10克。

制法 在砂锅中加入600毫升水，加入生龙齿煮20分钟，再加入炙甘草、五味子、酸枣仁煮15分钟，取汤泡花茶。

功效 龙齿是安神药，性凉，味甘涩，具有镇静安神、清热除烦的功效，对心悸失眠、心绪不宁、健忘多梦很有疗效；酸枣仁有养心安神、平补肝血的功效。此茶饮具有养心定悸的功效，能有效缓解失眠、多梦的症状。

酸枣仁白菊花茶

材料 酸枣仁10克，白菊花3克。

制法 酸枣仁、白菊花用水洗净，然后放入茶壶中，用沸水冲泡，加盖闷泡30分钟即可。或者将酸枣仁洗净，放入锅中煎煮10～20分钟，取汤汁冲泡白菊花饮用。

功效 酸枣仁是养心安神药，常用于心悸失眠、健忘多梦者；白菊花能清肝除烦。经常面对电脑工作的白领坚持饮用此茶可预防由于电磁波辐射引起的头痛、心悸、失眠等症。

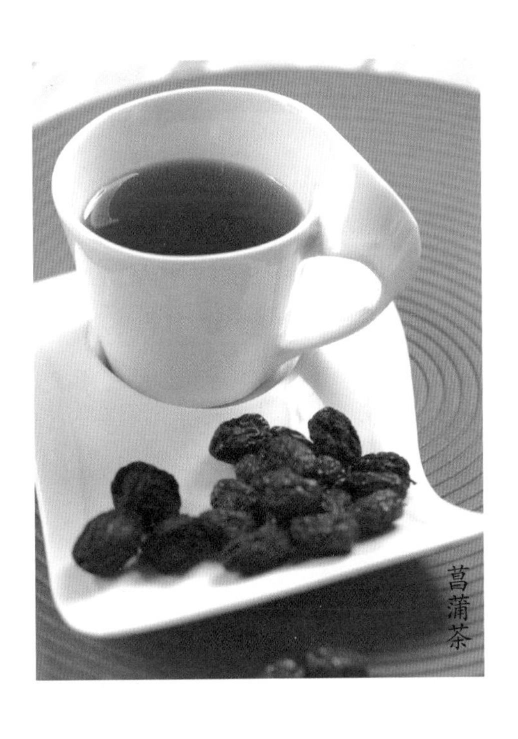

菖蒲茶

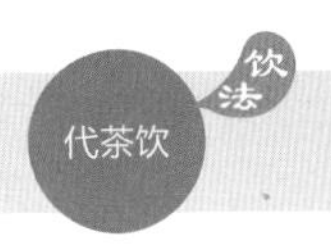

材料 石菖蒲15克，乌梅2枚，红枣2枚，红糖适量。

制法 药材洗净。先将石菖蒲撕成丝状，然后和其他茶材一起放入杯中，加入1000毫升沸水冲泡，加盖闷10分钟，或煮5～10分钟。

功效 芳香开窍，宁心安神。本方适用于心气不足所致的失眠、多梦、心悸、心神不宁等症状。

百合二冬茶

材料 百合15克，天门冬、麦门冬各10克。

制法 将以上茶材置于砂锅中，加入适量水，煎沸后续煮20分钟，滤渣取汁即可。

功效 百合、天门冬、麦门冬都是补阴药，具有养阴润肺、清心安神、祛燥除烦的功效。故该茶饮能滋阴降火、清心安神，适用于阴虚火旺所致的失眠多梦、小便短少等症，尤其对于胃热、肺热引起的心烦胸闷、心悸怔忡有很好的功效。

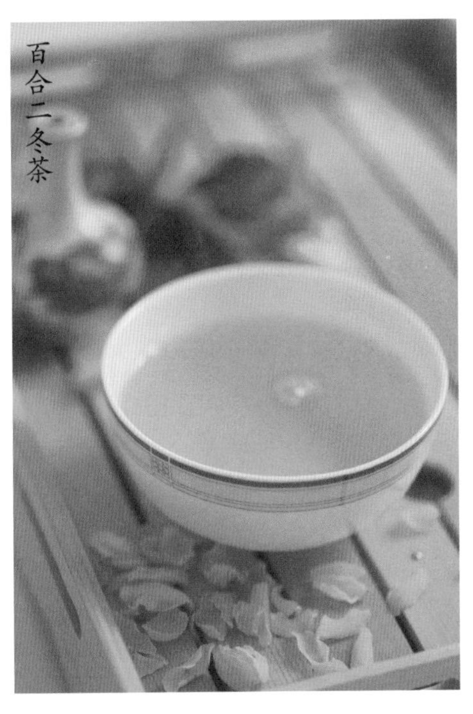

莲子乌龙茶

材料 莲子10～15粒，桂圆干20克，红枣5颗，乌龙茶、蜂蜜各适量。

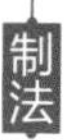

❶将莲子洗净，放入盛有水的砂锅中煮熟，然后加入桂圆干、红枣和乌龙茶，小火蒸煮20分钟。

❷滤出茶汁，然后加入适量蜂蜜调味即可饮用。

功效 此茶饮非常适合安神、补血、补气之用。

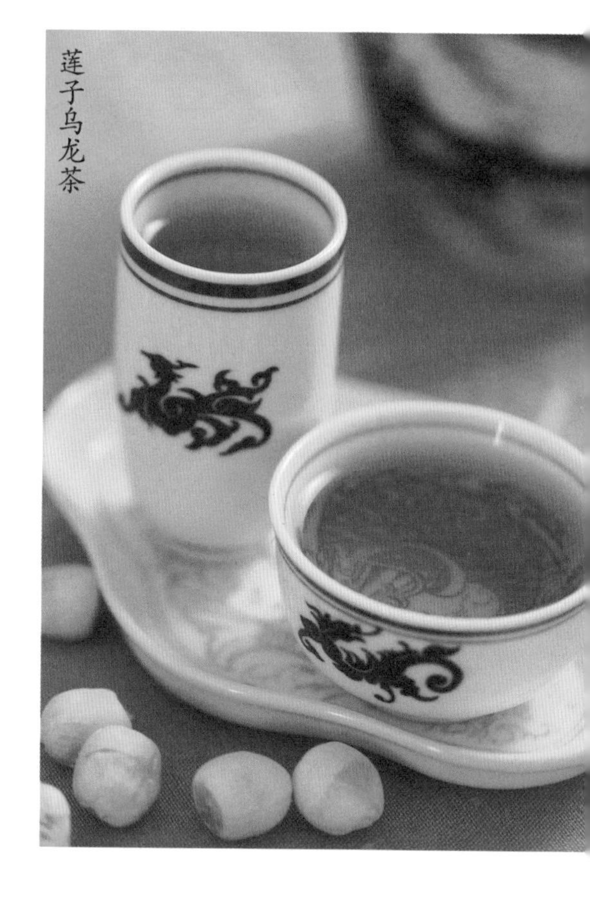

灯芯草茶

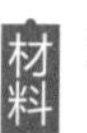

灯芯草适量。

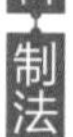

灯芯草水煎取汤。

功效 此茶饮可清心火，改善心烦失眠症状。

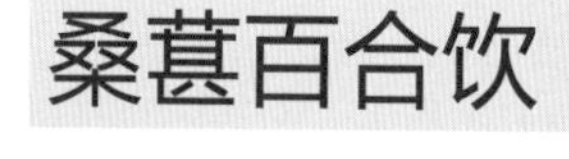

桑葚百合饮

材料 鲜桑葚100克，鲜百合50克。

制法 桑葚、百合洗净，水煎服。

功效 滋阴除热，清心安神。适用于心烦潮热、失眠多梦者。

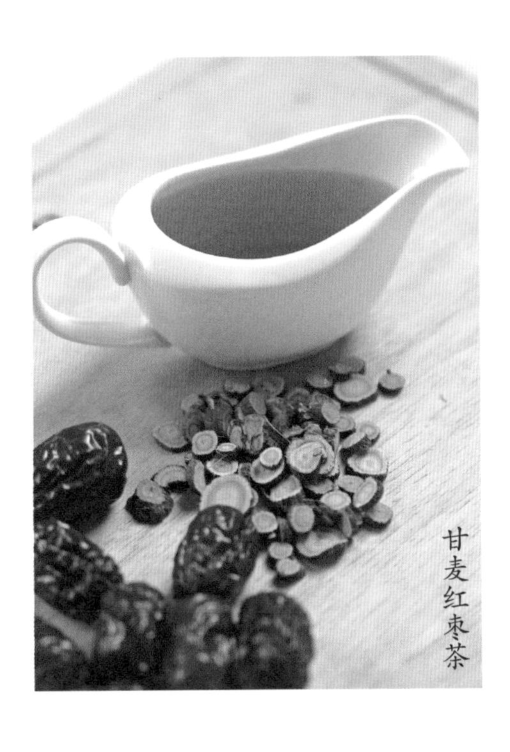
甘麦红枣茶

甘麦红枣茶

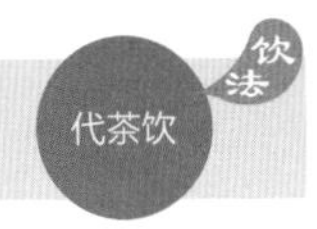

材料 小麦50克，红枣10枚，甘草7.5克。

制法 将以上茶材洗净后煎水，滤渣取汁即可。

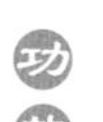

养心安神、和中缓急。适用于精神紧张、常悲伤欲哭、心中烦乱、睡眠不安者。

枣仁人参茶

材料 酸枣仁20克，人参12克，茯苓30克。

制法 将以上茶材共研为细末，每次取5～6克，用温水冲泡。

功效 人参是补气药，能补元气、益气血，还能补肺健脾、生津止渴、缓解咳嗽；与酸枣仁这类安神药以及健脾利湿的茯苓一起搭配制作茶饮，具有养心安神、补益肺气的功效，适合体虚盗汗、虚烦不眠者饮用。

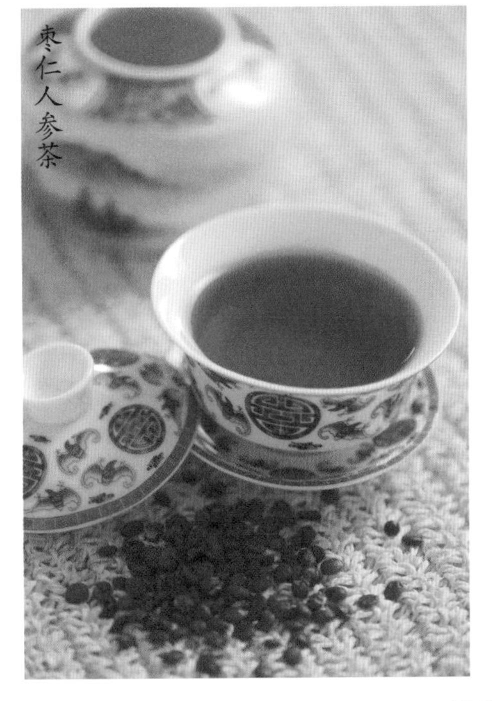
枣仁人参茶

滋阴润肺

中医认为，肺的主要生理功能是主气司呼吸，主行水，朝百脉，主治节。肺气以宣发肃降为基本运行形式。肺在五脏六腑中位置最高，覆盖诸脏，因此有『华盖』之称。肺有『娇脏』之称，因为肺叶娇嫩，不耐寒热燥湿诸邪的侵袭。

西洋参百合茶

材料 西洋参3～6克，百合4克。

制法
❶西洋参洗净切片。
❷百合洗净备用。
❸将西洋参和百合置保温杯中，以沸水冲泡，闷泡15分钟后即可。

功效 西洋参是补气药，能补元气、补心气、补脾气，虽然补气的作用弱于人参，但是因为药性偏凉，具有补肺气的功效，兼能养肺阴、清肺火，适用于咳嗽、大便干结、心烦舌燥等症状；百合能清心润肺、益气调中。干咳、口燥咽干、虚烦失眠者，喝此茶饮能滋阴润肺止咳。

洋参麦门冬茶

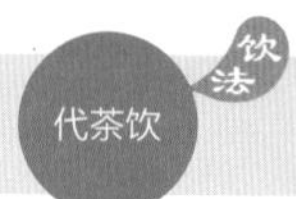

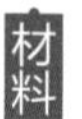

西洋参3克，麦门冬10克。

制法
❶西洋参、麦门冬洗净，切片备用。
❷将切片后的西洋参和麦门冬一起放入杯中，加沸水冲泡，20分钟左右后即可饮用。可续冲。
❸或者直接将西洋参和麦门冬放入锅中，加水煎沸，小火续煮20分钟左右即可取汤汁饮用。

功效 西洋参是补气药，具有补元气、补心气、补脾气、补肺气的功效，兼能养肺阴、清肺火；麦门冬是补阴药，养阴润肺、益胃生津，具有清虚火、生津止渴的功效，适用于老年体虚、精力不济、夜间口干舌燥等症。

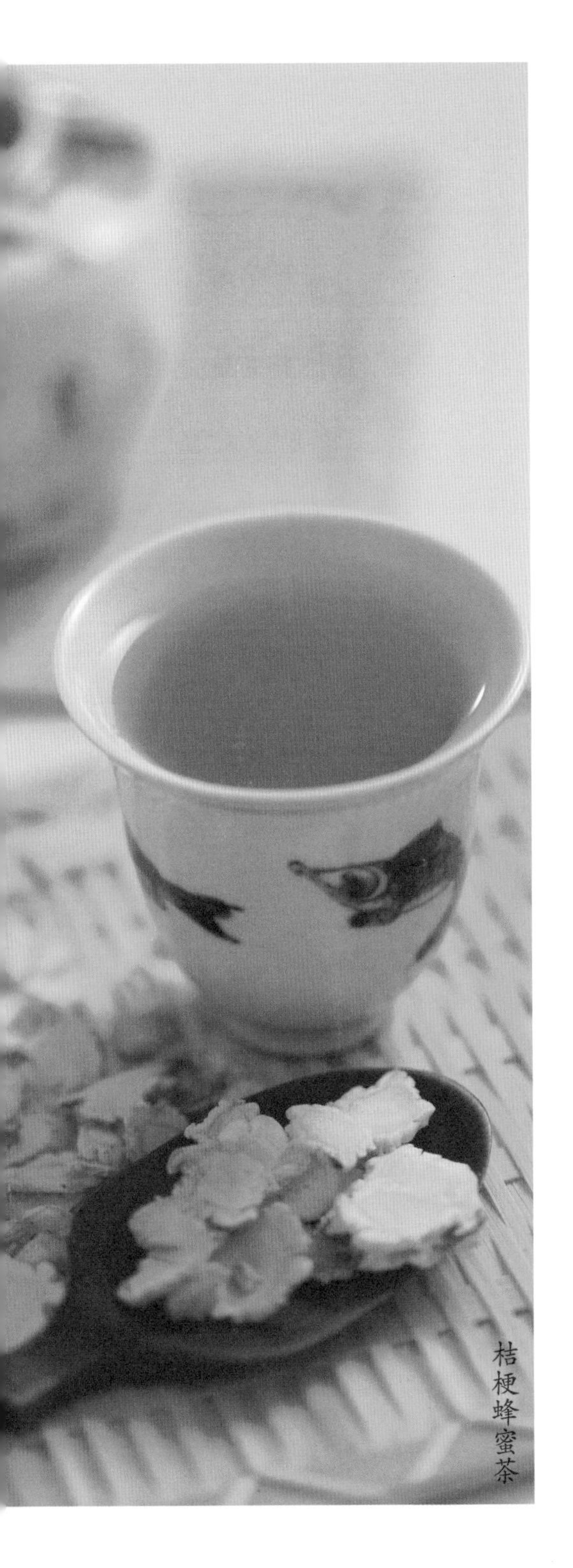

桔梗蜂蜜茶

桔梗蜂蜜茶

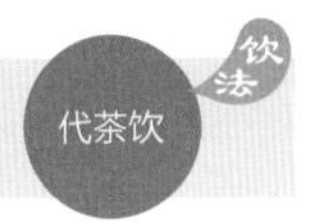

材料 干桔梗10克，蜂蜜适量。

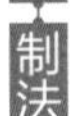

制法 ❶将干桔梗放入1杯热开水中，浸泡10分钟左右后，过滤取汁。
❷在桔梗汁液中加适量蜂蜜调味。

功效 具有利咽、宣肺、排脓的功效，适于咳嗽痰多者。

玉蝴蝶茶

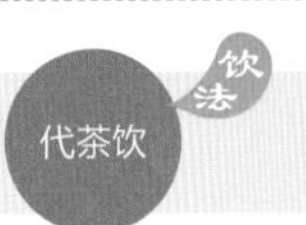

材料 玉蝴蝶15克，夏枯草7.5克，冰糖适量。

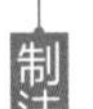

制法 玉蝴蝶、夏枯草均洗净剪碎，和适量冰糖一起放入杯中，用沸水冲泡。

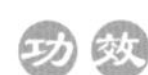

功效 清热、消肿、利咽。

胖大海甘草茶

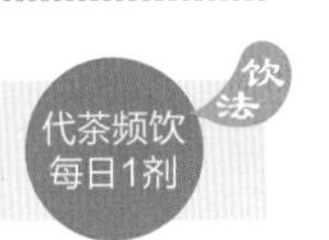

材料 胖大海2个，桔梗10克，甘草6克。

制法 将以上茶材放入茶杯中，用沸水冲泡，闷泡15分钟即可饮用。

功效 胖大海是化痰类中药，具有清宣肺气、利咽解毒、润肠通便的功效，与甘草和桔梗同用，不仅能清泄火热，还能缓解头痛目赤。

熟地黄茶

养生功效

熟地黄能养阴益精，是养血补虚之要药，可用于辅助治疗晕眩、心悸、失眠等，尤其对女性身体很有益处，能缓解月经不调、腹冷疼痛。此茶饮可补血滋阴，适合长期熬夜所致的阴血不足者饮用。

中医主张

市场上会有生地黄与熟地黄混淆出售的情况。生地黄、熟地黄虽同出一物，但功效各异，生地黄未经炮制加工，为滋阴凉血之要药。熟地黄经过加工后，可养血滋阴，为补血之要药。因此应用时必须辨证论治，勿将二者混为一谈，尤其是购买时一定要注意辨清生熟。

制作方法

材料 熟地黄20克。

制法 将熟地黄放入锅中用水煎煮，10分钟左右即可饮汤。

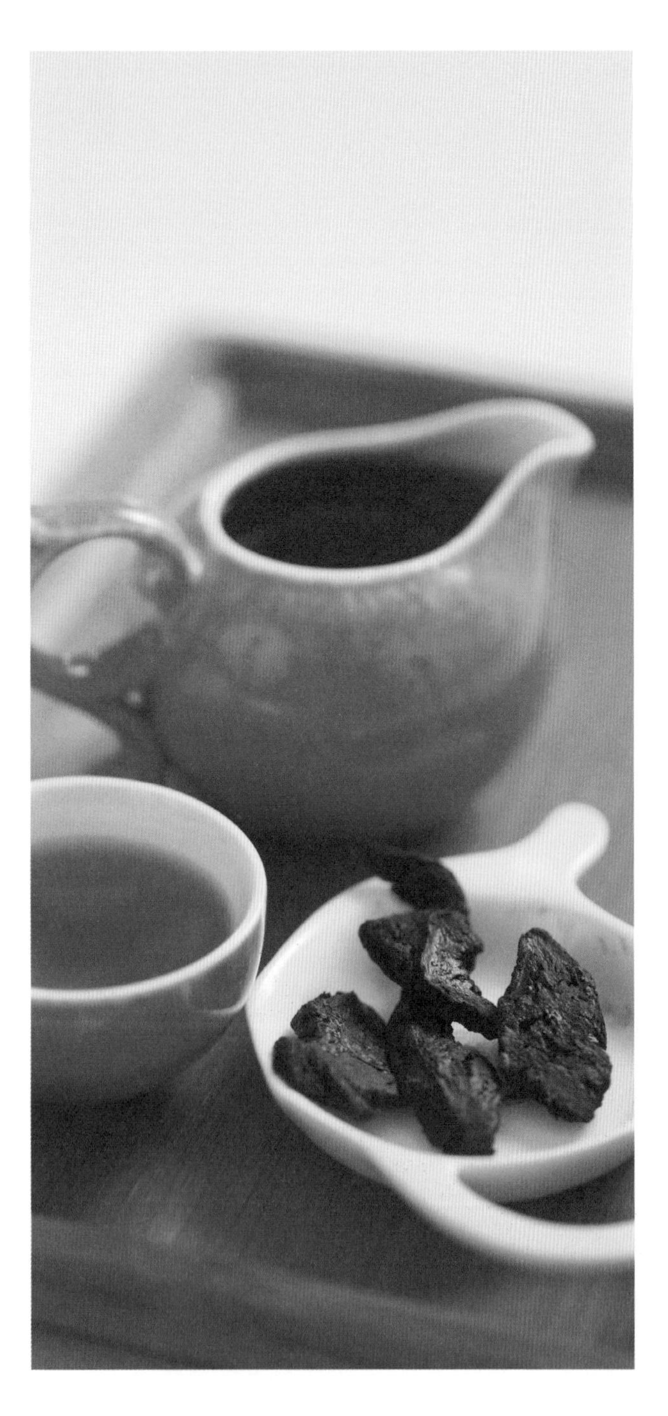

麦门冬清肺茶

养生功效

麦门冬有养阴润肺、益胃生津、清心除烦、润肠通便的功效；百合则具有养阴润肺、清心安神的功效。故此茶饮非常适合养心经。

中医主张

麦门冬和百合都是补阴药，常用于胃阴虚热引起的口干舌燥、大便干结、胃脘疼痛和肺热引起的鼻燥咽干、咯血等症。

制作方法

材料 麦门冬、百合各15克。

制法 将麦门冬、百合置于砂锅中，加适量水煎沸20分钟左右，滤渣取汁。

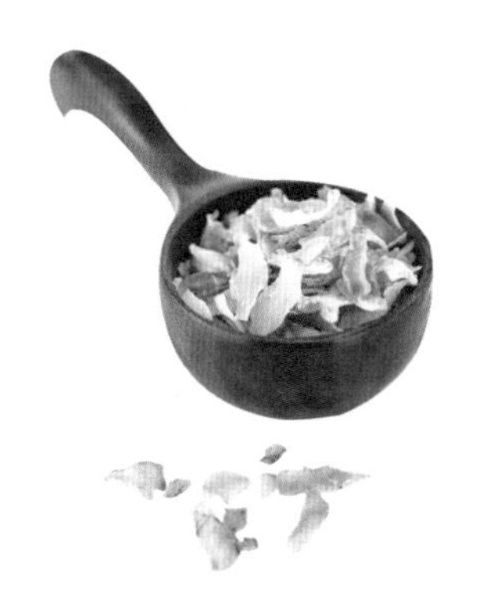

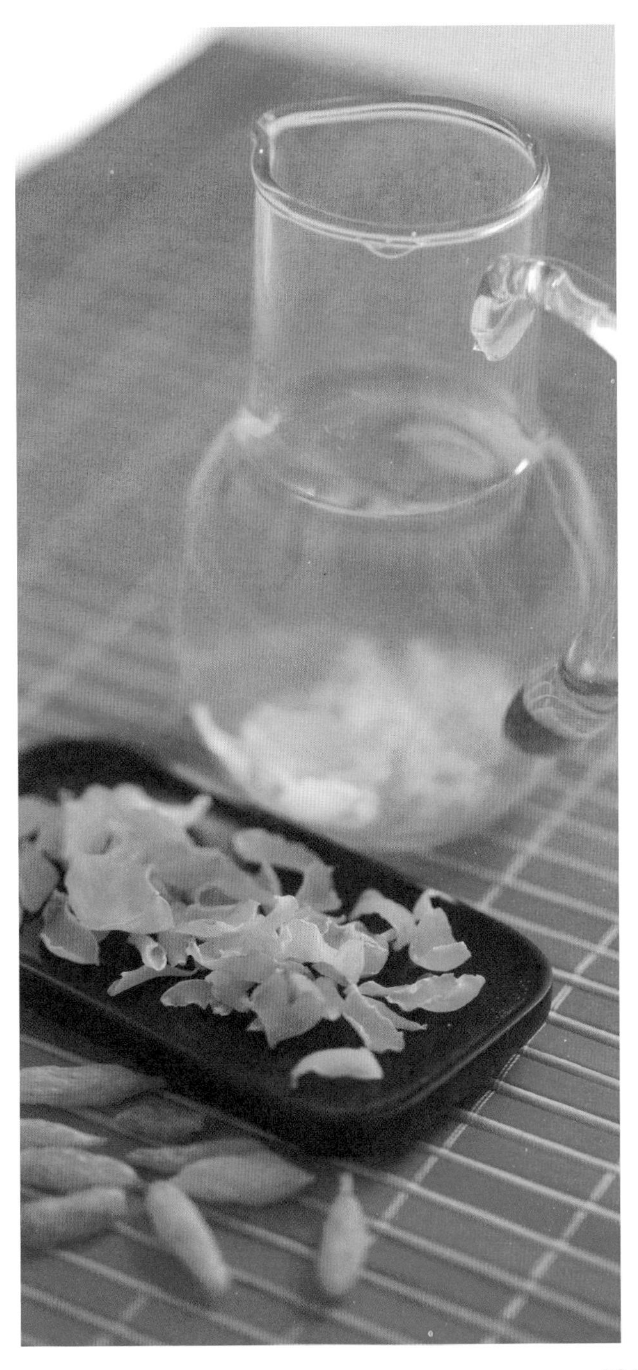

清热祛火

引起上火的原因有很多，如暑热天气；身体会燥热；有些人肝火旺，易急躁，内热就大；食用了容易上火的食物也会引发上火；没有好的生活习惯，作息紊乱无规律，或者精神受到了刺激也会引起上火。而内火大，不仅会引发口臭、口腔溃疡等不适，甚至还会引发不良情绪，影响工作和生活。

金银花甘草茶

材料 金银花5克，甘草1片，绿茶3克。

制法 ❶将金银花、甘草分别洗净，沥干备用。

❷将金银花、甘草、绿茶放入茶壶中，用沸水冲泡，浸泡5～10分钟即可。

功效 具有清热解毒、消暑除烦的作用。

灯芯竹叶茶

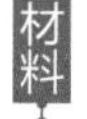

材料 淡竹叶30克，灯芯草5克，黄芪5克。

制法 ❶将淡竹叶、灯芯草和黄芪分别洗净沥干，切末备用。

❷锅中放茶材碎末，加入750毫升清水煮沸，滤渣取汁饮用。

❸或者将所有茶材装入纱布袋中，入锅加水煎煮，滤汁饮用。茶包可连续煎煮。

功效 故此茶能清心降火、清热利尿、消除烦闷。

山药黄连茶

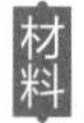
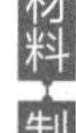

材料 山药30克，黄连3克，甜叶菊2片。

制法 ❶将山药、黄连捣碎。

❷将甜叶菊捣碎，与山药、黄连一起放于杯中，用沸水冲泡，加盖闷20分钟即可。

功效 补虚强心、燥湿泻火，适合口渴心烦者饮用。

西洋参茶

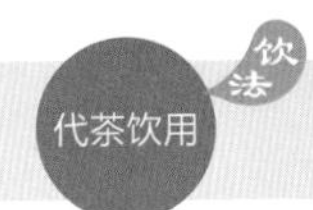

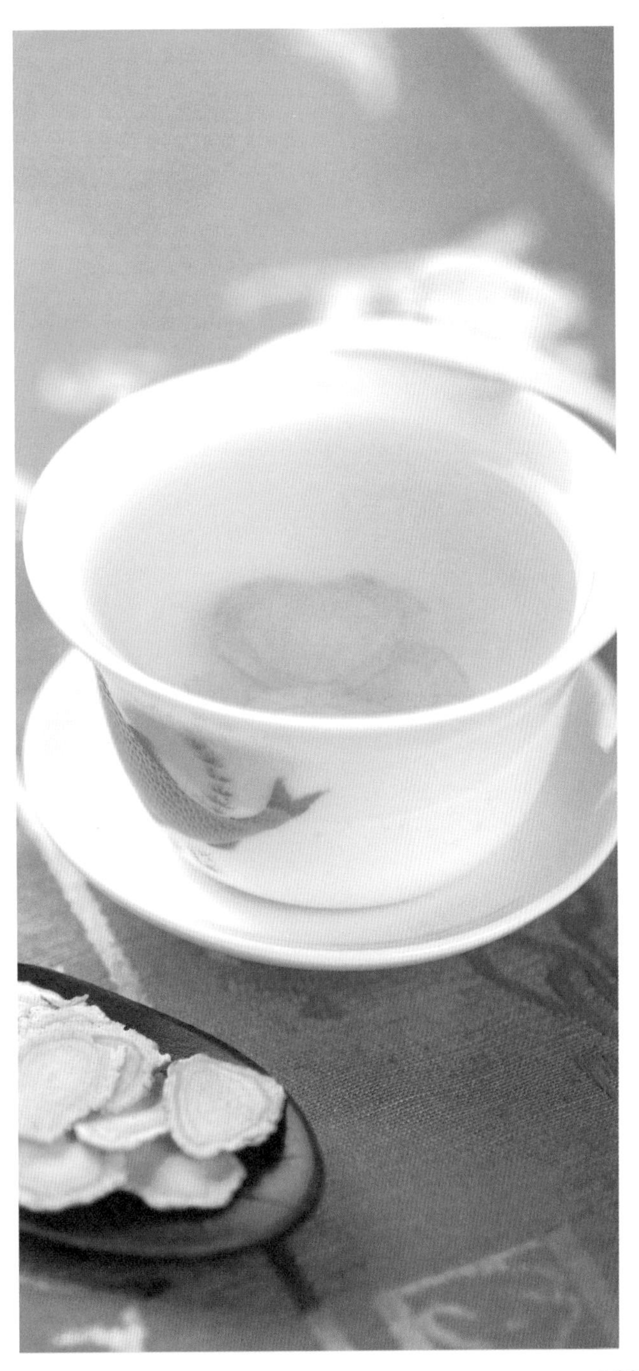

《养生功效》

西洋参是补气药，能补元气、补心气、补脾气、补肺气，虽然补气的作用弱于人参，但是因为药性偏凉，兼有养肺阴、清肺火的功效，适用于咳嗽、大便干结、心烦舌燥等。

《中医主张》

如果饮用此茶之后出现畏寒、体温下降、食欲不振、腹痛腹泻、瘙痒异常等不良反应，应立即停饮。

《制作方法》

材料 西洋参适量。

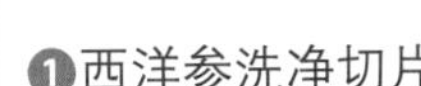

制法 ❶西洋参洗净切片。❷每次取3~6克，置保温杯中，以沸水冲泡，加盖闷泡置15分钟即可。

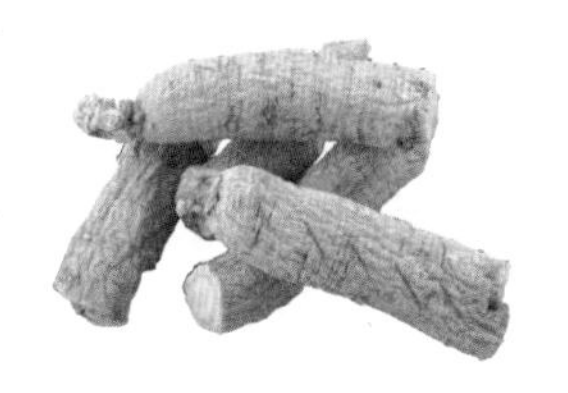

苦瓜绿茶

《养生功效》

苦瓜性寒，味苦，具有清热、明目、解毒的功效，绿茶也可清热祛火。二者搭配，更可除烦祛火。

《中医主张》

此茶饮适用于高血压、糖尿病患者，若不搭配糖类，单味入茶则效果更佳。

《制作方法》

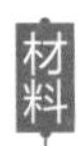

材料 苦瓜片5克，绿茶3克，蜂蜜适量。

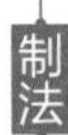

制法 将苦瓜片、绿茶放入茶杯中，加入沸水冲泡，闷泡10分钟左右。最后依个人口味调入蜂蜜即可饮用。

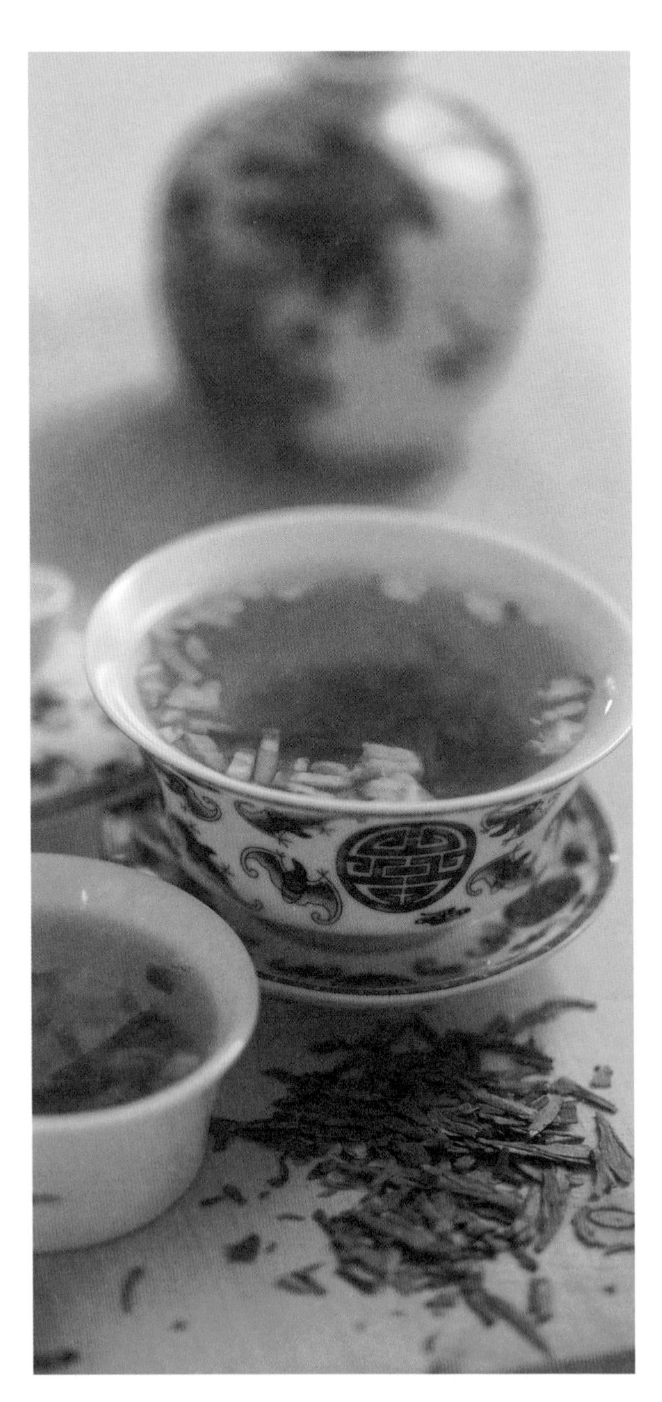

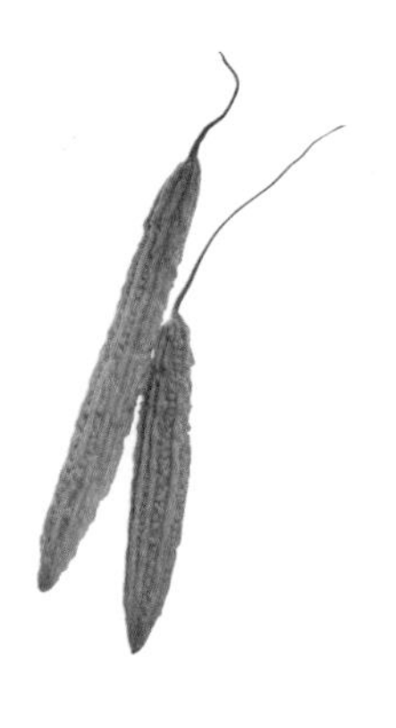

提神解乏

由于生活压力较大，很多人经常加班、熬夜，再加上运动过少，会感觉整日混混沌沌、昏昏沉沉，严重影响工作和生活。其实，睡眠不一定就能改善精神疲乏的状态，反而适量运动、按摩、放松精神等方式更有利于精神『充电』，或者辅以一些药茶、药酒，也能达到保健效果。

专心茶

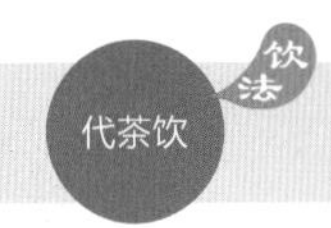

材料 绿茶10克，炙黄芪25克。

制法 将以上茶材洗净后稍研为粗末，用沸水500毫升冲泡15分钟。

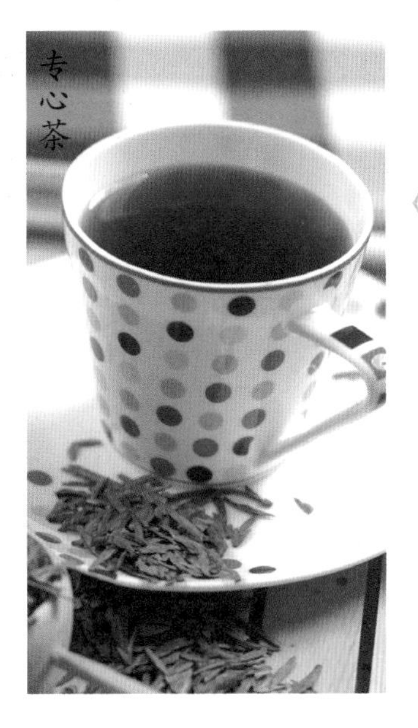

功效 补中益气。黄芪性味甘温，炙用可补中气、益元气、温三焦、壮脾胃，加上绿茶的提神醒脑功能，可提高脑部的供养能力，帮助集中精神，减轻疲累感。

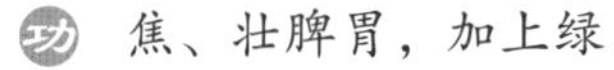

醒脑清乏茶

材料 鲜薄荷叶5片，柠檬1/3个，西洋参3克，蜂蜜适量。

制法

1. 柠檬洗净切片。
2. 将薄荷叶、柠檬片、西洋参一同放入杯中，用沸水冲泡，加盖闷泡10分钟左右。
3. 待茶温凉至40℃左右，调入适量蜂蜜即可。

功效 柠檬有开胃健脾、生津止渴、促进血液循环的功效，经常喝柠檬汁可以振奋精神、消除疲劳；薄荷能清利头目、疏肝行气；西洋参能清热养阴。以柠檬、薄荷、西洋参入茶，可以起到滋阴润燥、提神醒脑、消除疲乏的作用，适用于工作或学习中经常犯困者。

茵绿茶

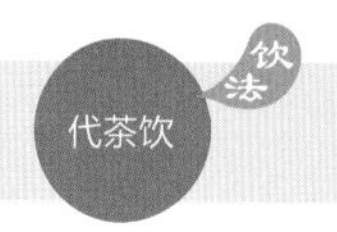

材料 绿茶适量，茵陈、石斛各15克。

制法 茶材洗净后以500毫升沸水冲泡。

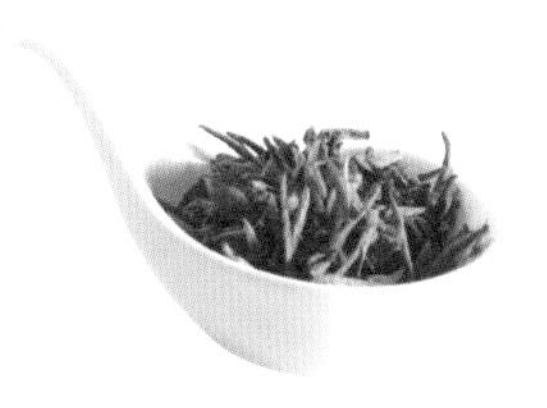

功效 可防治龋齿、提神沁脾。

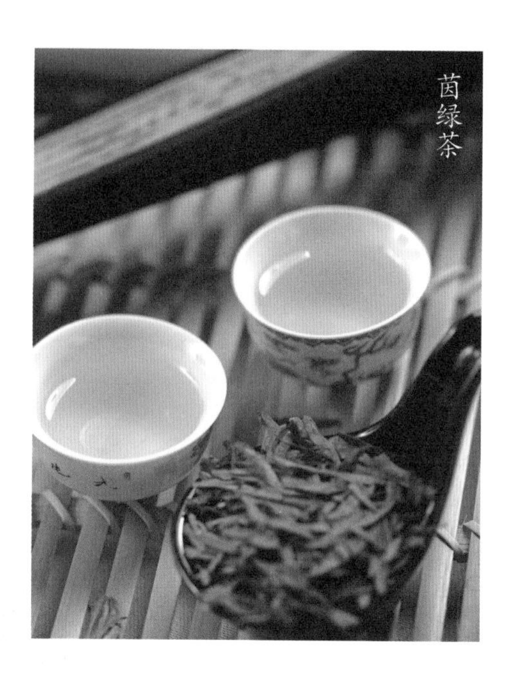

枸杞菊花参茶

材料 菊花3克，西洋参4克，枸杞子10克。

制法 把西洋参切成片，同菊花、枸杞子一同放到茶杯中，用沸水冲泡。

功效 西洋参能补心气、益脾气、补肺气，适用于因元气耗损所致的精神疲乏，气虚气短；枸杞子能调肝肾、补阳气、益精明目。二者搭配清肝明目的菊花，此茶饮便是一道益气、提神解乏的佳品，适合嗜睡者饮用。

枸杞菊花参茶

薄荷茶

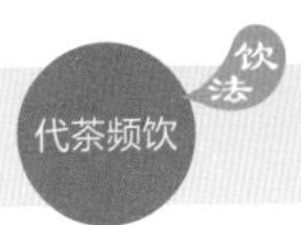

养生功效

薄荷具有消除疲劳的作用，而且其特殊气味可提神醒脑、振奋精神，做下午茶饮用能让人平心静气、集中精力，更好地投入工作中。

中医主张

薄荷芳香辛散之力较强，因此，准备怀孕或已经怀孕的女性，最好避免饮用薄荷茶。

制作方法

材料 绿茶3克，干薄荷叶6克（鲜薄荷叶加倍），蜂蜜适量。

制法 将茶材用开水浸泡5分钟左右。根据个人口味调入适量蜂蜜即可。

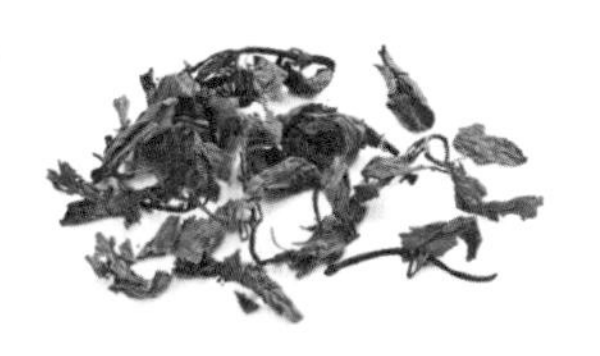

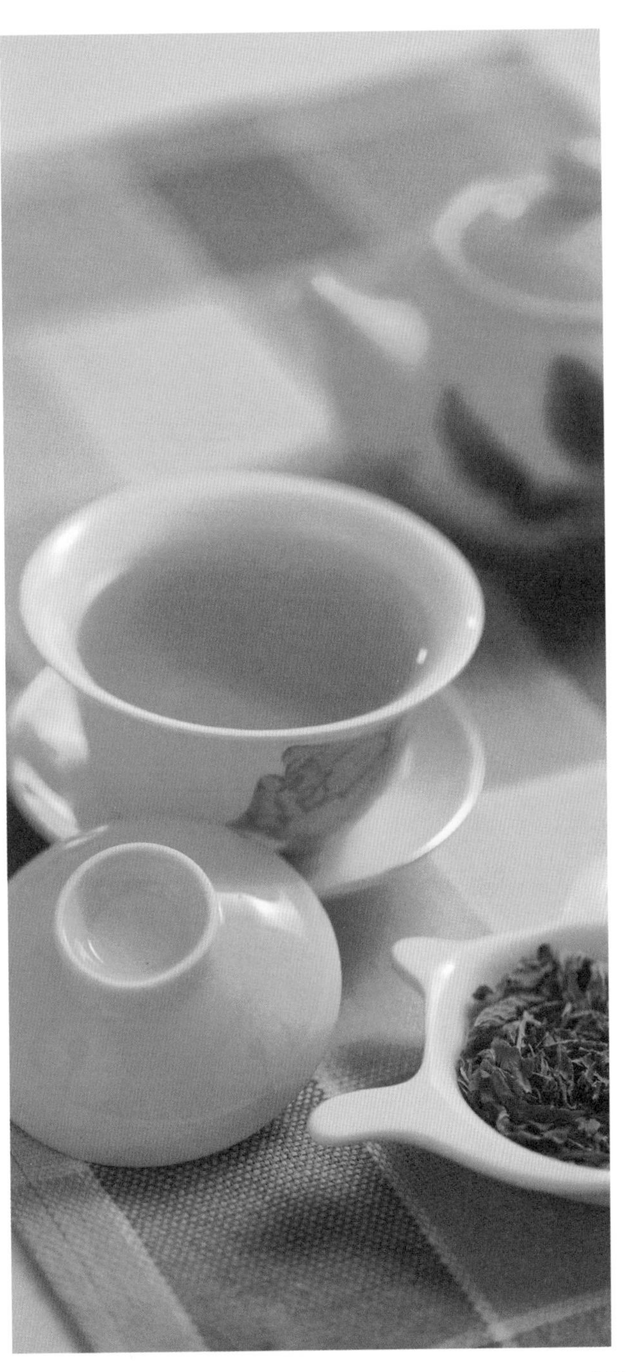

菊花玫瑰茶

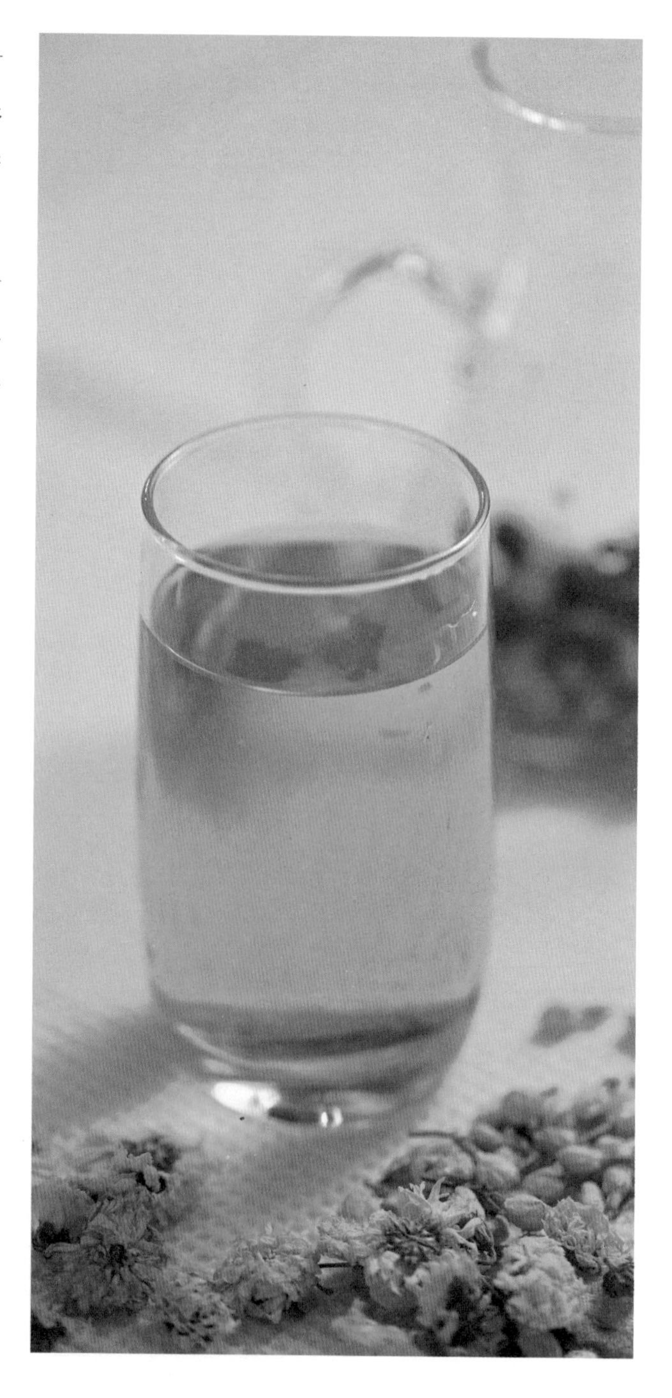

养生功效

可有效缓解疲劳，振奋精神。女性经常饮用还可养颜美容。

中医主张

玫瑰花能活血散瘀，行气解郁。女性月经不调、心情烦躁时可用于改善情绪。搭配疏风散热、清热解毒的菊花、薄荷以及可提神益脑、美容养颜的茉莉花一起入茶饮用，缓解疲劳的效果更加明显。

制作方法

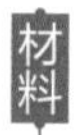

菊花12克，玫瑰花、茉莉花、薄荷各4克，蜂蜜或冰糖适量。

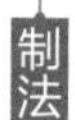

将菊花、玫瑰花、茉莉花、薄荷一同放入杯中，用沸水冲泡，加盖闷泡15分钟左右即可。加适量蜂蜜或冰糖调味饮用。

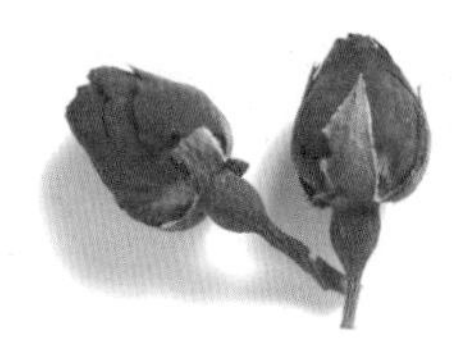

薄荷酒

直接
饮用

加冰咖啡或
红茶饮用

加冰块
饮用
饮法

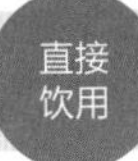

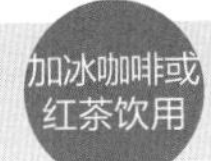

养生功效

薄荷味辛，性凉，归肺、肝经，可祛风清热，散邪透疹，适用于风热感冒，症见头疼、目赤、身热、咽喉、牙床肿痛等症。

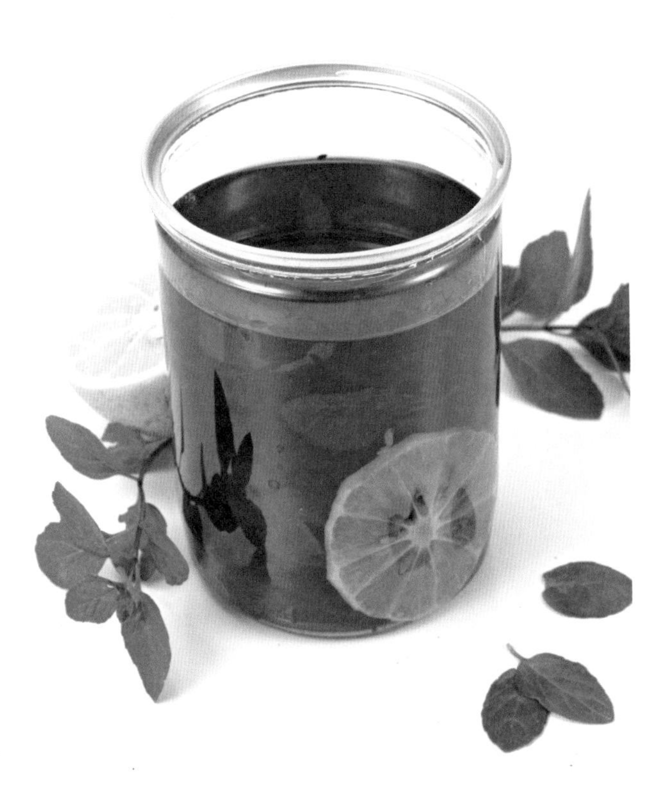

中医主张

薄荷属于辛凉解表类中药，大病初愈、风寒感冒及寒凉体质者最好少用。体虚多汗者也不宜过多饮用。

制作方法

材料

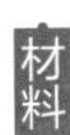

薄荷（新鲜）50克，柠檬半个，35°的蒸馏酒720毫升。

制法

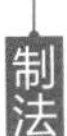

❶称好所需薄荷的分量，洗净后沥干水分。

❷将柠檬洗净后，切成薄片。

❸将薄荷与柠檬片放入玻璃瓶中，倒入蒸馏酒，密封放置在阴凉处。

❹2周后，待其熟成，将汁过滤到窄口瓶内。

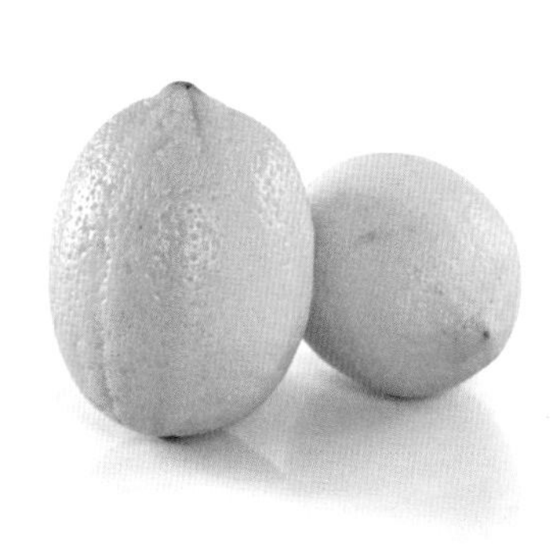

解腻消食

饮食是身体能量的主要来源，能补充营养、增强体力。但是，饮食不当则会给身体健康带来非常大的影响。一旦身体内垃圾堆积过多，则可能会导致脂肪肝、肥胖、高脂血症、高血压等一系列问题。所以，每日都应该固定排除体内积存的废物，不要让废物毒素影响身体健康。

鸭梨生地黄茶

材料 鸭梨1个，生地黄5克，绿茶3克，冰糖适量。

制法

❶将鲜鸭梨洗净，削皮，切块备用。

❷把鸭梨块、鸭梨皮、生地黄放入盛有适量水的砂锅中，用水煎煮10分钟左右。

❸绿茶放入杯中，用熬好的汁液冲泡。

❹最后依个人口味调入适量冰糖即可。

功效 梨是润燥的佳品，鲜嫩多汁，酸甜可口，具有润肺止咳、生津止渴、清热化痰、解毒的功效；生地黄是清热凉血之要药。此茶饮具有养阴生津、清热凉血的功效，适合燥热体质者饮用。

消滞除腻茶

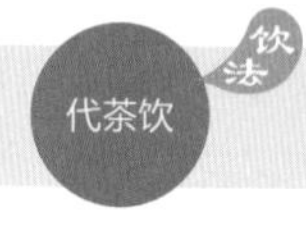

材料 橘饼1个，绿茶3克，白萝卜20克。

制法 把以上茶材放入砂锅中，用水煎煮10～20分钟后滤渣取汁。

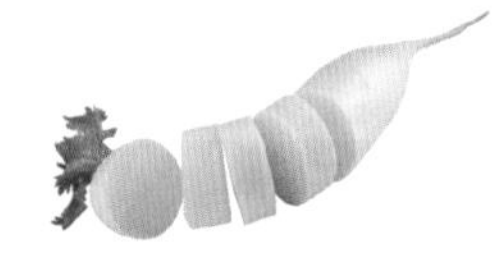

功效 橘饼是以橘肉和白糖为原料制作而成的，能生津止渴、帮助消化、解酒；白萝卜有健胃消食、化痰清热的功效，能辅助治疗便秘；绿茶性凉，可清热利尿。此茶饮具有消除积食、解油腻的功效，适合饮食过量、胃胀不适者饮用。

清爽解腻茶

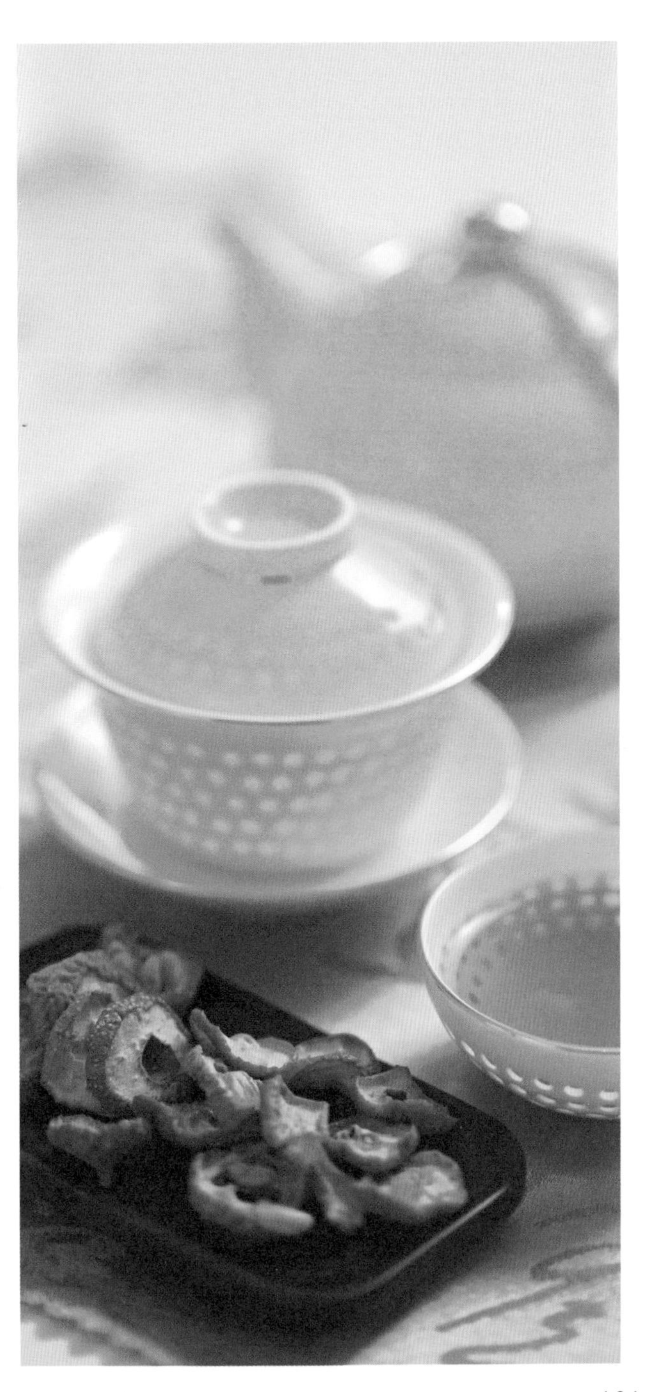

《养生功效》

山楂搭配玫瑰花和甘草，有助于消积降脂，行气活血，对于平时吃肉太多的人而言，能有效地缓解肝脏压力。

《中医主张》

乌梅性平、味酸涩，具有生津止渴、涩肠的功效，可用于腹胀、腹泻、口干等症；山楂能改善肉食积滞、行气消滞。但山楂不可多食，多食可能会引起胃酸分泌过多，对胃黏膜造成不良刺激。

《制作方法》

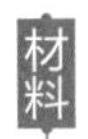

乌梅、山楂各3克，甘草、玫瑰花各1克。

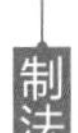

把茶材洗净后，用沸水冲泡15分钟左右即可饮用。

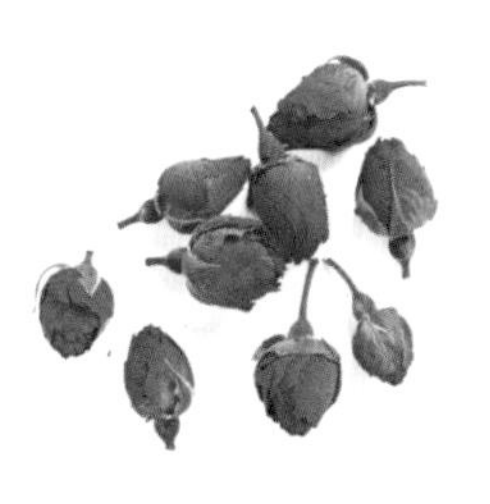

肉桂山楂饮

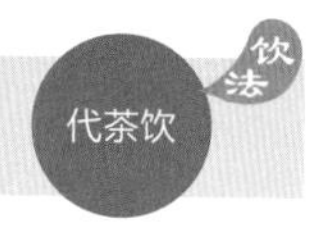

材料 肉桂3克，山楂10克，红糖适量。

制法 肉桂洗净，切块；山楂洗净。二者一同放入锅内，加入适量水，用大火烧沸后改小火煎煮30分钟，滤渣取汁，加入红糖调味即可。

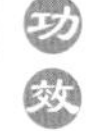

功效 温肾助阳、温胃散寒、消食导滞。适用于胃脘闷满作痛、厌食、消化不良等症。

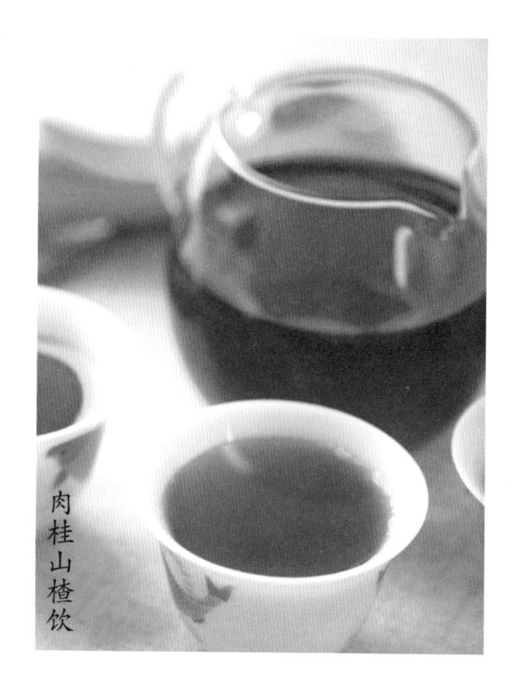

肉桂山楂饮

菠萝酒

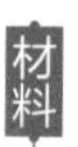

材料 菠萝1个，红糖300克，米酒2000毫升。

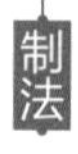

制法 ❶菠萝切除头部及柄，连同纵皮切成块，再切成厚片。

❷将菠萝片放入广口瓶中，倒入米酒，加红糖，密封浸泡。

❸2~3天摇动1次，1个月后即可饮汁。菠萝去皮后，也可食用。

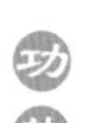

功效 此酒有清热解渴、消暑提神、化食止泻的功效，可用于积食、泄泻等症。

金橘蜜酒

材料 金橘600克，蜂蜜120克，白酒1500毫升。

制法 将金橘洗净，晾干，拍松或切瓣，然后与蜂蜜一同放在白酒中，密封浸泡2个月即可。

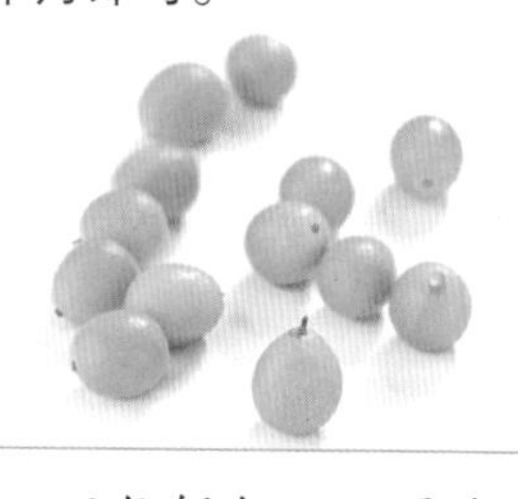

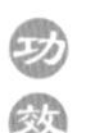

功效 可理气解郁、开胃消食。适用于食欲不振、食滞胃脘、咳嗽、痰稀白等症。

山楂酒

直接饮用　加冰块饮用　用于制作调味酱

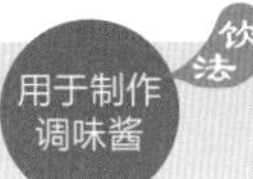

养生功效

山楂中含有的脂肪酸能促进脂肪消化，并增加胃消化酶的分泌，且对胃肠功能有一定调整作用；同时，山楂中含有的黄酮类、维生素C、胡萝卜素等物质可有效阻断自由基的生成，有防衰老、抗癌的作用。

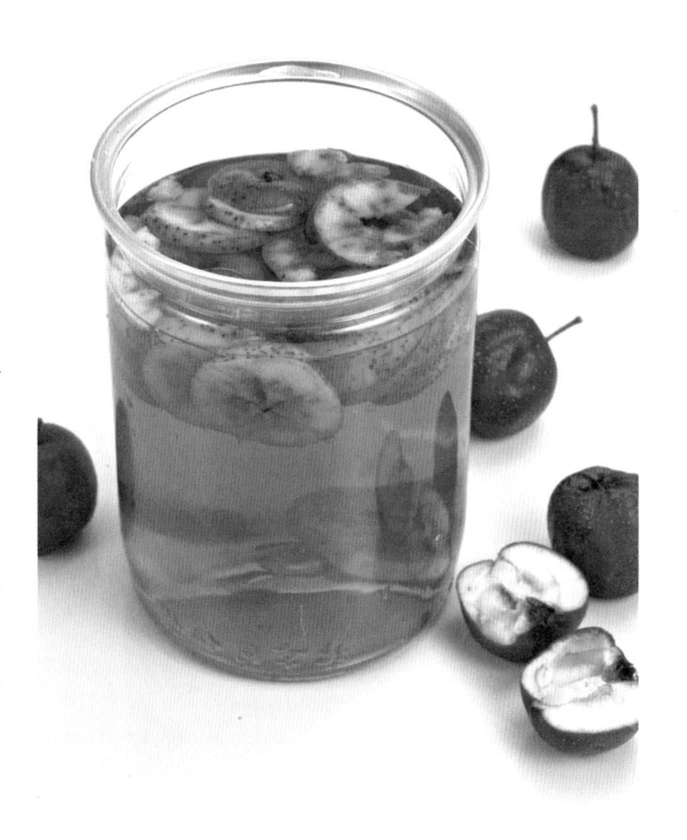

中医主张

《本草纲目》说：山楂“化饮食，消肉积，癥、痰饮、痞满吞酸、滞血痛胀”。在中药材中，山楂能促进“脾”的运作，有提高消化器官的功能。因此，山楂也被用来治疗消化不良等症状。同时，山楂对于腹胀和腹泻也有一定的改善效果。

制作方法

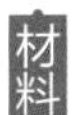

材料 鲜山楂60克，柠檬1个，白糖50克，25° 的蒸馏酒720毫升。

制法

❶分别称好山楂和白糖的分量。

❷将山楂洗净，去籽，切碎；柠檬洗净，切片。

❸将山楂碎、柠檬片、白砂糖放入玻璃瓶内，倒入蒸馏酒，密封，放置在阴凉处。1个月后，待其熟成，将汁过滤到窄口瓶内。

健脾养胃

中医认为，脾胃是人的后天之本、气血生化之源。《黄帝内经》载：『脾胃者，仓廪之官，五味出焉。』人后天生长所需要的一切营养物质都要靠脾胃的运化和吸收来完成。人从外界获得食物后，进入胃中，胃进行消化，而脾负责把食物中的精华输送到全身各处，这样身体才会获得足够的营养。

白糖甘草茶

材料 甘草、白糖各30克。

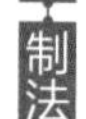

❶把甘草和白糖同放在茶杯中，用250毫升沸水冲泡，加盖闷泡15分钟即可。

❷或者将甘草放入锅内，加水煎煮20分钟，然后滤渣取汤汁，加入白糖饮用，茶渣可续煎。

功效 此茶具有补脾、益气、解毒的功效。

太子参茶

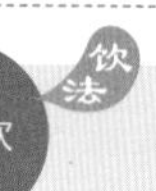

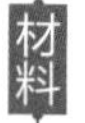

太子参10克。

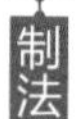

太子参用开水浸泡半小时。

功效 益气养阴、健脾益肺。适用于病后体虚、脾胃虚弱、乏力自汗等症。

苹果肉桂茶

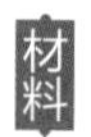

苹果30克，苹果汁100毫升，红茶包1个，肉桂粉少许，蜂蜜适量。

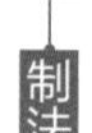

❶将苹果洗净，去皮，切成薄片放入杯中。

❷锅中加200毫升水，倒入苹果汁，煮沸。

❸在盛有苹果片的杯中放入红茶包，倒入煮沸的苹果汁，闷泡5分钟。

❹加入蜂蜜及肉桂粉搅拌均匀即可饮用。

功效 苹果香甜柔和，肉桂温中散寒，红茶温和、味醇，三者共用有很好的健脾养胃功效。

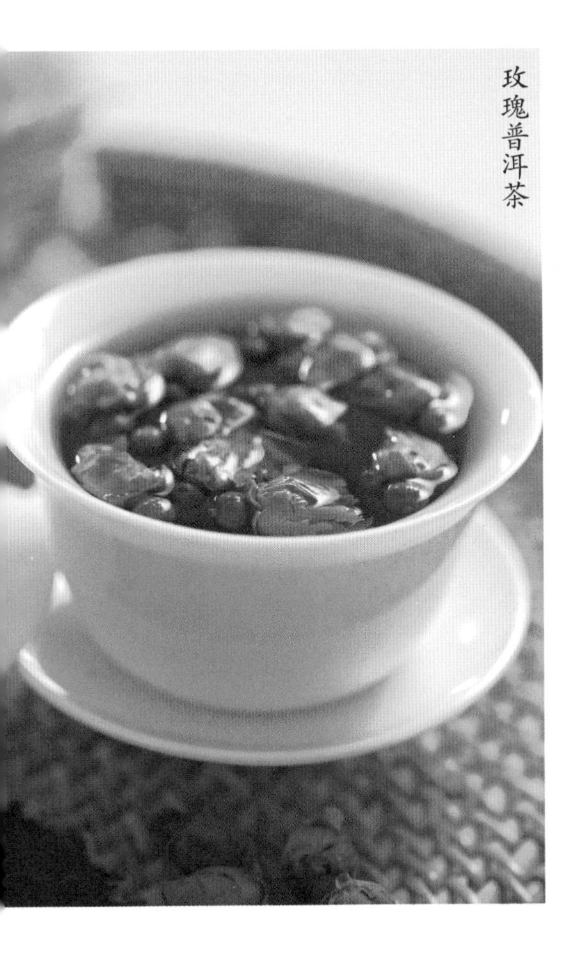

玫瑰普洱茶

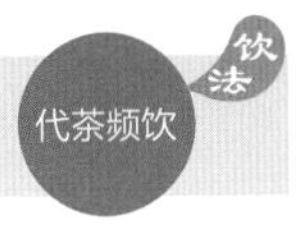

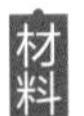
材料 普洱茶、玫瑰各3克。

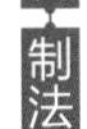
制法

❶取普洱茶放入盖碗内，注入沸水，浸没茶叶，然后快速将茶水倒出以醒茶。

❷往盖碗内重新注入沸水，放入玫瑰花，待茶香和花香扑鼻而来时即可饮用。

❸或者将普洱茶和玫瑰花一起放入茶碗内，用沸水过滤后再注入沸水冲泡，然后品茶闻香。

功效

玫瑰花具有理气的功效，能行气活血、疏肝解郁、安神助眠，搭配普洱茶具有疏解胸闷的功效，适合夏日肝气郁滞、脾运不健者饮用。

莲藕贝母茶

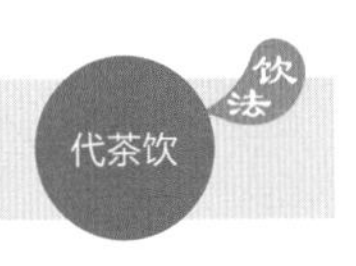

材料 莲藕20克，川贝母5克，蜂蜜适量。

制法

❶将莲藕洗净切块，研成碎末。

❷川贝母磨成粉，然后连同莲藕粉末一起放入锅中，加入100毫升的水煮沸，5分钟后根据个人口味调入蜂蜜，即可饮用。

❸或者从药店里直接购买加工后的成品藕粉10克，连同川贝母粉一起入茶饮用。

功效

莲藕对人体很有好处，生莲藕性寒，能生津止血、清热润肺，可用于烦渴等症；川贝母有润肺止咳的功效，可清热润肺、止咳化痰。此茶饮可改善热病以后，干咳、烦渴欲饮等症状。

传统陈皮茶

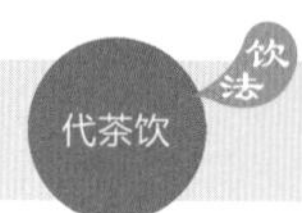

养生功效

陈皮不但甘香醇和，令人齿颊留香，还可祛除腥膻。以陈皮泡茶，调上适量蜂蜜，品上一小口，酸甜的滋味恰到好处，此茶具有消暑、止咳、化痰、健胃的功效。

中医主张

用陈皮泡茶喝，最好选用8年以上的陈皮，因为8年以下的陈皮泡出来的茶偏苦涩，而时间越长的陈皮泡出来的茶越醇香甘甜。

为避免虫害，果农常对橘子树喷洒大量农药，因此陈皮上也可能会残留一些农药，未经处理的陈皮最好不要用来泡水。

制作方法

材料 陈皮10克，蜂蜜少许。

制法 将陈皮放入茶杯中用沸水冲泡，加盖闷10分钟左右，然后依个人口味调入适量蜂蜜即可。

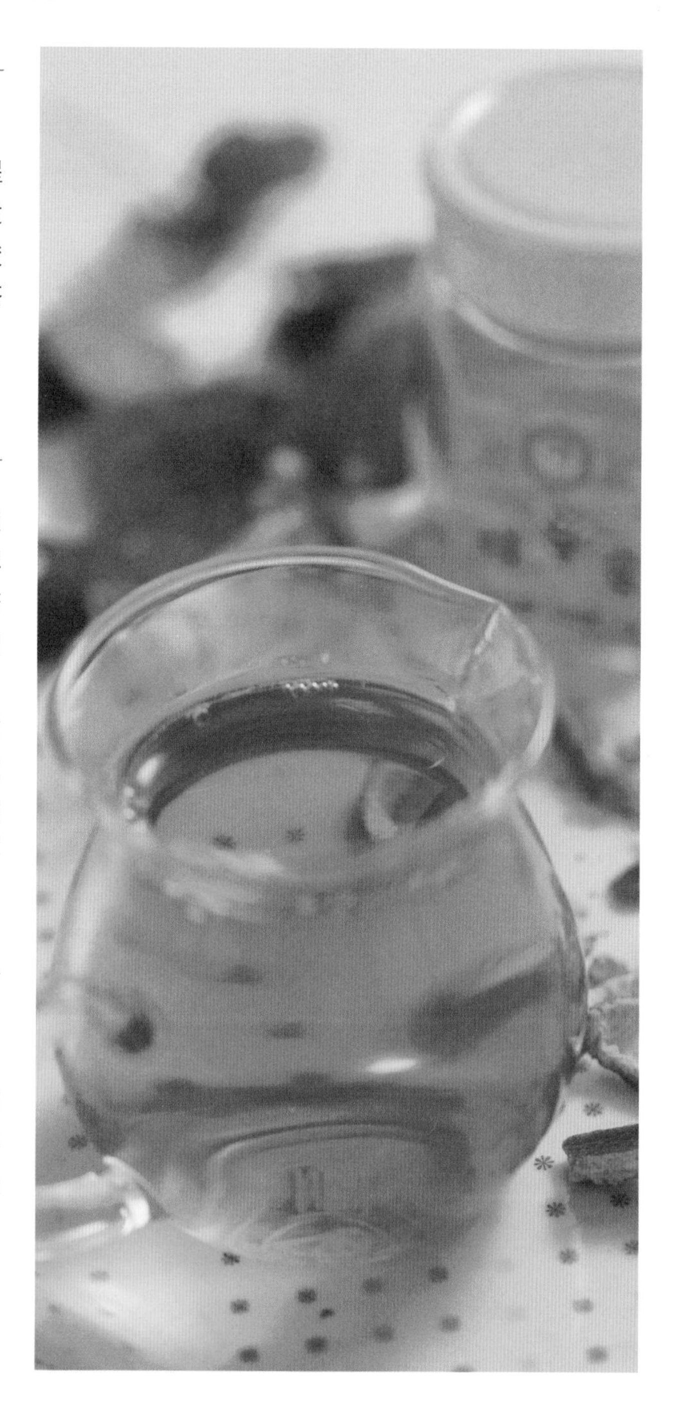

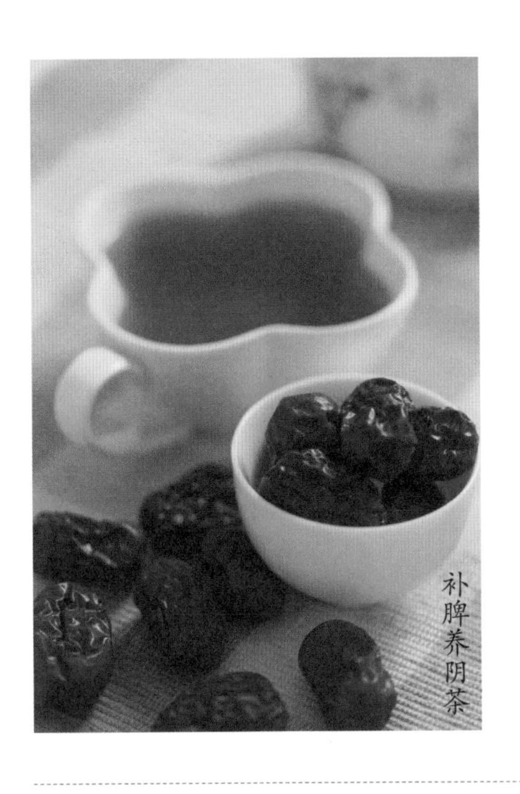

补脾养阴茶

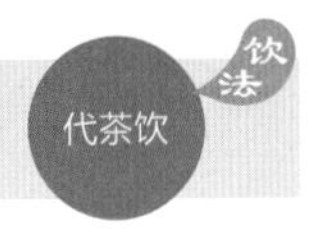

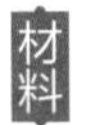
材料 红枣10颗，乌梅8颗，优质绿茶少许。

制法 ❶绿茶用沸水冲泡后，滤取汁液。

❷将红枣和乌梅冲洗干净，放入茶汤中浸泡10分钟即可饮用。

功效 乌梅具有止咳、止泻、止渴的功效，可用于肺虚久咳、腹泻等；红枣补气，能补脾益气，用于疲倦乏力、消瘦气虚、阴虚烦躁。此茶饮适用于阴虚引起的盗汗、夜间出汗等症。

山楂蜜茶

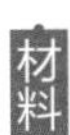
材料 新鲜山楂30克，蜂蜜适量。

制法 ❶将新鲜山楂果压碎，去籽留果肉，用开水冲泡15分钟左右，过滤取汁。

❷待温凉后，依个人口味加适量蜂蜜即可饮用。

功效 山楂为消食化积之要药，能行气散结、活血化瘀，对肠胃功能有一定的调理效用，还能保护心肌、降血压、降血脂、预防动脉粥样硬化。搭配滋养佳品蜂蜜一起入茶，对脾胃很有益处。

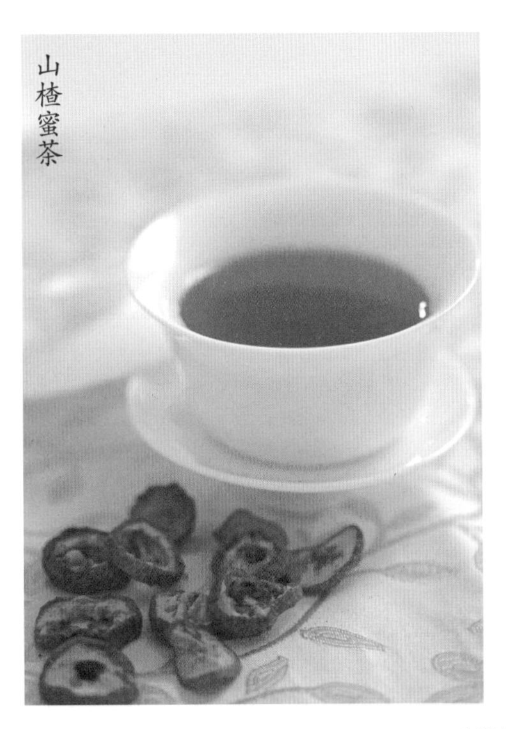

荷叶茶

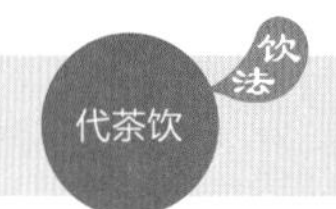

材料 荷叶3克，蜂蜜适量。

制法 将荷叶放在茶壶或大茶杯中，用沸水冲泡，静置5～6分钟后，依个人口味添加适量蜂蜜即可。

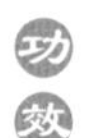

功效 荷叶能清暑热、升发清阳，此茶能帮助消化，具有降脂减肥的功效。

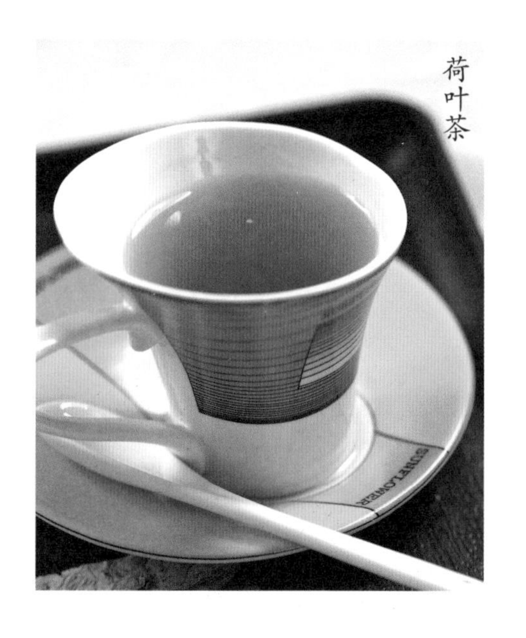

荷叶茶

生姜养胃茶

材料 生姜、醋、红糖各适量。

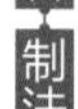

制法 ❶生姜洗净切片，用醋浸泡1天。
❷把泡好的生姜片和红糖放入杯中，用沸水冲泡。
❸也可以在茶材中增加适量葱白，这样还能增进食欲，预防感冒。

功效 生姜是解表药，能发表散寒、化痰止咳、温中止呕、提高免疫力和肠胃功能，用于腹痛、呕吐、风寒咳嗽、泄泻等症。另外，姜的维生素E含量高，能抗衰老，老年人常吃姜可预防“老年斑”。常饮此茶可御外邪，增强抗病能力。

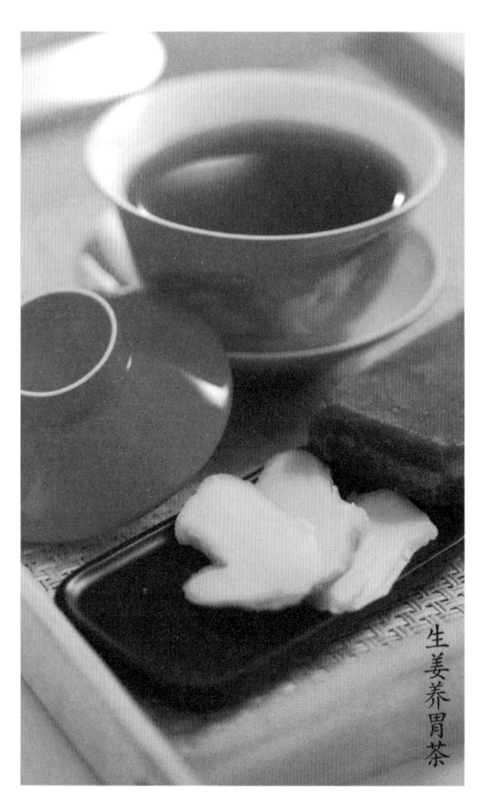

生姜养胃茶

黄芪酒

饮法
每日2次
每次20毫升

材料 黄芪60克，黄酒500毫升。

制法 将黄芪研碎，置容器中，加入黄酒，密封，浸泡7天，每日摇数次，即可。

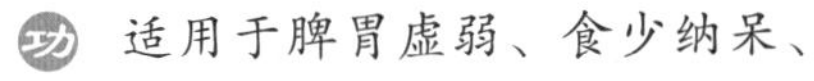
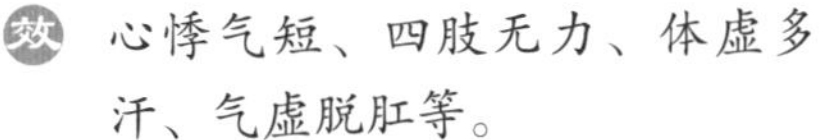

功效 补气健脾、固表止汗。适用于脾胃虚弱、食少纳呆、心悸气短、四肢无力、体虚多汗、气虚脱肛等。

菖蒲酒

饮法
每日3次
每次30毫升

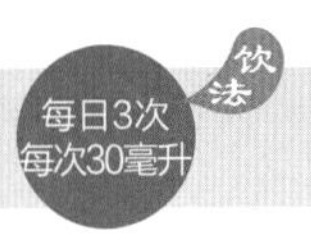

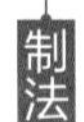

材料 白术、石菖蒲各25克，白酒1200毫升。

制法 将白术、石菖蒲研为细末，放于布袋中，再将布袋置于容器中，加入白酒，密封。浸泡14天后，滤渣取汁。

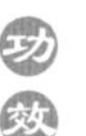

功效 此酒有化湿开窍、健脾养胃的功效。适用于便溏腹胀、食欲缺乏、视力减退、心悸等症。

茴香生姜陈皮酒

饮法
每日3次
每次20毫升

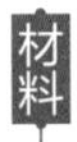

材料 茴香20克，生姜30克，陈皮50克，25° 的蒸馏酒900毫升，蜂蜜100克。

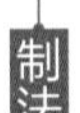

制法
❶分别称好所需茴香、生姜、陈皮的分量，并将其放进玻璃瓶内。倒入蒸馏酒，密封放于阴凉处。
❷每日晃动1次玻璃瓶。
❸10天后，待其熟成，将药材过滤取出，留一成药材。在剩余的汁中加入100克的蜂蜜，并放入之前取出的一成药材，再放置1个月，直到药酒完全熟成。

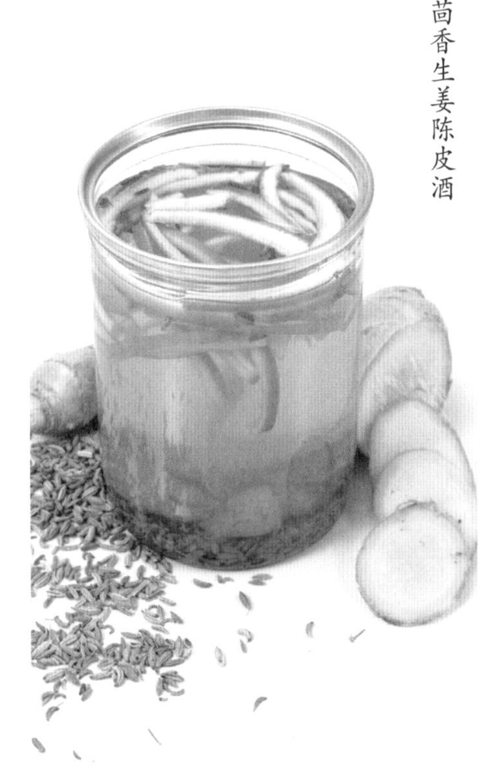

茴香生姜陈皮酒

功效 健脾胃、促消化。

月桂叶酒

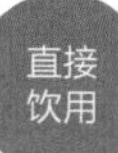

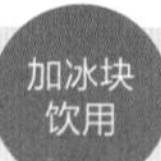

养生功效

月桂叶属樟科植物，叶片中含有的精油具有调节肠胃功能、促进食欲、助消化的功效。

另外，月桂叶中含有的芸香素，具有强化黏膜组织、预防感冒的作用。

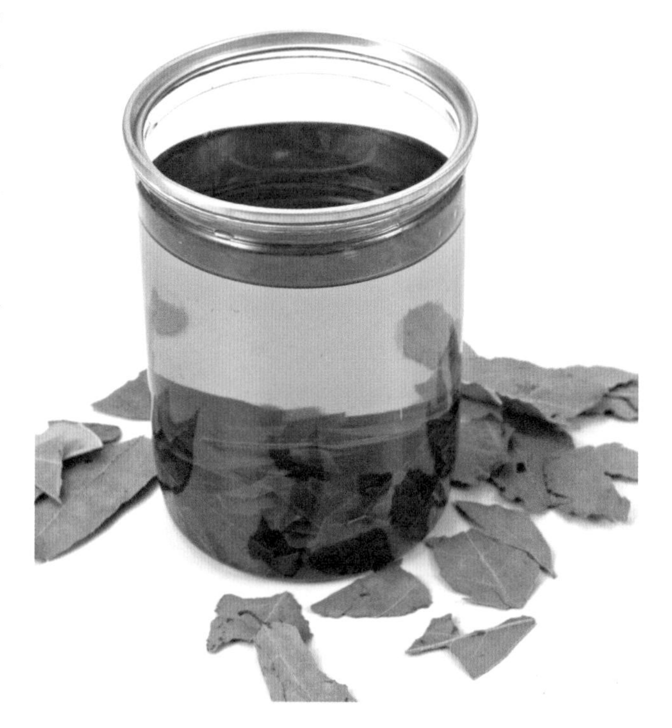

中医主张

在西式料理中，月桂叶是主要的调味料之一。在中药材中，月桂叶很少被使用，不过由于其具有调整肠胃状况、消除疲劳、预防皮肤老化、改善神经痛等作用，月桂叶因此受到养生者的青睐。

制作方法

月桂叶的叶片（干燥）6克，25° 的蒸馏酒720毫升。

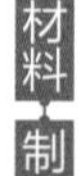

❶称好月桂叶的分量，用剪刀剪成适当的大小。
❷将剪好的月桂叶放进玻璃瓶内，倒入蒸馏酒，密封放置在阴凉处。
❸2周后，待其熟成，再将其过滤到窄口瓶内。

骨碎补茶

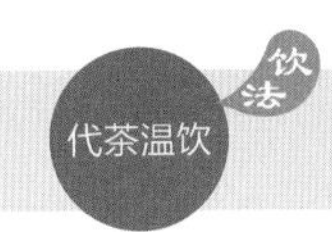

材料 骨碎补40克，桂枝15克，桑寄生10克，红糖适量。

制法 将全部茶材洗净放入砂锅中，再放入适量红糖，用1000毫升的水煮开。

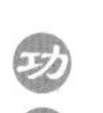

功效 桂枝能发汗解肌、温通经脉、散寒止痛；桑寄生能补肝肾、强筋骨，适用于腰膝酸软、筋骨无力等症；骨碎补可补肾健骨、活血疗伤，适用于肾虚腰痛、牙痛、耳鸣等症。此茶饮适用于久站腰部肌肉紧张酸痛、闪挫腰痛等症。

沙苑枸杞茶

材料 沙苑子10克，枸杞子15克。

制法
❶将沙苑子和枸杞子用水过滤。
❷将过滤后的茶材放入杯中，开水闷泡半小时即可。

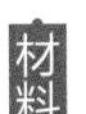

功效 具有补肾益精的功效，适合肾阳不足，症见腰膝酸软、阳痿、早泄等。

养肾固精

肾气保证了人体的健康。肾中精气的盛衰，决定着人体的生长、发育过程和生殖功能的旺盛与衰减。肾中精气不足，儿童、青少年会出现生长、发育迟缓，智力低下等；成年人会未老先衰，表现为发脱齿摇、头晕耳鸣、记忆力减退、性功能减弱。

桂圆枸杞茶

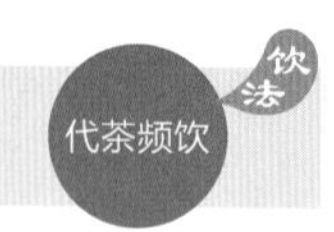

材料 桂圆5粒，白菊花15克，枸杞子10克。

制法 将桂圆、白菊花和枸杞子放入杯中，用沸水冲泡15分钟即可。

功效 桂圆补益心脾、养血安神，枸杞子滋补肝肾，二者搭配入茶，能补心脾、益气血、养肝肾，具有补肾安神的功效；搭配清肝明目的菊花，适用于健忘、神经衰弱、夜尿多、睡眠质量差、精神压力大的人群，也适用于病后体虚、气血不足等人群。

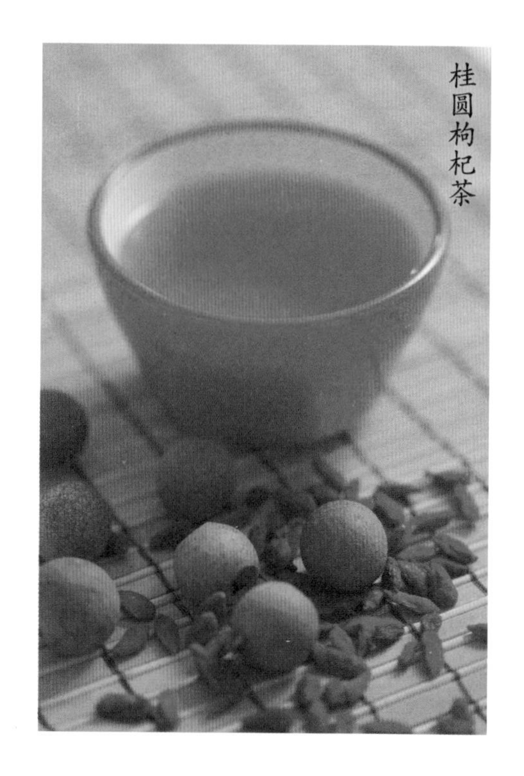

苁蓉巴戟茶

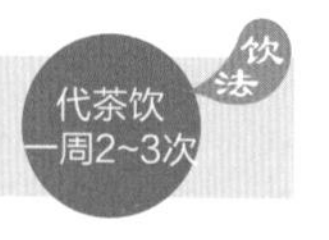

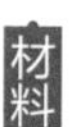

材料 肉苁蓉5克，巴戟天4克，人参2克。

制法 ❶将所有茶材用水过滤，然后切成碎片放入锅内。

❷加入500毫升水，煮沸后续煮10分钟左右即可饮用。

功效 肉苁蓉和巴戟天均属补阳药，可以补肾助阳、润肠通便，适用于精血不足、阳痿、早泄、腰腿无力者；人参可补元气，能强身健体。

菟丝子茶

材料 菟丝子10克，红糖适量。

制法 ❶将菟丝子洗净、捣碎，并用纱布包好。

❷将包好的菟丝子放入茶杯中，用沸水冲泡，再加入适量红糖调味即可。

❸或者直接以洗净的菟丝子入锅，加水煎煮，20分钟后滤渣取汁，最后调入红糖即可饮用。

功效 适用于肾虚引起的头晕目眩、腰膝酸软和不孕不育等症。

桑葚茶

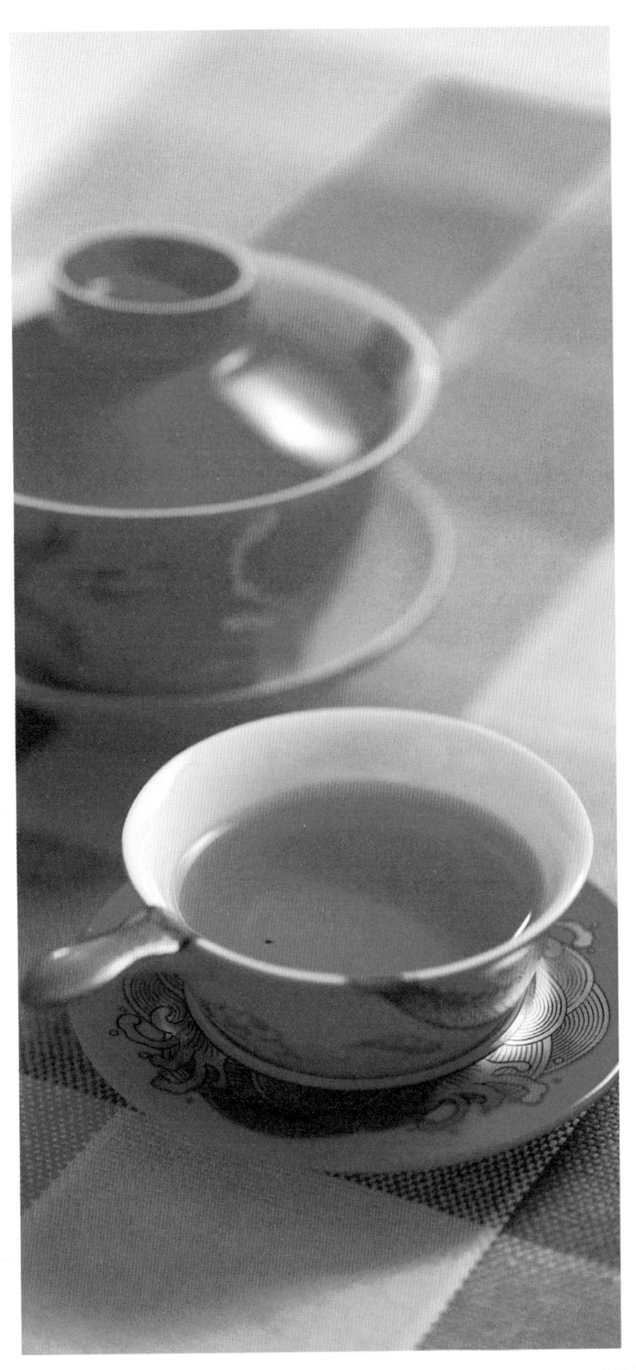

养生功效

此茶具有滋阴补血、生津润肠的功效，适用于贫血、关节疼痛、神经衰弱和津液不足引起的大便干燥等症。

中医主张

桑葚为凉血补血、益阴之要药，有益肾固精、明目、安神、乌发的功效，适用于肝肾亏虚、阴血不足引起的头晕、眼花、耳鸣、失眠、须发早白、腰膝酸软等症。对于女性来说，多吃桑葚可以抗衰老，滋养肌肤，保持面色红润；对于男性来说，桑葚对生殖系统有着很好的调节作用。

制作方法

材料 干桑葚40克，冰糖20克。

制法 ❶将干桑葚用温水过滤待用。

❷将桑葚和冰糖一同放入杯中，用沸水冲泡，15分钟后即可饮用。

核桃茶

直接
饮用

加冰块
饮用

代茶温饮
每日1~2剂
饮法

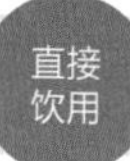

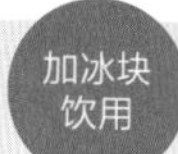

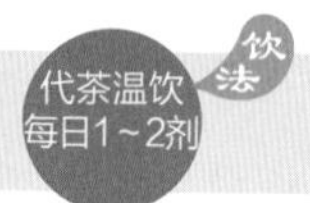

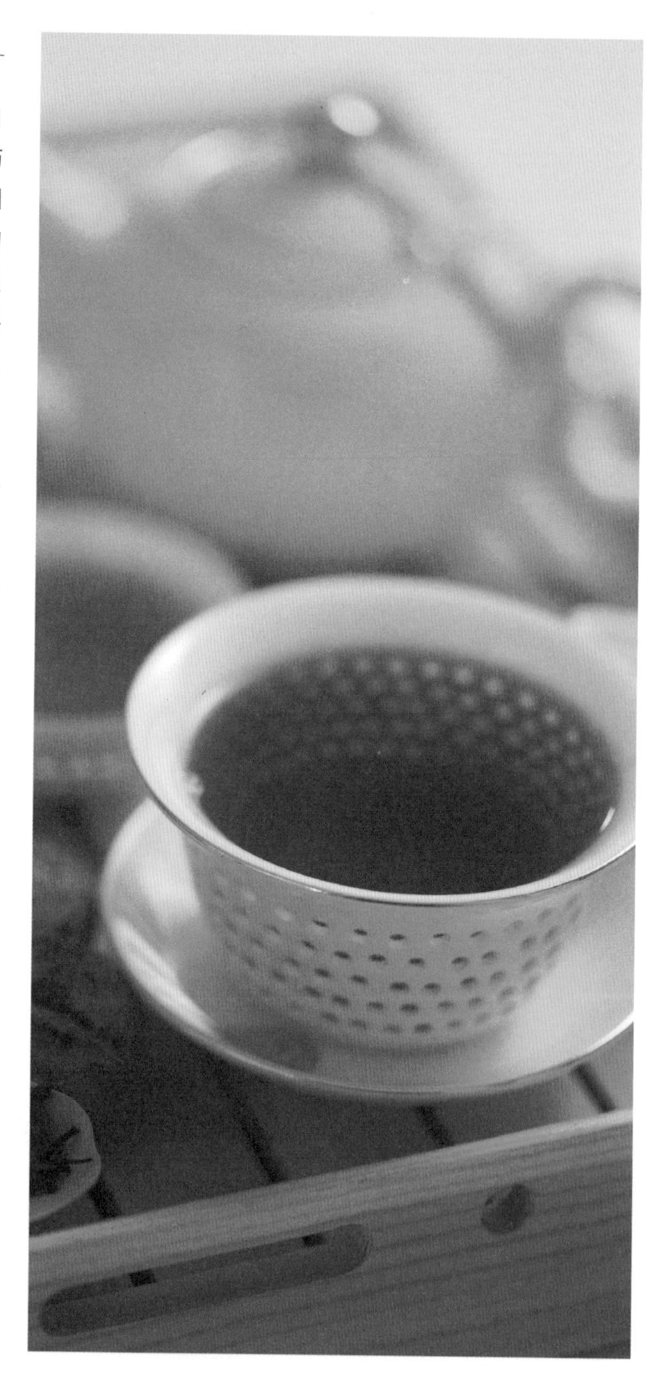

养生功效

核桃仁含有较多的蛋白质及人体必需的不饱和脂肪酸，这些成分皆为大脑细胞组织代谢所需的重要物质，能滋养脑细胞，增强脑功能。感到疲劳时，嚼些核桃仁，有缓解疲劳和减压的作用。

中医主张

核桃仁有温补肺肾，定喘润肠的功效，桂圆肉能补血安神，再搭配补气药红枣和热性的红茶，有补肾阳、益血气、通经络的功效，适用于因阳虚引起的手足不温，性功能低下等症。

制作方法

材料 红茶、核桃仁、红枣、桂圆肉各3克。

制法 将所有材料置砂锅中，加入适量水，煎沸20分钟，滤渣取汁。

灵加茶

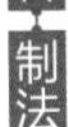
材料 灵芝15克，刺五加10克，淫羊藿7.5克。

制法 将所有茶材洗净后放入杯中，加入1000毫升左右的沸水，加盖闷泡10分钟即可。

功效 具有补肾阳、益血气、通经络的作用。适用于因阳虚引起的手足不温、性功能低下等。

杜仲酒

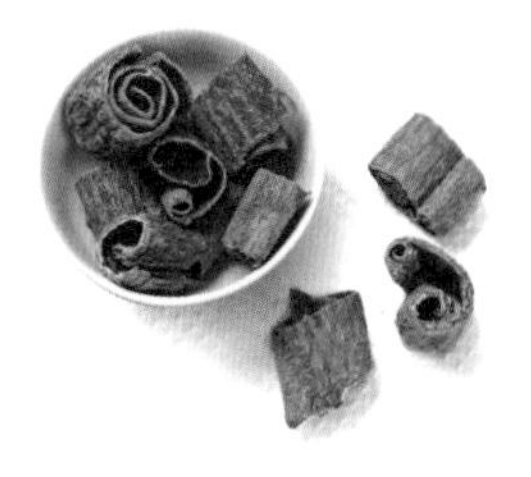

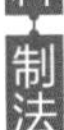
材料 杜仲30克，白酒500毫升。

制法 将杜仲置于容器中，倒入白酒，密封浸泡，每日振摇1~2次，7日后过滤滤渣即可。

功效 强壮腰膝、补益肝肾。适用于肝肾亏虚引起的腰膝酸软、头晕目眩等症。

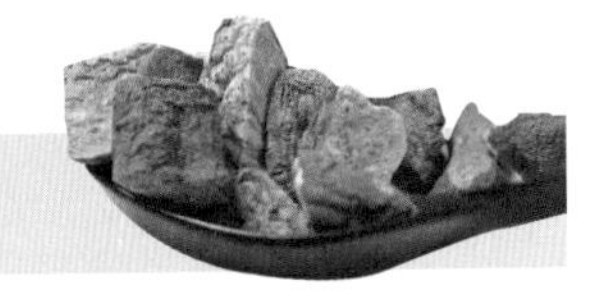

首乌煮酒

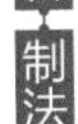
材料 何首乌24克，黑芝麻、当归各12克，生地黄16克，白酒500毫升。

制法 将以上四味材料加工研碎，包好置容器中，加入白酒，小火煮数沸，待冷后密封浸泡7天后滤渣即可。

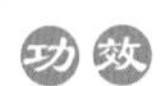
功效 补肝肾、养精血、清热生津、乌发。

鹿茸山药酒

材料 鹿茸5克，山药15克，白酒600毫升。

制法 将鹿茸、山药置于容器中，加入白酒，密封，浸泡7天即可。

功效 补肾壮阳。适用于肾阳不足引起的早泄、阳痿、遗精、遗尿、久泻、贫血等症。

巴戟地黄酒

材料 巴戟天、甘菊花各60克，熟地黄45克，枸杞子、蜀椒各30克，制附子20克，白酒2000毫升。

制法 将巴戟天、熟地黄等药材捣成粗末，置于容器中，用白酒浸泡并密封，浸泡5天后过滤药渣即可。

功效 此酒可散寒除湿、温阳补肾，适用于肾阳久虚、腰膝酸软、阳痿早泄等症。

枸杞生地酒

材料 生地黄100克，枸杞子80克，白酒1500毫升。

制法 将以上药材捣碎后放于容器内，倒入白酒密封浸泡15天，用器具将其过滤后即可饮用。

功效 养肝明目、补精益肾。适用于腰膝酸软、烦热头痛、阳痿、遗精、视物模糊等症。

黑豆酒

直接饮用　加冰块饮用　加热牛奶饮用

养生功效

黑豆中含有的异黄酮能有效抑制乳腺癌、前列腺癌和结肠癌，对辅助治疗中老年骨质疏松很有帮助。此外，黑豆含有的植物固醇不但易于被人体吸收，而且能抑制胆固醇的吸收。

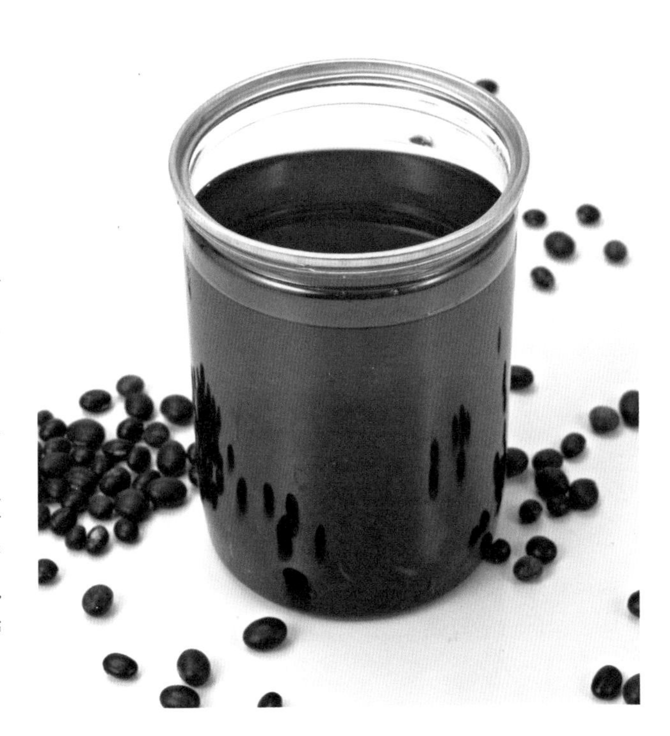

中医主张

黑豆是一种既便宜又有助于抗衰老，具有医食同疗特殊功能的食品。中医理论认为，豆乃肾之谷，黑色属水，水走肾，肾虚的人食用黑豆可以祛风养血、解毒利尿，从而有效地缓解尿少、腰酸、女性白带异常及下腹部阴冷等症状。

制作方法

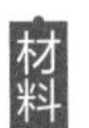

材料 黑豆200克，25°的蒸馏酒720毫升。

制法

❶称好所需黑豆的分量。

❷将黑豆干炒，直至其皮爆裂。

❸待黑豆冷却后，将其放进玻璃瓶内，倒入蒸馏酒，密封放置在阴凉干燥处，1个月后，待其熟成，再将其过滤到窄口瓶里。

山茱萸酒

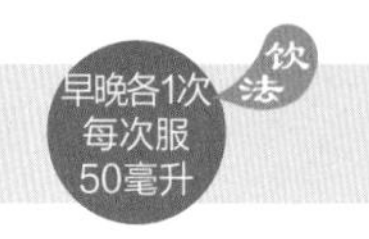

材料 山茱萸60克，米酒500毫升。

制法 将山茱萸放入容器中，倒入米酒，用小火烧沸，待其冷却后，密封放置在阴凉处。每日摇晃1次，7日后即可饮用。

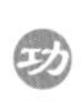

功效 此款酒有补肾益精的功效。适用于肾虚腰痛、体虚多汗、遗精等症。

枸杞地骨皮酒

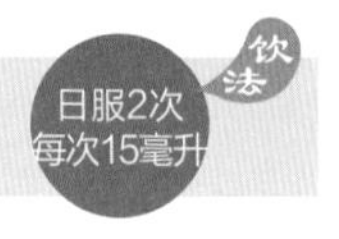

材料 枸杞子、蜂蜜各150克，地骨皮30克，白酒1500毫升。

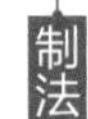

制法 将枸杞子、地骨皮置容器中，加入蜂蜜和白酒，密封，浸泡30天后滤渣，即可。

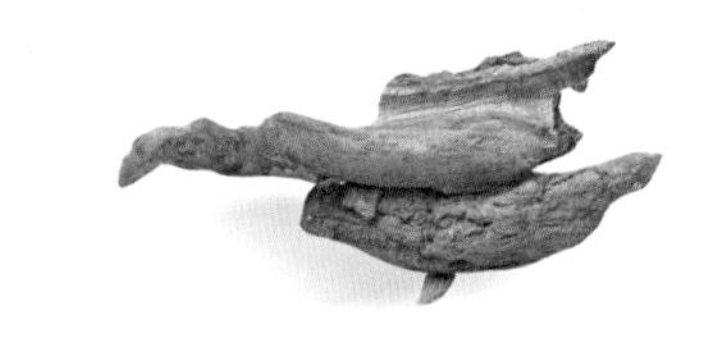

功效 滋补肝肾、清热明目。

核桃枣蜜酒方

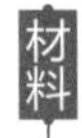

材料 核桃仁、红枣、蜂蜜各60克，杏仁、酥油各30克，白酒1500毫升。

制法 先将核桃仁、红枣、杏仁分别洗净，晾干后研碎备用。再将白酒倒入坛内，蜂蜜和酥油溶化后再倒入坛内，调匀。最后将核桃仁、红枣、杏仁放入酒中，密封。每日振摇1次，7天后改每周振摇1次，浸泡21天后即可。

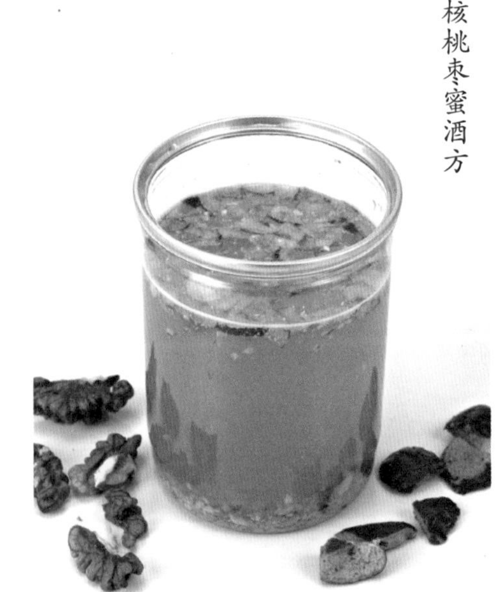

核桃枣蜜酒方

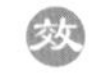

功效 补肾强腰、延年益寿。非常适合腿软无力、肾虚腰痛者。

板栗酒

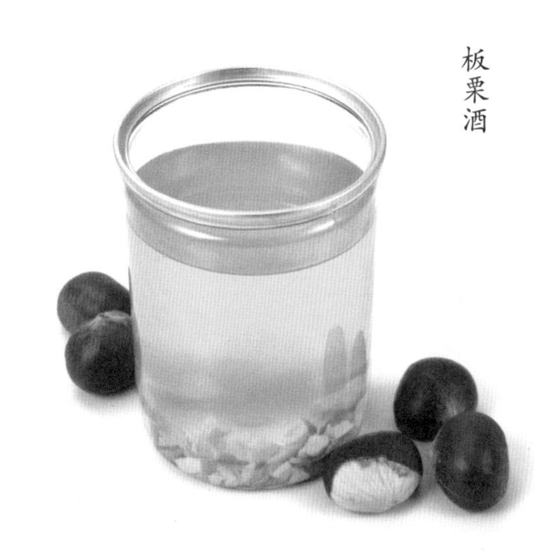

板栗酒

材料 板栗120克，白酒500毫升。

制法 将板栗剥皮留果肉，将果肉洗净拍碎，置容器中，加入白酒，密封，浸泡7天后滤渣，即可。

功效 补肾助阳、益脾胃。适用于阳痿、滑精、精神不振、不思饮食、体倦等症。

枸杞杜仲酒

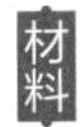

枸杞子50克，杜仲30克，白酒500毫升。

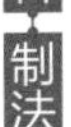

用白酒将药材浸泡3~5日即可。

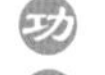
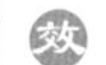
阴阳并补，适用于面色昏暗、腰膝酸软、头晕目眩耳鸣、大便不实、夜尿多、小腹空痛，经来先后不定、量少色淡清稀等症。

海马酒

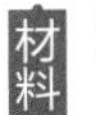

海马2只，白酒500毫升。

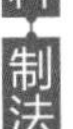

将海马浸入白酒内，密封2周后即可饮用。

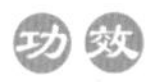
补肾助阳。适用于因肾之精气久亏引起的阳痿不举、腰膝酸软等症。

对虾酒

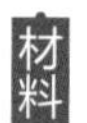

新鲜大对虾1对，60° 白酒50毫升。

制法 将大对虾洗净，沥干，置于瓷罐中加白酒浸泡并密封，约10日即可。

功效 适用于遗精、阳痿等症。

腰痛酒

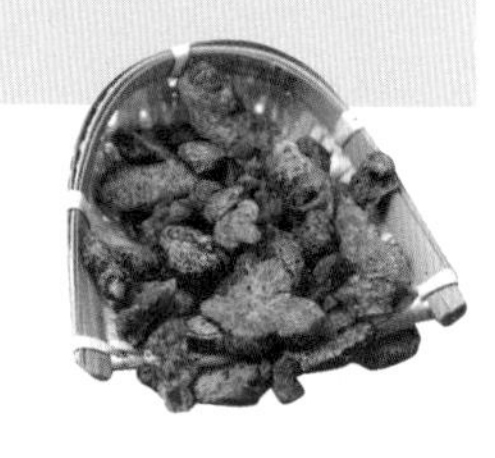

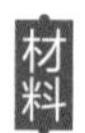

杜仲15克，补骨脂、苍术、鹿角霜各10克，白酒500毫升。

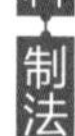

将以上材料研成粗末，置容器中，加入白酒，密封，浸泡7天后滤渣即可。

功效 温肾散寒、祛风利湿。

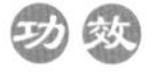 肾虚者日常保健细节

肾虚者在日常饮食上可以多吃一些温肾、补肾的食物。肾阳虚的人可选择羊肉、鹿茸、杜仲、淫羊藿等补肾壮阳之物；肾阴虚的人，可选用海参、地黄、枸杞子、甲鱼、银耳等滋阴补肾之品。

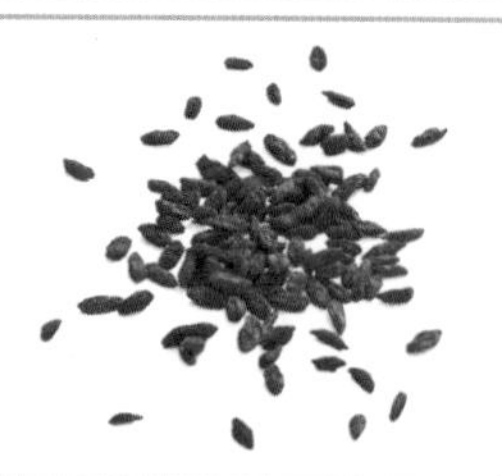